JN027050

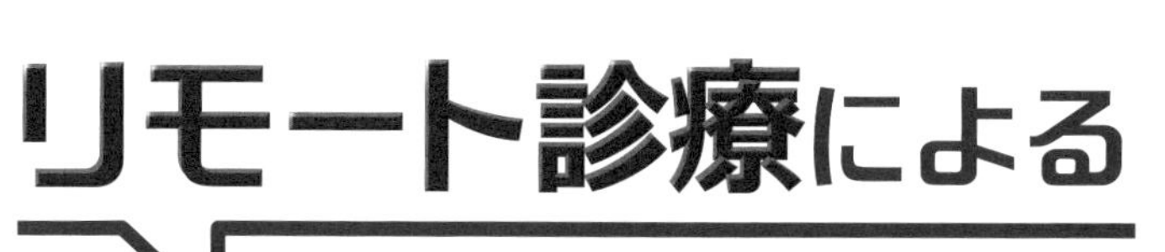


# マウスピース型 矯正歯科治療 インビザライン

《監修》
医療法人社団
スマイルイノベーション矯正歯科
理事長
尾島 賢治

丸善プラネット

# Contents

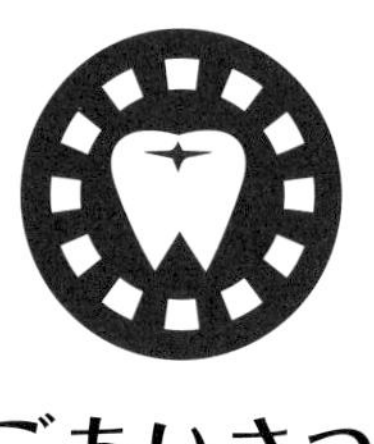

# ごあいさつ

Introduction

私たちのクリニックには、多くの方が歯列矯正のご相談にいらっしゃいます。そのときに１時間のお約束をいただいているのですが、どうしても時間内にお話ししきれないことが多いのです。

インビザライン矯正治療は簡単そうに見えますが、歯科医師にとって実はとても難しい治療法です。歯科大学や大学病院では、マウスピース（アライナー）型矯正治療については教えているところもありますが、インビザライン・システムを教えているわけではなく、ドクターが系統的に学ぶ機会がないからです。そのためドクターやクリニックによって、インビザラインの知識レベルや技術的なクオリティなどはさまざまです。他のクリニックでは「治療できない」と言われたケースが、当クリニックでは「治療できる」場合が多くあります。それについてご説明するだけで、矯正相談の時間が終わってしまうことが多いのです。

そうした中で私たちが考えたのが、当クリニックで実際に治療されたや患者さんの症例と声を集めた本を読んでいただこう、ということです。ご自分の歯並びの状態が、どの症例と似ていて、どの患者さんのお悩みに近いのか、ということをあらかじめ見ていただこうと考え、本書を出版させていただくことになりました。

そこで本書では、症例は20パターンをお示しし、さまざまな年齢の患者さん20名のインタビューを掲載させていただきました。また、多くの方が疑問に思うこと、知りたいと思うことも簡潔にご説明しています。当クリニックで治療された“先輩”たちが「こういう疑問を抱えて、こういうふうに解決して治療を終えました」ということを、この本を通じて追体験していただければ、ご自身の矯正歯科クリニック選びや治療方針を相談する際のお役に立つと思います。

本書の面白いところは、本書でご紹介している症例の文章や写真の説明だけでなく、動画でもご確認いただけることです。目の前のページに記されている症例がそのまま、もしくは類似したものを、YouTubeに動画としてアップロードしております。QRコードを掲載していますので、それをスマートフォンのカメラなどで読み取っていただくと、該当するYouTubeの動画に飛びます。ぜひそちらもご覧いただき、本書と動画とで併せてご確認ください。

インビザラインの矯正治療について、よりわかりやすく、理解を深めていただけましたら幸いです。

# 序　章

## Prologue

**本書の出版にあたって――**

“with コロナ時代” と言われる新しい時代でも
安心して受けられる歯列矯正治療について
考えました――

◉新型コロナウイルス感染症が世界中で流行してから、ものごとに対する考え方が大きく変わりました。歯列矯正治療分野においても、治療の価値について見直すきっかけになりました。

これからの矯正治療に求められることは何でしょうか？

裏側の矯正？　目立たない矯正？

今日の新型コロナウイルス感染拡大というきっかけから、私が考えたことは次のようなことでした。感染リスクを低くし、遠隔診療に対応した安全でクオリティの高い、取り外し式のマウスピース型矯正治療は、これからの時代に求められる治療法なのではないか、ということです。

まず、はじめに本書を手に取ってくださったみなさんに、私がお話させていただきたい内容を、大きく３つに分けてご説明したいと思います。

**1 “with コロナ時代”**
**新しい価値観とこれから求められる価値**

**2 リモートコミュニケーション(遠隔診療)の可能性**

**3 マウスピース型矯正治療の可能性**

# “with コロナ時代”新しい価値観とこれから求められる価値

◉2020 年は、本来であれば 56 年振りに開催される東京オリンピックで、日本中、いや世界中が希望に満ちた年になると思っていました。しかしその希望を、新型コロナウイルスがすべて変えていってしまいました。

人と人が会うことを禁止され、外出が禁止され、外食ができず、学校に行けなくなり、大人数の集まるイベントが中止になりました。すべての社会活動が制限される、緊急事態宣言や非常事態宣言やロックダウン（都市封鎖）の発令された非日常に、世界中が覆い尽くされました。

今までは学校に行くのが当たり前だったのが、学校に行ってはいけないことになったため、ランドセルをパソコンに代えてオンラインによる学習が始まりました。仕事でも、直接的な対面が最も信頼関係を構築する手段でしたが、オンライン上でのミーティングが身体的距離（フィジカル・ディスタンシング）を維持できる、最も安全で効率のよい手段となり、国家がテレワークを推奨する、そのような時代になりました。

◉ 私たちが担当する矯正歯科分野では、コロナ襲来で何が変わったのでしょうか。

世界中の学術学会が、延期や中止になりました。

毎年ゴールデンウイークの時期に開催される、世界最大の矯正歯科学会である「アメリカ矯正歯科学会」も、ウェビナー（web と seminar を合わせた言葉。オンラインセミナー）に変更され、予定されていた私にとって２回目となる 2020 年のアメリカ矯正歯科学会の講演もなくなりました。

これまで私たちは、東京の新宿駅西口のクリニックと文京区本郷のクリニックで、マウスピース型矯正治療（インビザライン）の専門クリニックとして、矯正歯科治療を行なっていました。しかしコロナの影響により、2020 年４月２日付で感染拡大防止のために診療を自粛することを決定しました。(2020 年５月 15 日から再開)

その理由は３つです。

1 **当クリニックの患者様、スタッフ、ドクターの感染拡大防止のため**

2 **クリニックのクラスター化の防止のため**

3 **緊急事態宣言後の新しい時代に求められる矯正歯科治療の準備と内部強化のため**

◉ コロナ前の時代では、歯列矯正治療は次の３つが行われていました。マルチブラケット装置（歯の表側にブラケットをつけ、ワイヤー矯正装置で歯を移動させる従来型の装置)、歯の裏側につける矯正装置、そしてマウスピース型矯正装置です。なかでもマルチブラケット装置は歴史が古く、大学病院では歯列矯正治療の主流であり、多くの人がイメージする矯正装置だと思います。そして、矯正治療中の見た目を気にする人の選択肢として、歯の裏側に装置を接着して歯を移動させるリンガル矯正装置と、透明な取り外し式のマウスピース型矯正装置がありました。矯正治療を希望する人は、どの装置が自分に合っているのかと考えたり、あるいは相談に出向いたクリニックの担当ドクターが得意とする矯正装置をすすめられて、治療を決定していました。

◉しかし、これからの“with コロナ時代”では、どう変わるのでしょうか？

生徒・学生の誰もがオンラインの授業を受け、誰もがスマートフォンを持ち、多くの人が在宅で、テレワークで仕事ができる時代。

それが“with コロナ時代”です。

after コロナ（感染拡大が抑制された後の世界）、with コロナ（ウイルスと共生する）時代において、今後最も求められる歯列矯正治療とは、歯の表側か裏側かとか、装置が見えるか見えないかとか、針金のワイヤーかマウスピースか、というようなカテゴリーではなく、**「感染リスクを抑えた矯正歯科治療」**であると、私は考えています。

そのために当クリニックでは、ウイルス抑 制効果を期待して、次亜塩素酸水作成機器で作った微酸性次亜塩素酸水でクリニック内の清掃を行っています。

◉これからの時代に最も求められるのは、**「ウイルス感染の心配を最も減らした環境を提供する矯正歯科治療」**であり、私たちはその準備を整えました。

●詳しい治療ステップは P26 ～をご覧下さい

# リモート コミュニケーション（遠隔診療）の可能性

◎ 可能な限り通院の回数を減らし、待合室でお待ちいただく時間や、お口を開けなければならない時間を最小にした歯列矯正治療を目指します。その実現のために不可欠なことは、「遠隔診療」を積極的に導入することです。

遠隔診療の導入により、コロナ以前の矯正歯科クリニックの常識を大きく変更し、新しい **“with コロナ時代” の最新の矯正歯科治療**を構築しました。

矯正治療においての遠隔診療のパートは、以下になります。

1

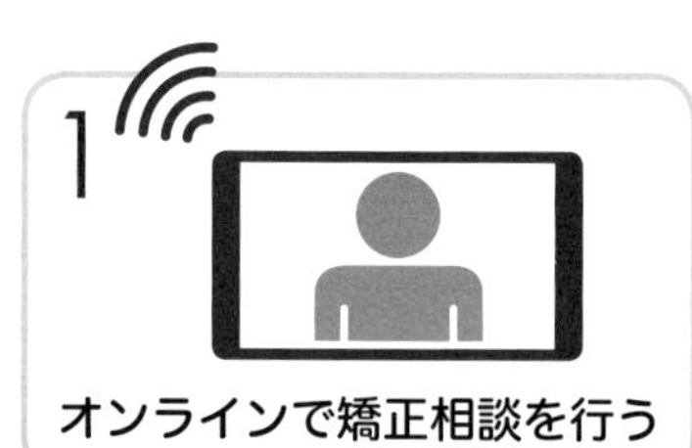

**オンラインで矯正相談を行う**

2

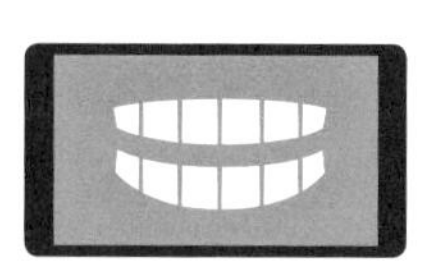

**歯型はスキャニングでデータ化する**

3

**歯の移動シミュレーションを、患者さんが通院する間隔を、これまでより開けたプランにする**

4

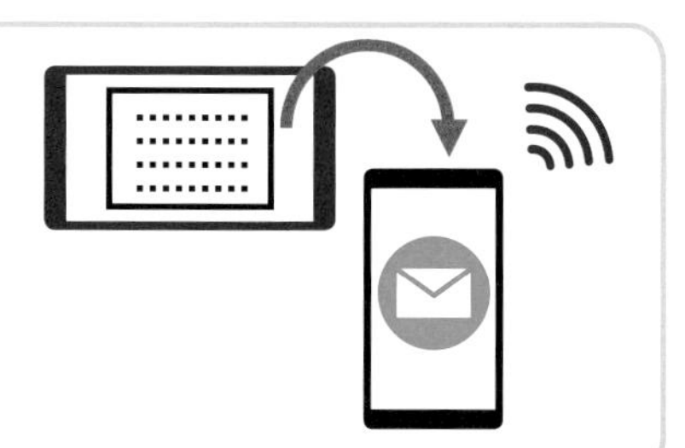

コンピューターで作成した
治療計画をメールで送付し、
オンラインで説明する

5

作成したマウスピース型
矯正装置を、患者さんの
ご自宅に郵送する

6

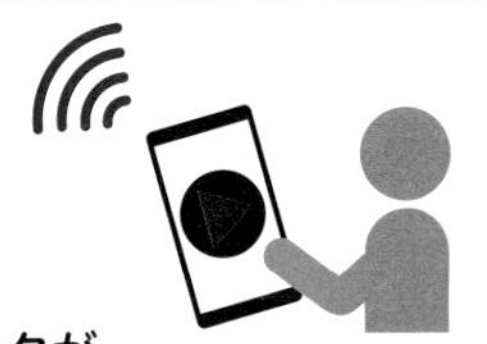

当クリニックが
作成したご説明用の動画を、
患者さんがご自宅で視聴する

7

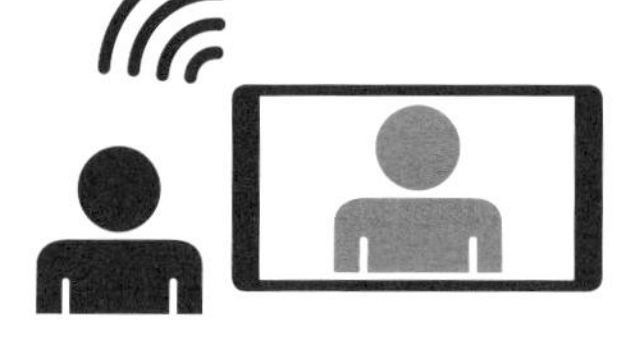

当クリニックのドクターや
スタッフが、オンラインにて
患者さんのマウスピース装着
状況を確認する

8

ご自宅で患者さんご自身がスマートフォンで撮影した口腔内写真を、クリニックの患者さんの電子カルテに自動で格納される最新のアプリ(オルソコム)を使用していただき、クリニックに写真データを送っていただく

9

オルソコムで患者さんの写真を確認したドクターが、次のマウスピースに進めるか、どうするかの指示を患者さんに提供する

## 3 マウスピース型矯正治療の可能性

◉当クリニックは2007年に、東京都文京区本郷に開院いたしました。2015年にはJR新宿駅の近くにも開院、2020年6月の段階で2500症例のマウスピース型矯正治療の実績を有しております。国際的な矯正歯科専門の論文も、2020年6月現在までに10本提出しています。複雑な抜歯症例等にも対応しております。「マウスピース型矯正治療だと、自分の歯並びは治せないのでは？」と思う方こそ、本書をご覧いただき、ご相談いただくことをおすすめいたします。

マウスピース型矯正治療は、クリニックやドクターのマウスピース型矯正治療に特化した知識、技術がとくに反映されます。お悩みのお持ちの方は、オンラインにてご相談をお申し込みください。

当クリニックが、一般歯科診療や通常のワイヤー矯正治療を併せて実施していたら、ここまで徹底した体制は作れませんでした。マウスピース型矯正治療に特化しているからこそできる、最も感染リスクを抑えた最新のマウスピース型矯正治療のクリニックとして、私たちは2020年5月よりこの体制で矯正歯科治療を行っています。

不安な時代ですが、そのようなときに何もできない、何もしない、歯並びも治せない、と萎縮してしまうのではなく、不安だからこそ、今できること、今だからできることをしたいと思いました。そのために、情報技術を駆使して接触を限界まで下げたうえで、クオリティを上げた歯列矯正治療を行う体制を整えることができました。

歯並びのお悩みに関しまして、この時期でも最も安全な対応と環境を準備してお待ちしています。安心してお越しください。またそのために、本書をご活用ください。

ワイヤー矯正治療との比較や歯が動く
しくみ、インビザライン矯正治療の流れ、
クリニック選びのポイントなど、
知りたい情報、基礎知識をQ&A形式で
ご紹介します。

# 目立たない歯列矯正治療 インビザラインとは？

## What's Invisalign?

Q&A

INDEX

# インビザライン矯正治療とは

## 透明のプラスチック（ポリウレタン）製のマウスピースを使用して、歯を動かしていく歯列矯正法です。

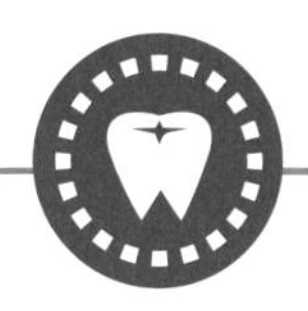

歯列矯正は、歯やあごの位置を動かすことによって、正しいかみ合わせと美しい歯並びを得るための治療法です。

歯列矯正は、これまでは「ワイヤー矯正治療」が一般的でした。しかし近年では、装置が目についてしまいがちなワイヤー矯正治療に代わって、透明なマウスピースを使った歯列矯正法が主流になりつつあります。

**【本書によく出てくる言葉の簡単な説明】**

**マウスピース▶** 歯を守るためのプラスチック製の歯型

**アライナー▶** 歯列矯正治療で使用するマウスピースのこと

**インビザライン▶** アライナーを使った歯列矯正治療のシステム名

Question

# アライナーとは？

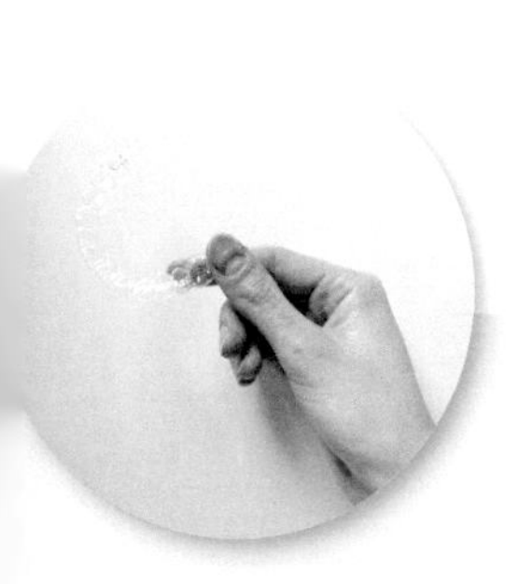

## 歯列矯正用の透明なマウスピースのことをアライナーといいます。

アライナーとは、歯をアライメント（配列）するという意味から名付けられました。そのため、欧米では歯列矯正用マウスピースのことをアライナーと呼んでいます。

歯列矯正を希望する人の、治療前の歯並びをスタート、治療後の歯並びをゴールとし、その間に数十段階の歯型（マウスピース＝アライナー）をつくります。治療開始から定期的に（インビザラインは２週間ごとに）アライナーをつけ替えていき、ゴールに向かって歯を動かしていきます。

アライナーは取り外しができるので、食事や歯みがきのときは外します。そのため、食事は普段と同様に楽しめますし、装置を外さずに歯みがきをするワイヤー矯正治療よりもむし歯になるリスクが低くなります。

インビザライン矯正治療では、スキャンした患者さんの歯型のデータを米国に送って、歯科ドクターが作成した治療計画、歯の最終的な位置、かみ合わせ、歯の移動の順番を決定した治療計画を元に、3D プリンターで製作された模型をベースにアライナーを作成します。１回で数十枚のアライナーをすべて作成します。

Question

# ワイヤー矯正治療との違いは?

## アライナーの最大の利点は“ 見えないこと ”

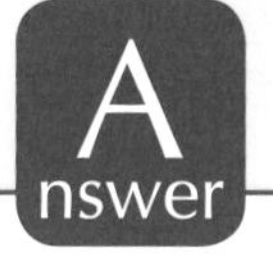

ワイヤー矯正治療は、1本1本の歯の表面に「ブラケット」という装置を着けて、そこにワイヤーを通して歯を移動させます。ブラケットに通したワイヤーが元の形に戻ろうとする力を利用するのが、基本的なメカニズムです。

元の形に戻ろうとするワイヤーの力がブラケットから歯にかかり、徐々に歯が動いていきます。ワイヤーの形状は月に1～2回程度調整します。ワイヤー矯正治療とインビザライン矯正治療の一番の違いは、その見た目です。治療をしていることがわかりやすいか、ほとんどわからないかは、短くない時間をその装置と過ごすため、治療を続けていくモチベーションに大きく影響します。ワイヤー矯正治療の装置には、歯の裏側にブラケットを着けたり、ブラケットやワイヤーの素材を透明なものや白いものにして目立たなくしたりするものもあります。そのような装置は、一般的には通常のワイヤー矯正治療の装置より割高になったり、治療期間が長くなったりすることが多いようです。とくに歯の裏側に装置を着ける場合は、表に着けるより歯がみがきにくかったり、食べ物がはさまりやすくなったりする傾向にあります。また、発音がしづらくなることもあります。

歯の清掃性にも大きな違いがあり、そのためむし歯や歯周病のなりやすさも違ってきます。ワイヤー矯正治療は、基本的には1度装置を着けたら、治療が終了するまで装着し続けます。そのため、通常より歯みがきがしづらく、みがき残しも多くなりがちです。アライナーであれば、歯みがき時には取り外しますので通常通りに歯みがきができるほか、アライナー自体も清浄できますし、2週間ごとに新しいものに取り換えます。さらにワイヤー矯正治療は、装置の一部が口の中に当たって口内炎ができることもあります。

Question

# 歯列矯正治療が必要な状態、不正咬合とは？

医学的によくない歯並びのことを「不正咬合（ふせいこうごう）」といいます。
不正咬合にはおもに次のような種類があります。

## 不正咬合の種類

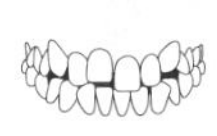

### 叢　生 そうせい

【 乱ぐい歯 】
【 八重歯 】
乱ぐい歯ともいいます。十分なあごのスペースがないために、歯が重なってデコボコになっている状態。八重歯も叢生の一種で、犬歯が飛び出た状態です。

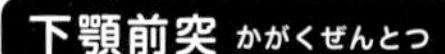

### 下顎前突 かがくぜんとつ

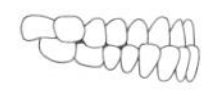

上の前歯より下の前歯が前に出てしまっている、いわゆる受け口の状態。とくに歯のかみ合わせが上下逆になっている状態を反対咬合といいます。

### 空隙歯列 くうげきしれつ

【 すきっ歯 】
歯と歯の間に大きな隙間がある状態。

### 過蓋咬合 かがいこうごう

上の前歯が下の前歯に深くかぶさっている状態。

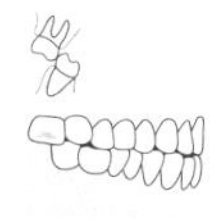

### 鋏状咬合 はさみじょうこうごう

【 シザースバイト 】
奥歯の一部がまったくかみ合わず、ハサミのようにすれ違っている状態。

### 上顎前突 じょうがくぜんとつ

上の前歯の先が前方に大きく出ている状態。

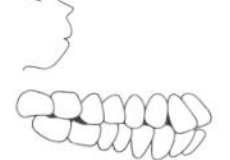

### 上下顎前突 じょうげがくぜんとつ

上下両方の歯が前に出てしまっている状態。あごが前に出ていることが原因です。

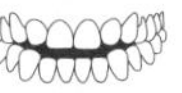

### 開　咬 かいこう

【 オープンバイト 】
奥歯だけがかみ合い、前歯や小臼歯がかみ合わず開いている状態。

### 交叉咬合 こうさこうごう

【 クロスバイト 】
奥歯が横にずれていたり（臼歯部交叉咬合）、
前歯の一部が前後逆になっている状態（前歯部交叉咬合）。

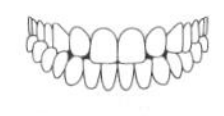

【 臼歯部交叉咬合 】

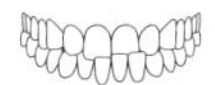

【 前歯部交叉咬合 】

## アングルの不正咬合の分類

上下のあごのバランスを見る分類もあります。

1級（Class 1）……正常
2級（Class 2）……上顎前突
3級（Class 3）……下顎前突

2級は、1類と2類に細分化されています。

1類（division1）…上の前歯の先が前に出ている
2類（division2）…上の前歯の先が舌側に入っている

Question

# インビザライン矯正治療のほうがワイヤー矯正治療よりも時間がかかる？

## トータルの治療期間は？

Answer

矯正治療は、保定期間（歯が正しい位置に移動してから、治療期間と同じ期間、保定用のアライナーをつけて、元に戻るのを防いで正しい位置に固定する）を合わせると、数年かかります。その年数は、その人の歯並びの状態などによって違ってきます。

これまでは、マウスピース型矯正治療の方がワイヤー矯正治療よりも時間がかかると言われてきましたが、インビザラインの近年の研究報告では、そうではないことがわかっています。またドクターのスキルによって治療期間はまちまちです。

インビザラインでは、治療の装置や計画はコンピュータが計測しますので、無駄な動きがなく、目標の歯の位置まで最短距離で歯を動かしていきます。そのため、トータルの治療期間は、ワイヤー矯正治療とほとんど変わらないか、症例によっては短くなる場合があります。（担当するドクターの経験値、スキル、技術力により変わります：これはすべての医療において同じですよね）

これまでに800万人を超える人が、インビザライン矯正治療を受けています（2020年4月現在）。コンピュータによる矯正移動シミュレーションによって日々得られている、それらの膨大な矯正臨床データを分析し、一人ひとりに合った治療計画をつくることができることと、シミュレーションソフトのバージョンも上がり、進化し続けているため、どんどん治療が効率的になっています。そのため患者さんの負担もどんどん小さくなり、治療期間も短縮されていきます。

## 通院の回数は？

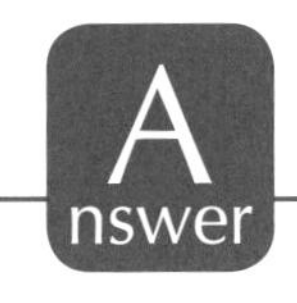


一般的には、ワイヤー矯正治療のほうが通院回数が多い傾向にあります。

ワイヤー矯正治療では、ワイヤー形状の調整をするために、月に1～2回程度通院する必要があります。これは治療が進んでも変わりません。

マウスピース型矯正治療の場合は、月に1～3回通院し、順調に治療が進んでいるか等をチェック、次の通院までに必要なマウスピース（アライナー）を受け取って帰ります。治療が順調であれば通院間隔をあけても大丈夫ですので、通院の回数はワイヤー矯正治療よりは少なめです。

## 治療費用はどちらのほうが高いの？

Answer

ワイヤー矯正治療でもマウスピース型矯正治療でも、ご存知のように歯列矯正の治療費用は保険適用外です。
そのため、各歯科クリニックでも値段はまちまちになっています。

まずは、値段に見合った治療、仕上がりが得られそうかどうかを見極めるためにも、いくつかのクリニックを見て回り、無料相談などで話をよく聞き、納得できるクリニック、ドクターの元で治療を始めるようにしてください。

以前は、新しい治療法であるマウスピース型矯正治療のほうが、治療費用が高額になる傾向にありました。しかし技術が進んだり、インビザライン矯正治療を受ける人が世界中で増えてきたりしていることなどから、治療費は以前より高価ではなくなってきています。インビザライン矯正治療とワイヤー矯正治療のどちらも行っている歯科クリニックでは、治療費用は同じくらいか、後者のほうが高価であるところもあるようです。

Question

# なぜマウスピースで歯が動くの

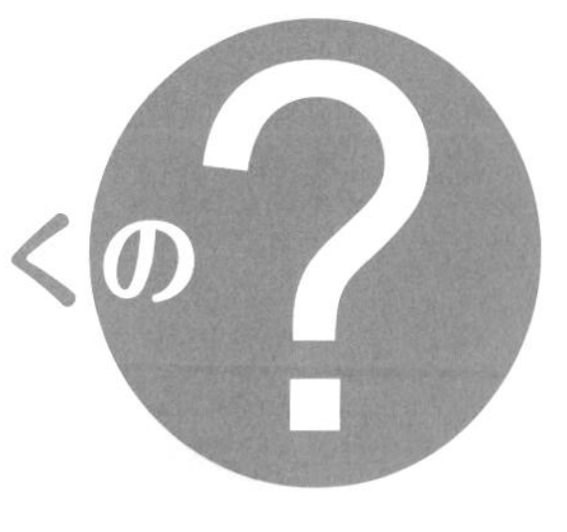

## 歯の根に圧力をかけると
## あごの骨に代謝機能が働き、
## 歯を動かすことができます。

Answer

マウスピース（アライナー）で歯が動くしくみを説明する前に、そもそもなぜ歯が動かせるのか、を説明しましょう。

歯が動くしくみには、代謝が大きく関わっています。代謝とは、食事などで体の外から取り入れた物質で体内に新しい物質を合成したり、エネルギーを出し入れしたりすることです。体重管理、ダイエットの知識として知っている人も多いでしょう。

この代謝が、歯肉の下にあるあごの骨（歯槽骨（しそうこつ））に起こることで、歯を動かすことができます。歯列矯正はこの「骨の代謝機能」を利用して、歯を移動させます。

骨は、一定以上の圧力がかかると「骨吸収」という現象を起こし、骨を吸収して圧力を軽減しようとします（24 ～ 25 ページ図参照）。歯の根元（歯根）は、歯根膜という繊維（ひも）状の層で覆われています。歯根膜は歯が受けた刺激を、神経を通じて脳に伝える働きをしています。歯が歯列矯正などにより一定の方向に力を加えられると、力を加えられた部分の歯根膜が圧迫され収縮し、反対側の歯根膜は伸びます。そうすると、副甲状腺から歯槽骨に司令が出され（＝ホルモンが分泌し）、「破骨細胞」と「骨芽細胞」が現れます。力の加わった歯槽骨の部分は破骨細胞によって破壊され、骨の吸収が起こり、歯根膜のスペースが新たに確保されます。

1枚のマウスピースで
1つのサイクル（0.25mm の歯の移動）をコントロール
することで歯を動かしていきます

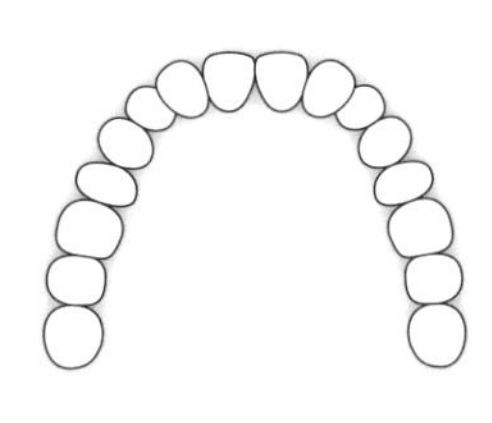

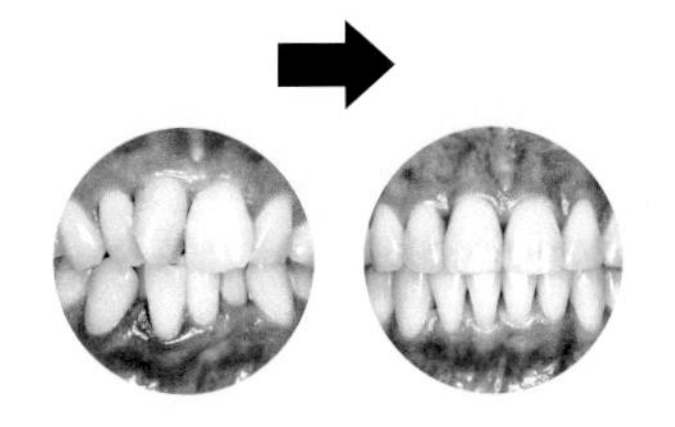

**歯並びの理想型**

また、引っ張られた反対側の歯根膜は、伸びてしまった部分をカバーしようと、歯槽骨のその部分に現れた骨芽細胞によって、伸びた歯根膜が元の長さに戻る分の新しい骨をつくります。このように、歯を動かしたい方向に力を加え、歯根膜に圧力をかけることによって、歯槽骨が吸収されたりつくられたりすることで、歯を動かすことができるのです。

このような、歯が動くしくみを１つのサイクルとすると、１サイクルで歯が動く距離は約 0.25mm です。これは歯根膜の厚み分だと考えてください。１サイクルの期間は、成人であれば２週間～１カ月、個人差や矯正歯科医師の技術などによって、その期間は変わります。なお、強く力を加えても歯が動く速度はアップしません。

さて、次はマウスピースでなぜ歯が動くのかの説明をしましょう。インビザライン矯正治療では、治療開始前に、コンピュータ・シミュレーションによる緻密な治療計画と、１枚のマウスピース（アライナー）で歯の移動を 0.25mm にコントロールすることで、すべての計画を立てます。１サイクルで歯が動くしくみと同じ、１枚のマウスピースで２週間、0.25mm 動くようにコントロールすることで、歯を動かしていくのです。

## 歯が動く仕組み

1

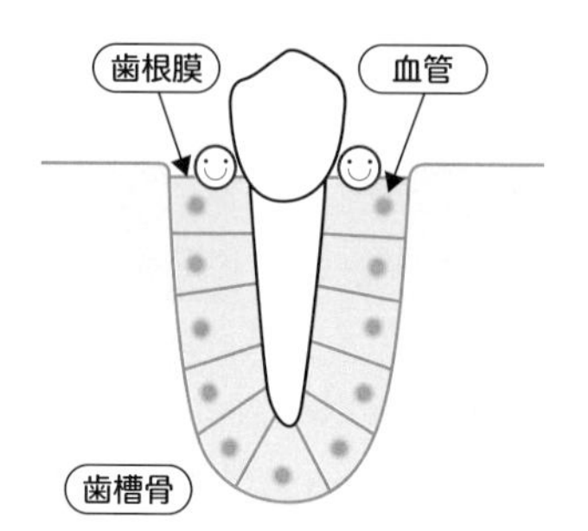


歯の根元はコラーゲンの繊維でできた歯根膜で覆われ、歯を浮かせているような形でつなげています。そのため歯根膜はクッションのような働きをし、ものをかんだときに歯にかかる力が一部分に集中しないように分散させます。さらに、ものをかんだときの歯の感触を脳へ伝えたり、歯に栄養を届けたりします。

歯に力を加える

引っ張られて
苦しい！

押されて
苦しい！

歯槽骨

2

矯正歯科治療などによって一定方向に、血管がつぶれないくらいの弱い力を加えると、押された歯根膜が収縮し、反対側の歯根膜は伸びます。

## 歯の名称と番号

歯にはそれぞれの名前のほかに、番号がつけられています。ざっと覚えておくと、ドクターの指し示す歯がどれかわかりやすくなります。

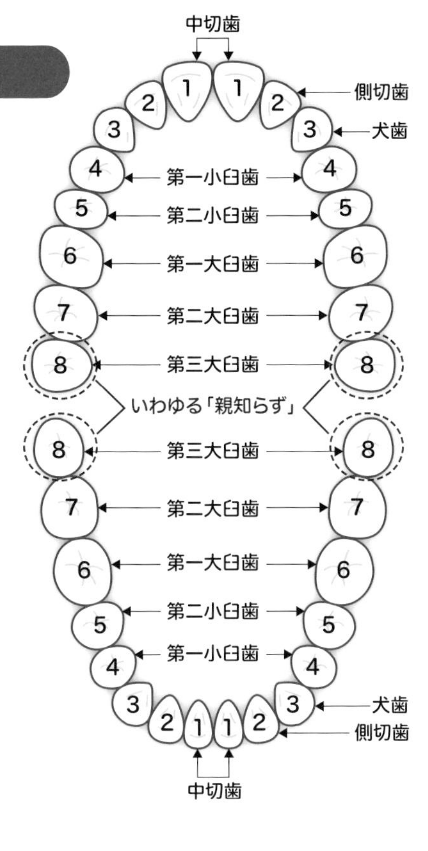




3

歯根膜の繊維は、歯と歯槽骨の間の幅を一定に保とうする働きがあります。力が加わって歯根膜が縮んだ部分は、その周囲の歯槽骨を、破骨細胞が壊し、吸収します。
反対に、歯根膜が伸びた部分では、骨の中の骨芽細胞が働いて、新しく骨を作ります。

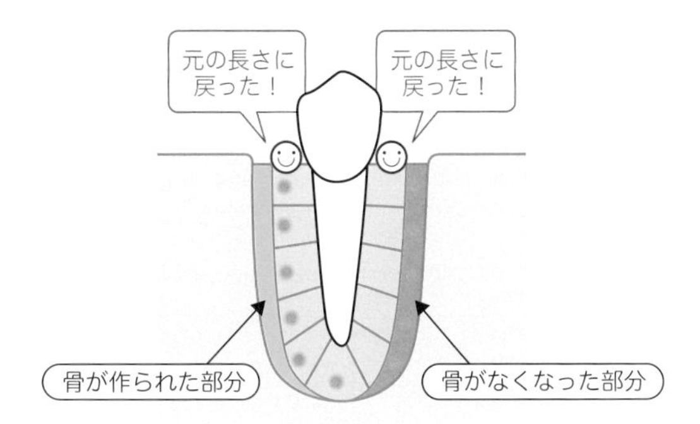


4

歯列矯正治療は、このような骨の代謝機能を利用して歯を移動します。

Question

# インビザライン矯正治療のステップは？

**治療の始まりから、ワイヤー矯正治療とは大きく異なるインビザライン矯正治療。**
**治療の進め方を、ステップごとに説明していきましょう。**

＊各ステップにつけたアイコンは**「オンラインによるリモート診療が可能」**または**「必ず来院が必要」**を表します。

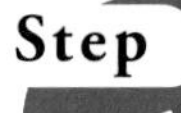

## Step 1 コンサルティング（矯正相談）

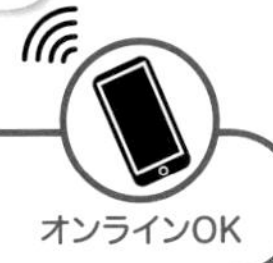

オンラインOK

　お口の中についての悩み、治療の要望、ライフスタイルなどを担当ドクターに伝えます。ドクターからは、インビザライン矯正治療のメリット、デメリット、おおよその費用、予想される治療期間、他の治療法との違いなどの詳しい説明があります。

## Step 2 精密検査

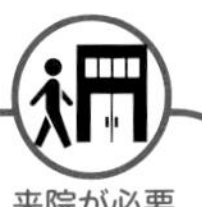

来院が必要

　詳しい治療計画を立てるために、精密検査を行います。
具体的には、口腔内診査、X線撮影、口腔内・顔面写真撮影、動画の撮影などを行います。

　口腔内検査とは、かぶせ物、詰め物の状態、むし歯の有無と進行程度、歯周病などによる歯の動揺度、顎関節症の有無、かみ合わせ、お口の中の衛生状態（歯垢、歯石の付着状態）、口腔習癖（舌癖、口呼吸など）などを診ます。

　検査時間は60分程度です。後日（約1カ月後）、精密検査の結果をオンラインでご説明することもできます。

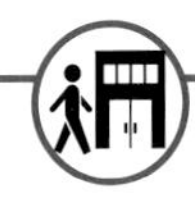

## Step 3 専用のスキャニング機器で歯型採り、歯の移動の 3D 化

インビザライン矯正治療で大切な治療ステップのひとつに、歯型を口からそのままスキャニングして、歯のデジタルデータを得ることがあります。

今までは、粘土のような材料で歯型を採って石膏模型をつくり、その模型から歯のサイズや大きさの分析を行っていました。しかし、インビザライン矯正治療では、口腔内専用のスキャニング機器で、すべての歯の形やサイズをデータ化します。所要時間は2～5分程度で、今までのような、歯型を採る際にしばらく口を開けていなければならない苦痛はありません。

インビザライン矯正治療専用の口腔 3D（立体）スキャニングシステム「iTero（アイテロ）」では、採った歯型のデータは、画面上ですぐに確認ができます。模型をつくり直したり、何度も来院する必要がないのもメリットです。

歯型のデータはすぐに米国のアライン・テクノロジー社（インビザライン矯正治療のシステム開発・販売会社）に送られます。同社の独自のソフト（クリンチェック・ソフトウェア）を用いて、ドクターが治療完了までの歯の動きをシミュレーション（3D 動画作成／クリンチェック・シミュレーション）し、治療計画を作成します。

なお **Step**❷と❸は、同じ日に実施します。

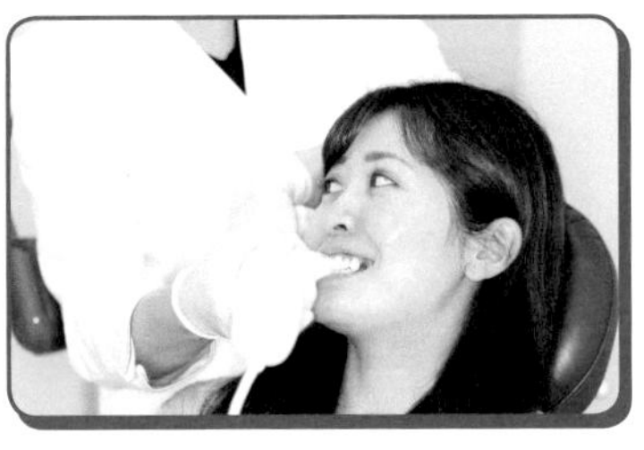

◀インビザライン矯正治療専用の口腔 3D（立体）スキャニングシステム「iTero（アイテロ）」

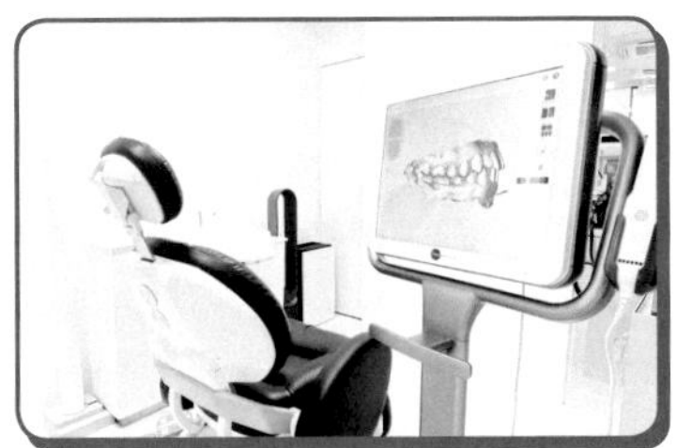

シミュレーション▶（3D 動画作成／クリンチェック・シミュレーション）

# アライナーの製作

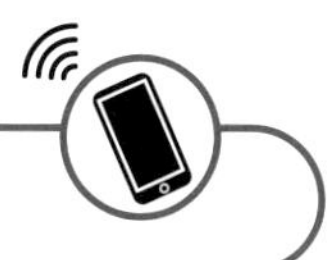

診断結果の説明を受け、ドクターが作成した治療計画に納得できたら、アライナーの製作に進みます。

インビザライン矯正治療において大切なことの一つが、治療計画です。仕上がりの決め手となる大事な工程ですが、どの矯正歯科クリニックでも同じシミュレーションになるわけではなく、ドクターの経験や技術の差によって治療効果も変わってきます。

大切なことは、この治療計画は、ドクターのインビザライン治療のスキル、経験、仕上がり、歯の移動順序を元に作成される、ということです。そのため、すべての矯正歯科クリニックで同じ結果や同じ内容になることはありません。そのためにも、ドクター選び、矯正歯科クリニック選びがとても重要になります（36～39ページも参照してください）。

ドクターと一緒にシミュレーションデータを見ながら、治療計画や期間などについての説明をオンラインで受けた後に、米国でアライナー製作が始まります。

歯型を採ってから、治療終了までのすべてのインビザラインのアライナーがクリニックに届くまで、およそ1～2カ月かかります。治療計画の作成数により、でき上がり時間に個人差が生じます。

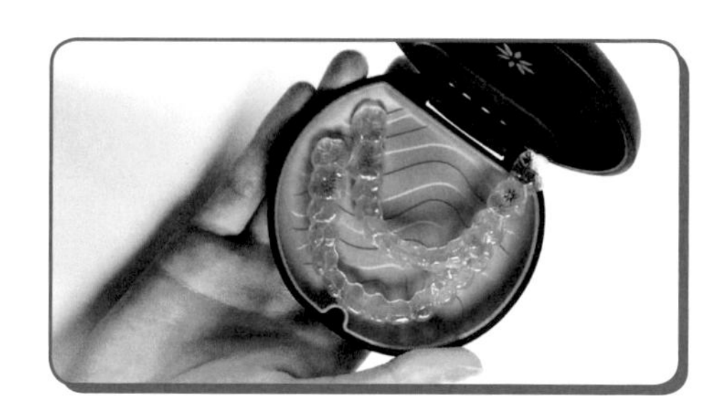

Step 5

# 治療開始〜治療中

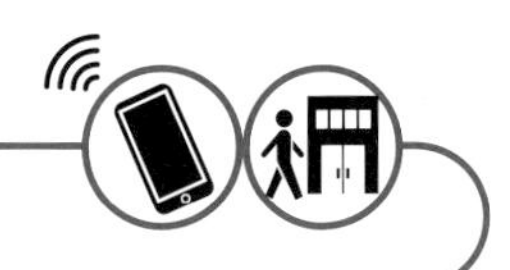

アライナーが届いたら、治療のスタートです。

アライナーは治療開始から終了分までが一度に届きます。つまり、毎回歯型を採る必要はありません。

担当のドクターやスタッフから、アライナーの着け方や装着時間、使用上の注意点などが説明されます（32〜35ページ参照）。通常は1日20時間以上アライナーを装着し、食事と歯みがきの際には外します。そして、7日から2週間ごとに新しいアライナーに交換します。

治療途中で、次のような補助装置を使用することもあります。

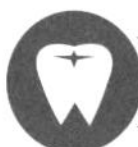

## アタッチメント

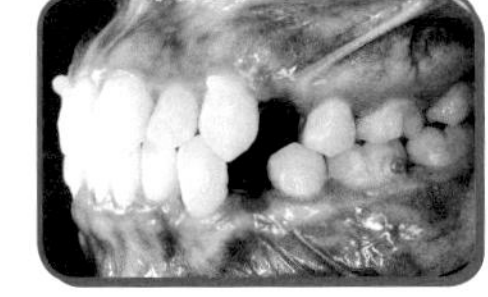

歯の表面に歯の色と同じ突起をつけて、歯の回転や歯根の移動などの、複雑な歯の移動にかかる力を調整します。アタッチメントの材料や装着方法は矯正歯科クリニックによって異なります。

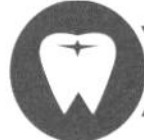

## IPR（隣接面削合、ディスキング）

歯の表面の組織、エナメル質をほんの少しだけ削る措置をして、歯を配列するスペースを作る方法です。エナメル質の幅は約2〜3mmですが、その10分の1の0.2mmほどを研磨し、隙間をつくってその幅を利用して歯を並べます。歯の幅を少しだけ小さくすることで、歯を並べるために健康な歯の抜歯をしなければならない可能性を回避したり、左右の歯の形態を整えたりすることができます。

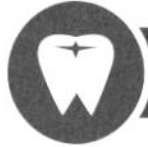

## 矯正用エラスティック（ゴム）

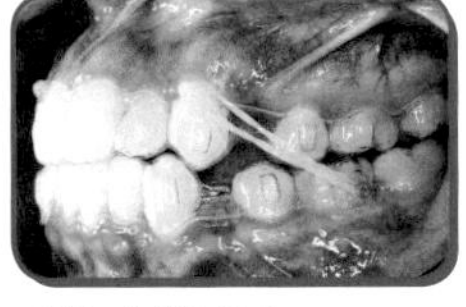

アライナーにボタンという装置を装着し、そこに透明（あるいは乳白色など）のゴム（エラスティックゴム）を引っ掛けて、ゴムの力で歯の移動を補助する方法です。アングル分類（19ページ）に対応して、2級と3級のゴムのかけ方があります。

## Step 6 定期チェック

治療中は、歯の移動が計画通りに進んでいるかを確認するため、１～３カ月ごとに定期チェックをします。ドクターが認めれば、オンラインによるリモート診療が可能です。専用のスマートフォンアプリをインストールし、次ページを参考に写真を送付します。

チェック内容は、アライナーと歯の適合状態、アタッチメントの有無（外れていないかどうか）、アライナーの装着時間、口腔内の衛生状態などです。必ず、アライナーを装着した状態で通院してください。

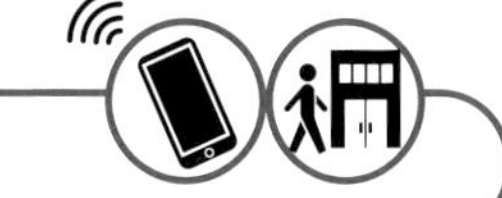

## Step 7 治療完了～保定

治療期間は個人差がありますが、１～３年程度で終了します。治療計画どおり、最初に製作したアライナーを最後まで使用した後に、かみ合わせの確認やシミュレーションデータと実際の歯の動きの比較を行います。そこで微調整が必要な場合は、歯型のスキャニングを再度行い、アライナーを作成して治療を継続します。このステップは何度か行う場合があります。

シミュレーション通りで問題のない場合は、最後のアライナーを１～２カ月間使用した後、「保定」になります。

歯列矯正で動かした歯は、何もしないままだと、治療前の元の位置に戻ろうとします。これを「後戻り」といいます。そこで一定期間、リテーナー（保定装置、保定用のマウスピース）を装着し、数カ月に１回程度の頻度でチェックをして後戻りを防ぎます。これを保定といいます。保定期間は個人差がありますが、治療にかかった期間と同じくらいかかると考えてください。

# リモートコミュニケーション（診療）の方法

スマートフォンにインストールした専用のアプリを立ち上げ、画面に表れた絵のとおりの 9 枚の写真を撮影し、送信します。
※パソコンの場合は写真をアップロードしてください。

QR コードを読み込むと、動画がご覧いただけます。

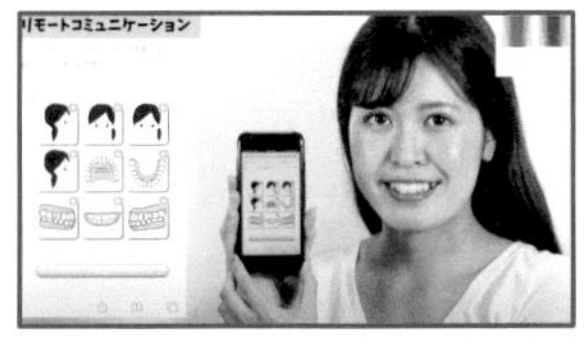


## 1 専用スマホアプリを起動

フレームの絵に合わせた写真を撮影していきます。
絵をタッチすると、カメラが起動します。

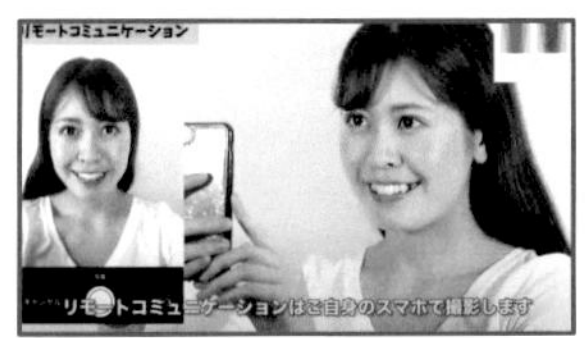


## 2 ［正面を向いて口を開けた（笑顔の）写真］［正面を向いて口を閉じた写真］［横を向いて口を閉じた写真］［横を向いて口を開けた（笑顔の）写真］の撮影

カメラが目の位置になる位置がちょうどよい高さです。
横顔は片側でＯＫです。

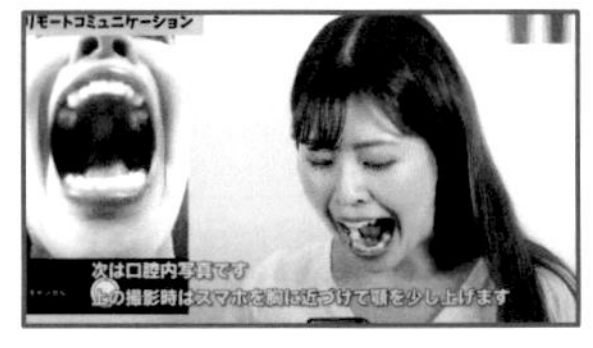


## 3 ［上あごの口腔内写真］の撮影

上あごの撮影時は、スマホを胸に近づけて
あごを少し上げます。

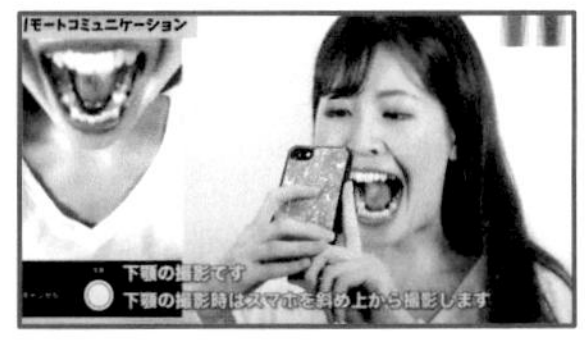


## 4 ［下あごの口腔内写真］の撮影

下あごの撮影時は、スマホを口元の斜め上に
もっていき撮影します。

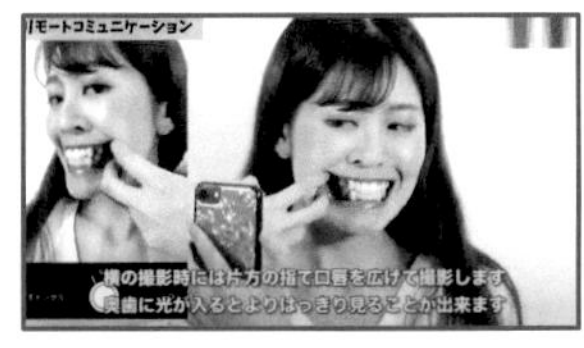


## 5 ［片側の横の歯の写真］［もう方側の横の歯の写真］の撮影

横の歯の撮影時には、片方の指で口唇を広げて撮影します。
奥歯に光が入るとよりはっきり見ることができます。
しっかりかんでいる状態で撮影してください。

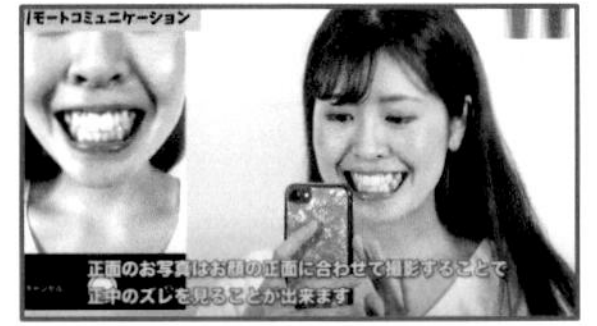


## 6 ［正面の歯］の撮影

しっかりかんでいる状態で撮影してください。

＊同じステップでアライナーを装着している写真も撮影します。

—— 最後に送信ボタンを押して終了です。——

Question

# インビザライン（アライナー等の器具）の注意点は？

**実際にインビザライン矯正治療を始めるためには、どのような器具を使って、どんなことに気をつければいいでしょうか。気になるポイントをご説明します。**

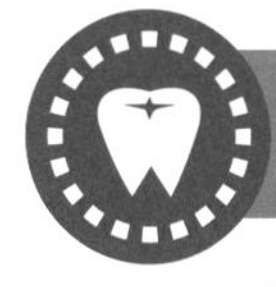

## ぜひ守ってほしいこと

1 アライナーは1日20時間装着します。
装着時間が短いと、治療が計画通りに進まないだけではなく、だんだんアライナーが合わなくなってきたり、装着時に痛みを感じたりすることもあります。

2 食事時にはアライナーを外し、食べ終わったら歯みがきをしてから装着します。

3 外したアライナーは、治療スタート時に渡される「専用のケース」に入れて保管します。

4 装着するときは、これも前もって渡される「アライナーチューイ」をかんで、奥歯までしっかり装着できているかを確認します。

5 アライナーの交換は、就寝前にします。

6 アライナーの交換は、必ず決められたスケジュール通りにしましょう。

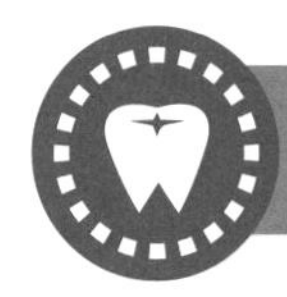

# アライナーの洗浄方法・扱い方

1　水洗いで十分です。気になる場合は、歯みがき粉をつけずに、歯ブラシで軽くなぞってください。
歯みがき粉はアライナーの傷や変色の原因となりますので、使用しないでください。

2　長く使用していて、変色や臭いが気になる場合は、別途購入の洗浄剤を使用してください。

3　使用中のアライナーは、食事などで外すときには「専用ケース」に入れてください。
ケースは、アライナーの紛失を防ぐためにも、持ち歩いてください。
現在使用している一つ前のアライナーは家に保管しておきます。
万が一、使用中のアライナーをなくしてしまったり、破損してしまったりしたときには、一つ前のアライナーを装着してクリニックを受診してください。

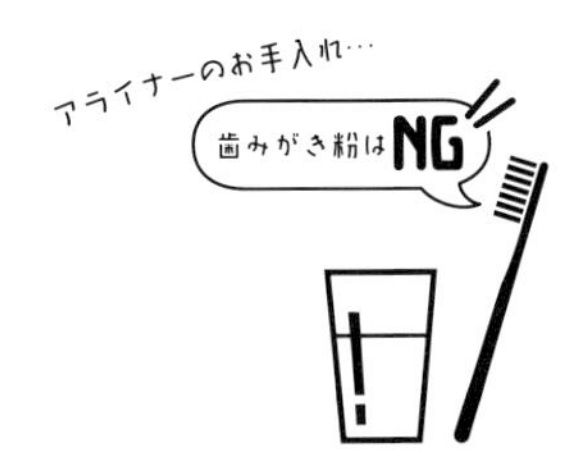

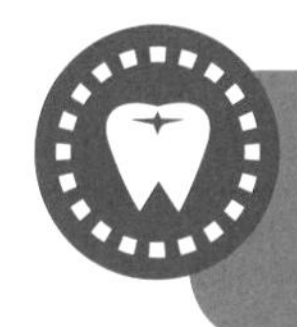

## アライナー装着時にしていいこと、しないほうがいいこと

1　水やお茶、無糖の炭酸水など、糖分の入っていない飲み物は、アライナーを装着したまま飲むことができます。

2　コーヒーや紅茶、ウーロン茶などの色の濃い飲み物は、アライナーの変色の原因になります。
無糖ならアライナーを装着したままでも飲めますが、そのことを理解した上で判断してください。

3　ジュース、糖分の含んだ清涼飲料水、あらゆるお酒、牛乳などの、糖分が含まれる飲み物は、アライナーを外して飲んでください。これらの飲み物はアライナーを外す食事時に飲むといいでしょう。
飲んだ後には、歯みがきをするか、水で口を十分にゆすいでからアライナーを装着してください。

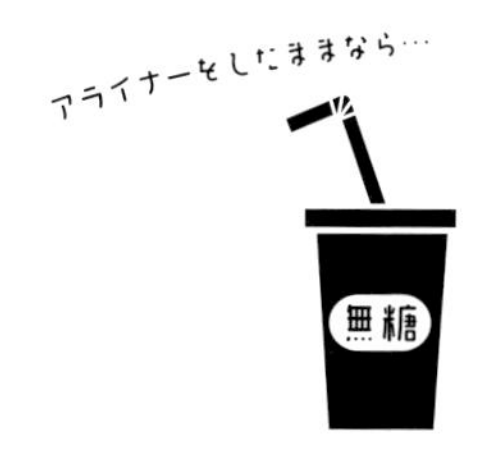


治療期間を快適に過ごして、
ステキな笑顔を手に入れましょう。

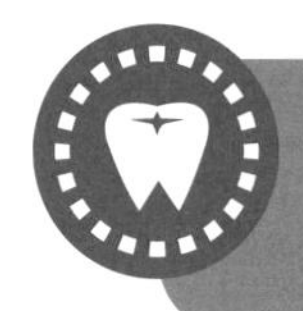

## 通院時のアライナーはどうすればいいの？

1 通院時には、使用中のアライナーを必ず装着してください。

2 アライナー装着のスケジュールがずれてしまい、未使用のアライナーが残っている場合は、持参してもらうケースもあります。

3 アライナーの“浮き”が気になる場合は、一つ前のアライナーをチェックすることがありますので、家で保管してある一つ前のアライナーを持参してください。

4 通院時に、お口の状態によっては、口腔内写真撮影、顔写真撮影、X 線撮影などを行うことがありあります。その場合、30 ～ 60 分ほどかかることがあります。

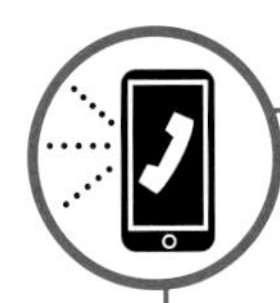

## 心配なことがあれば、遠慮せずにクリニックに問い合わせましょう

留学、結婚や妊娠、旅行やスポーツなど、こんな場合にどうしたらいいの？ と思ったら、遠慮せずに、受診しているインビザライン矯正治療のクリニックに問い合わせてください。スタッフに聞けばすぐに解決するものや、ドクターの判断が必要なものもありますので、お気軽に御相談して下さい。

# Question クリニック選びのポイントは？

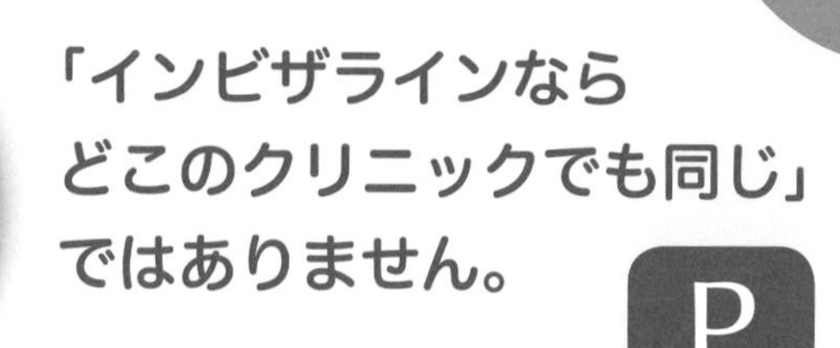

## 「インビザラインなら どこのクリニックでも同じ」 ではありません。

Point

かかりつけの歯科クリニックがある人は、まずはそこで相談して、歯列矯正が得意なクリニックやドクターを紹介してもらうのがよいとされています。しかし、かかりつけの歯科クリニックがあってもなくても、インビザライン矯正治療に詳しいドクターを知っている人はまだ少ないのが実情です。そこで多くの人は、自分でインビザライン矯正治療が得意なクリニックやドクターを探すことになります。

残念ながら、インビザライン矯正治療は「インビザラインを扱っているどの歯科クリニックや歯科ドクターでも同じ」というわけではありません。ドクターの知識、経験、技術などにより、インビザライン矯正治療の適応範囲や仕上がりはまったく違います。これも残念ながら、「歯型を採ってアライナーを渡せば、きちんと歯が並んでいく」と思っているドクターはたくさんいますし、治療を受ける患者側もそう思いがちです。

たとえば、**Step ❸**（27ページ）でご紹介した、口腔3D（立体）スキャニングシステム「iTero（アイテロ）」と、ドクターが治療完了までの歯の動きをシミュレーションし、治療計画を作成する「3D動画作成／クリンチェック・シミュレーション」の扱いですが、歯列矯正専門のドクターであれば誰がやっても同じ、と考える人もいると思います。このスキャニングシステムで採った歯型のデータは、歯の頭の部分（歯肉より上の見える白い部分）のみです。でも実際の口の中は、歯の頭の部分（歯冠)、歯根、その周りを覆っている歯肉、その下にはあごの骨があり、あごの関節や筋肉があって、生体(生きていくための機能を持った体)になります。歯の頭の部分だけを移動させるシミュレーションは、あくまでもイメージです。ここからここに動くといいな、というイメージをしている中で、ドクターは次のようなことを考えながら設計をしています。たとえばシミュレーションで歯を奥に移動(後方移動)をさせた場合、シミュレーション上ではきれいにできているけれども、実際の患者のあごの骨はここまでしかないからできないとか、シミュレーション通り実際にここまで移動できるけれども、歯みがき、清掃がしにくくなってしまうのではないかとか、そういったことを考えながら設計していきます。インビザラインのテクノロジーがいくらすばらしくても、シミュレーションでは自動的にそういうことまではできません。そのため、ドクターの経験や技術、センスが問われるのです。

## ■ドクターの経験や技術・センスで大きな差が

**使うツールはデジタルですが、プランニングするのはドクターのアナログな経験値。そのため、ドクターによって治療計画はさまざまになります。**ドクターのプランニング、診査診断、そして、ドクターの経験値、それに基づいて、それをクリンチェックに入れることになるためです。

歯列矯正に限ったことではありませんが、どんな治療法においても、とくにQOL(生活の質)にかかわる治療法は、ドクター次第、クリニック次第で満足度がかなり違ってきます。こうした経験値が高く、インビザライン矯正治療が得意なクリニック、ドクターを1から探すときは、症例数(患者/治療者数)が多い歯科クリニックをまずは当たってみましょう。

症例数が多い矯正歯科クリニックであれば、さまざまなタイプの治療に精通している可能性が高く、そのための経験や知識が豊富です。症例数で「ここはよさそう」という矯正歯科クリニックを見つけたら、まずは無料相談などで話を聞きに行くことから始めてください。さらによさそうであれば、コンサルティング(具体的な相談)を受けてみましょう。

コンサルティングまでは無料だったり、治療方針に納得して治療を開始すれば、それまでのものは無料（あるいは治療費用に含まれる）になったりすることも多いようです。そのため「相談をしたらそこで治療を始めなければいけないのでは？」と考えずに、自分に合った治療ができるクリニックかどうかを、そこでしっかり見極めてください。また、「悪くなさそうだけど、他のところの話も聞いてみたい」と思うことはよくあります。そのような場合は、治療を開始するかどうかの返事を保留して、他に気になる矯正歯科クリニックで、無料相談やコンサルティングを受けてみましょう。とくに高額で時間も長くかかる歯列矯正は、治療する本人がしっかり納得して治療を開始することがとても大切です。たとえば治療途中でクリニックを変わることは可能ですが、器具をつくり直したり、その分治療が長引いたりすることも多く、当然治療費用もさらにかかります。

「先生が嫌がるから」「自分ではわからないから」と思って、ドクターの説明を理解しないまま、あるいは不安や不満を抱えたままで治療を始めてしまうことは、治療をする本人はもちろん、ドクターにとっても不幸なことです。

## ■自分の望むゴールを明確にし、ドクターと共有を

矯正歯科クリニック、ドクター選びが大切な理由は、もう一つあります。自分が納得できる治療方針と、治療後こうなっていたいという目標を、担当ドクターと共有することが、歯列矯正治療の成功の鍵だからです。

このクリニック、このドクターにお願いしたいと思ったら、あるいは選ぶための判断をするためには、まずは自分が現時点で考えている要望をドクターに伝えてみましょう。要望とは、自分にとっての歯並びの理想の形、治療中の見た目、治療期間、抜歯をしてもよいかどうか、などです。もちろん、その要望は医学的、解剖学的に難しい場合もあります。

## 希望する治療が「できない」と言われる理由は3つあります。

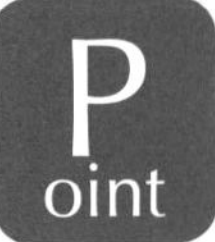

自分の要望をドクターに伝え、その要望をできるだけ達成するために最もふさわしい治療を、自分が納得できるまで説明してもらい、双方が納得できて初めて治療を始めることが大切です。

希望の治療方針が叶えられない場合は、ドクターにその理由をしっかり説明してもらうことがも大事です。希望が通らない場合に考えられる理由は、おもに次の３つです。

**1　医学的に困難、もしくは現実的ではない**

補足　歯列矯正は美容整形とは異なりますので、医学的な診査・診断から外れることはできません。そのため仕上がりに限界があることも知っておく必要があります。

**2　その歯科ドクターの得意分野ではない**

補足　他の歯科クリニックなら可能かもしれません。

**3　可能ではあるけれども、費用と時間がかなりかかってしまう**

補足　治療を受ける人の意欲や目的によって判断することになります。

このように整理して考えると、自分にとってのベストな治療が見えてきます。

インビザライン矯正治療を終えた20名に、
歯並びの悩みや治療を始めたきっかけ、
治療中の苦労、生活の工夫などについて、
たくさんの質問を投げかけて、たくさん
答えてもらいました。

理想の歯並びと笑顔を手に入れた20名に質問

# それぞれのインビザライン体験談

Interview

20名のインタビューを紹介

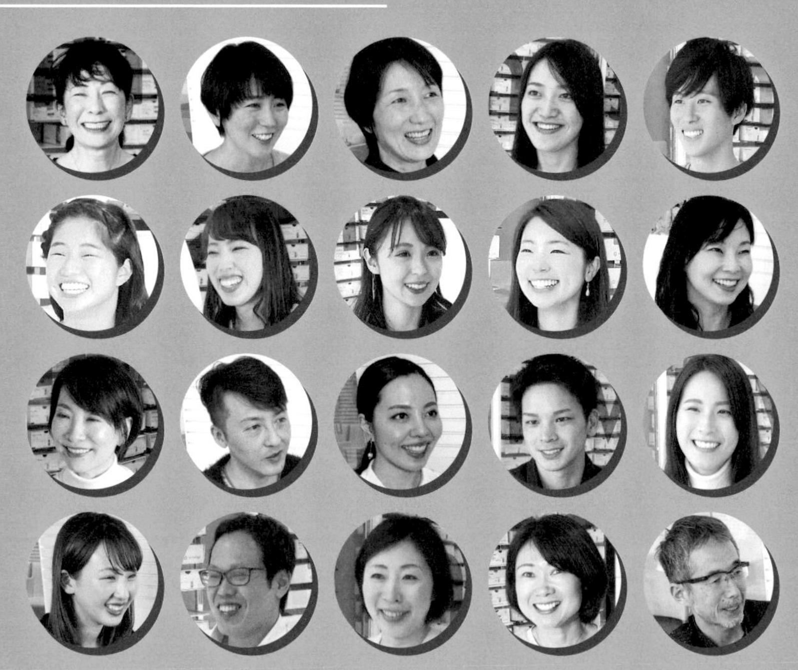

# Interview-01

QR コードを読み込むと、
このインタビューが
動画でご覧いただけます

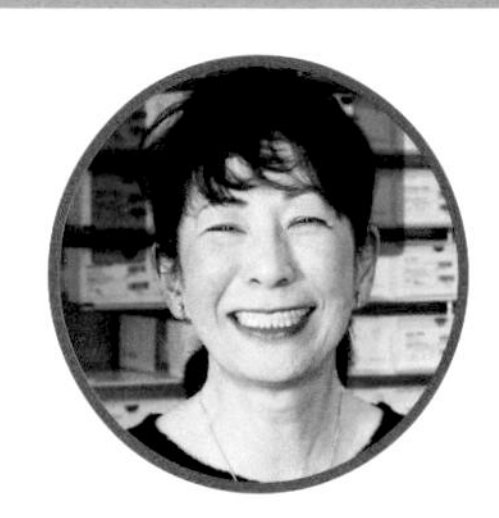

▶ Sさん
[60 代]

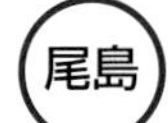


今日は当クリニックで治療を続けて来られて、
今は保定期間（メンテナンス）に入られた
S さんにお話をうかがいたいと思います。

**Sさん** よろしくお願いいたします。

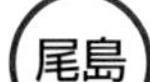


まず、私がこの場を用意させていただいた理由を説明しますと、
大人の方は歯列矯正治療をしたほうがいいってわかっていても
**「私はもう矯正治療をする年齢じゃない」って**
**あきらめている方が多いんですよ。**

**Sさん** そうでしょうね。

**尾島** 歯を削って被せて治すとか、
あとはさらに悪くなるまで待って
インプラントにするとか。
でも、S さんはご自分で当クリニック
を選んで通ってくださった。
まず、どういうきっかけで
こちらにいらしたのか、
うかがいたいと思っています。

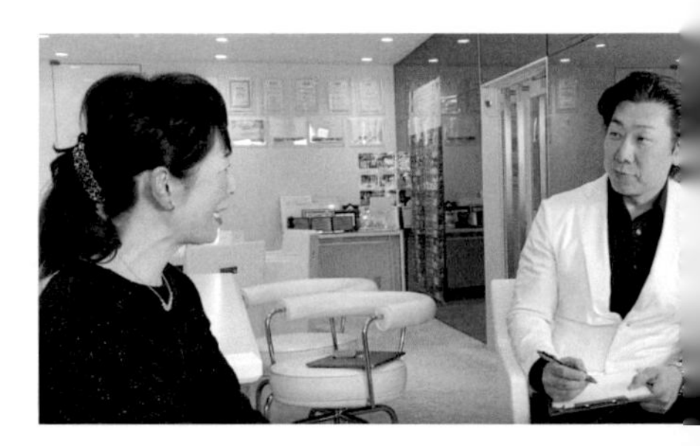

**Sさん** 歯のホワイトニングについてインターネット検索をしていたら
「画期的な歯列矯正法がある」っていう広告を見て、
さらに検索していった結果「インビザライン」を知りました。

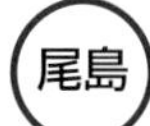


インターネットで検索ですか、すごいですね。

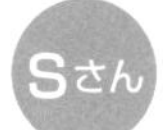


「検索命」なので（笑）。
歯列矯正治療はしたいと思っていたんです。
**誰かと話していても口元に目がいって、**
**きれいな歯並びって素敵だなっていう**
**憧れがありました。**

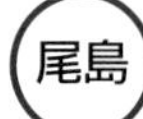


そうですよね。

## 尾島先生が「年齢を重ねた人こそ歯並びを整えることで、歯を後々まで残すことができるんです」と教えてくださったのが歯列矯正治療を始める決め手になりました

Sさん　マウスピース型矯正治療のインビザラインを知って、その中でも（インビザラインの）第一人者の先生を探そうと思って検索を続けたら、尾島先生にたどり着いたんです。

尾島　ありがとうございます。

Sさん　それで、思い切って「相談させてください」ってことで、こちらにうかがいました。

尾島　その矯正相談で私が「こんなふうにきれいな歯並びになりますよ」って話をさせていただきましたが、その時はどう思われましたか？

Sさん　最初は信じられなかったです。
私の場合、歯を抜かないと（矯正治療は）無理なんじゃないかって自分でも思うような歯並びでしたし。
でも、先生が **「年齢を重ねた人こそ歯並びを整えることで、歯を後々まで残すことができるんです」**
と教えてくださったのが決め手になりました。
私もできるだけ**自分の歯を残せたらと思っていました**ので、喜んで矯正治療をスタートすることにしました。

尾島　Sさんが治療を始める決心をした時、ご家族はどのような反応でしたか？

Sさん　娘たちは
**「口元の美しさは大事。ママこそきれいになってほしい」**
と賛成してくれました。

## 口元は、一番変えにくいですよね。
## 金額的なこともあるので迷いましたが、
## 自分のための投資、
## 活きたお金の使い方だと考えました

尾島　お嬢様たちは、むしろお母様に矯正治療してほしいと？

Sさん　そうなんです。

尾島　お母様たちは「私はいいの。娘に…」っていう
パターンが多いですけどね。

Sさん　私もそのつもりだったんですけどね。
娘たちは「歯が美しいことによるトータルな美」
といったものをわかっているんだと思います。

尾島　素晴らしいお嬢様たちですね。
今はお二人とも、当クリニックで頑張って治療しておられます。

Sさん　はい。ありがとうございます。

尾島　大人の女性はむしろ、**子育てが終わったタイミングで
自分のことを考えてもいいんじゃないかと思います。**
ずっと歯並びで悩んでいて、歯列矯正治療をしたかった方とか。

Sさん　そうですよね。
年齢を重ねるほどに、きれいになる努力をできる
範囲でしたらいいかなと思います。
**ただ口元って、一番変えにくいですよね。
口元を変えるには思い切ってやらないと
いけない。**金額的なこともあるので迷って
しまうと思うんですけど。でも、化粧品や美容院、
エステにいくらお金を使っているのか考えたら
決して高くはない。**自分のための投資、
活きたお金の使い方だと考えました。**

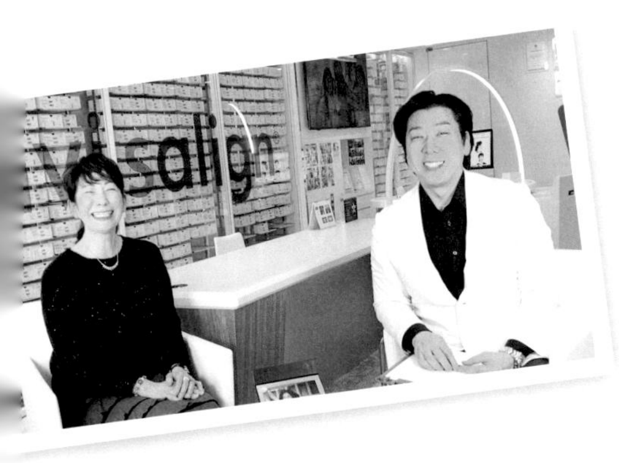

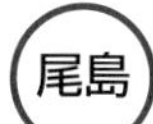

なるほど。そのように考える力も大事ですよね。

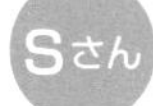

**インビザライン矯正治療は近未来の医療って感じ**で、大した負担もないですし、しかも1～2年程度できれいになれると思えば、**女性は頑張れると思います。** 私のような年代の方でも叶えられる美しさ、プラス、最後まで自分の歯でお食事ができるっていう、その2つのポイントで私は歯列矯正治療をおすすめします。

## 映画に出ている女優さんの口元を眺めながら「私もあんなふうなんだ」って嬉しく思っています

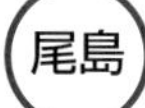

そうですね。
**健康と美容という観点**ですね。

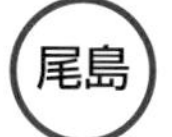

歯並びがきれいになって、何が変わりましたか？

Sさん なんだか、嬉しいの（笑）。

尾島 嬉しい？

Sさん 憧れていた美しい口元に、
私も今、そうなったんだと思えるので。

尾島 それ、一番重要ですよね。

Sさん 私は映画が好きでよく観ますが、海外の女優さんはみんな、歯並びがきれいですよね。今は、映画に出ている女優さんの口元を眺めながら「私もあんなふうなんだ」って嬉しく思っています。

尾島 **美しい歯並びには「3つのいいこと」がある**と思います。
1つ目は、Sさんがおっしゃっているように「自分が嬉しい」っていう気持ち、**心身の「心」の部分**ですね。
2つ目が **「機能性」** で、歯をみがく時やものをかむ時の能力が高くなる。歯みがきもしやすいからお掃除もしやすい、食事をする時に噛みやすいし食べやすい。そして3つ目は **「予防」** なんです。

Sさん 最大の予防だとすでに感じていますよ。

尾島 あ、本当ですか？

Sさん 私の周囲には60歳前後から歯科クリニックで大きな治療をした方が何人もいらしたんです。なんとか問題のない状態まで治療されているわけですが、それでも歯並びに問題があったらむし歯になりやすかったり、歯が早く抜けたりすると思うので。

尾島 治療をしているけど、結局どんどん悪い方向にいってしまう方が多いんですよ。

Sさん そうでしょうね。

## 歯並びが美しくなったのと同時に 今後、何十年かの歯の健康を 保証してもらったと思っています

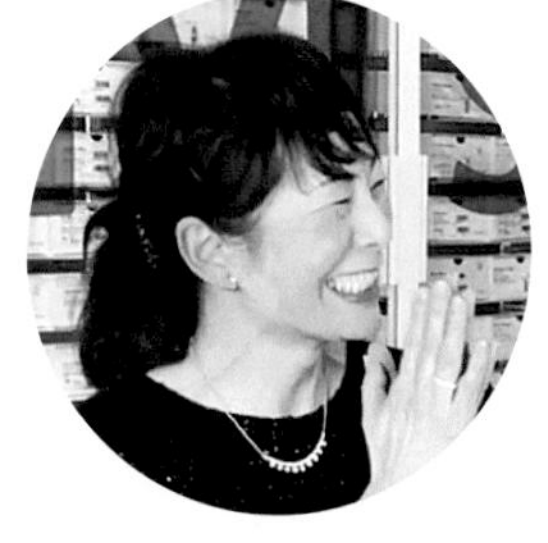

尾島 **正しい歯並び、歯の位置があれば、そう簡単に悪いことは起きないです。**
何か問題が起きたとしても、そのあとの治療がすごくシンプルなんですね。

Sさん やっぱり、そうなんですね。

尾島 治療をする前と治療した後で、歯みがきの大変さは違いますか？

Sさん 違いますね。治療前はきれいにみがけてなかったと思います。
歯並びの悪いところはみがきにくかったし、みがき残しもありました。

尾島 歯石もたまりやすかったでしょうね。

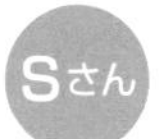


こんなにきれいな歯並びにしていただいたので、
この状態を保ちたいですし、歯みがきもていねいにします。

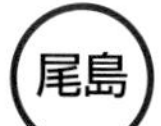


ありがとうございます。嬉しいですね。

Sさん

歯並びがきれいになったことはもちろんですけど、
私は根本的な治療をしていただいたんだなと考えています。
**歯列矯正治療をすることで、歯の健康に関するすべてを見直すことができました。**
**今後、何十年かの健康を保証されたと思っています。**
歯の健康に真剣に向き合うと、この価値がわかると思いますので、
ぜひ皆さんにおすすめしたいです。

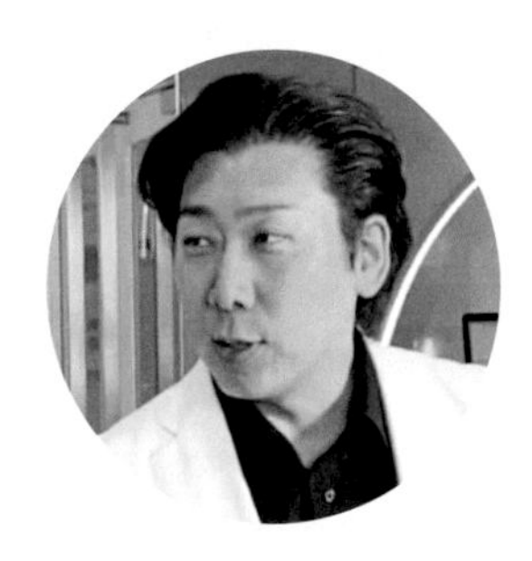

**正しい歯並びであれば、**
**簡単に悪いことは起きないです。**
**問題が起きたとしても、**
**そのあとの治療が**
**すごくシンプルなんですね**

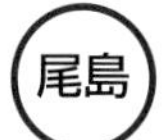


大変勉強になるお話を聞かせていただいて、
ありがとうございました。

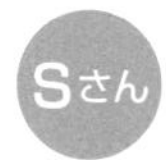


おばあさんになっても、90歳になっても（笑）、
よろしくお願いします。

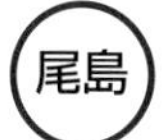


はい。
いつまでも健康で、お美しいSさんでいらしてください。

# Interview-02

QRコードを読み込むと、
このインタビューが
動画でご覧いただけます

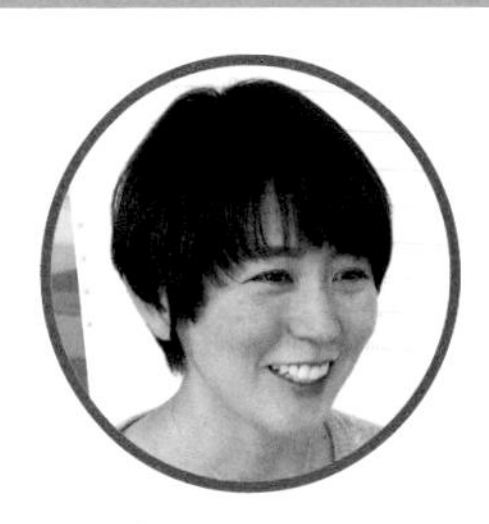

▶Uさん
[30代]

## Q 歯列矯正治療をする前に悩んでいたことは？

A

幼少期、八重歯を治すために永久歯を1本抜いていたんです。子供の頃は問題がなかったんですが、成長するにつれ、永久歯がない側の方へ歯がどんどん傾いていってしまったので、それが気になっていました。
通っていた歯科クリニックで矯正歯科専門の先生に診ていただいたら「歯列矯正するには歯を3本抜かなければいけない」と言われてしまい、「そんなに私の歯並びは悪いのか」「他のクリニックではどんな見解が得られるのかな」と思い、矯正歯科クリニックをまわって意見を聞くということを始めました。

## Q 歯列矯正治療をしようと思ったきっかけは？

A

30歳を過ぎた頃から顎関節症になってしまうなど、少しずつ身体の不調や変化が表れていて、それらすべてがかみあわせや歯並びに起因するものではないにしても、歯列矯正治療を考えるようになりました。

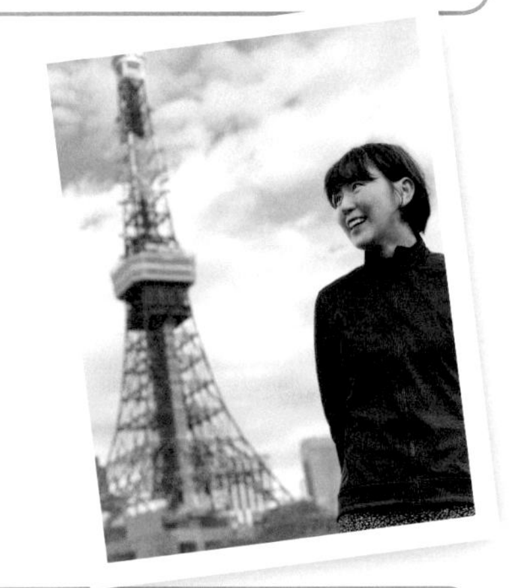

## Q インビザライン矯正治療を知ったきっかけは？

A

私の場合、25歳頃から金属アレルギーの症状が出始めていて、矯正歯科クリニックを探す前に皮膚科でパッチテストをしてもらったところ、かなり症状が重いことがわかりました。当時はワイヤー矯正治療をはじめ、金属を使う歯列矯正治療が圧倒的に多かったので、金属を使わない矯正治療法を探していたら「インビザライン」を知りました。

## 幼少期に選択した治療方針を
## ずっと気にしていた両親が
## 美しくなった歯並びを
## とても喜んでくれているので
## 私も歯列矯正治療を決心して
## よかったと思っています

### Q 当クリニックを初めて訪れたときの印象は？

A

院内に飾ってある**尾島先生の写真は、スマイルがとてもきれいで（笑）、**先生やスタッフの皆さん自身もインビザラインで歯列矯正治療をしていらっしゃるとうかがったので、私たち、**患者側の気持ちもわかっていただけるクリニック**なのかなと強く印象を受けました。

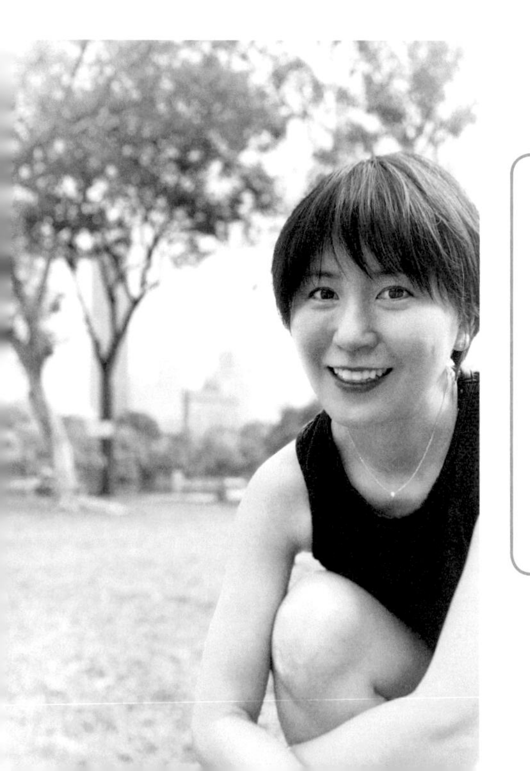

### Q 歯が動いていると実感したのは？

A

1か月程度で、歯全体を締めつけている感覚から「この場所が動いてきてるのかな？」という部分的なものに変わっていくように感じました。**いただいたアライナーを眺めるだけでも、自分の歯が変化していく先（未来）の形が見えてくるので楽しくて…。**かといって、自分で歯が動いているという実感があるわけはないんですが、アライナーを眺めてモチベーションをアップさせるのが楽しかったです。

## Q 歯列矯正治療を終えての感想は？

A

まさか、こんなにきれいに仕上がるとは思っていませんでした。
私が矯正治療を始めた当時は**「インビザライン矯正治療はワイヤー矯正治療に比べて完成度が劣る」とホームページに書いている矯正歯科医院の方が多くて、**私もそれを信じ込んでインビザラインはクオリティが落ちるのではないか、と心配していましたが、実際には、今、私の歯を見ていただけばわかるように、そんなことはありませんでした。むしろインビザライン矯正治療のほうが微調整していただけるので、**ワイヤー矯正治療よりもきれいに仕上がったのではないかと実感しています。**

## Q 歯列矯正治療をしてよかったことは？

A

まず、**歯がみがきやすくなったことを実感しています。**
歯みがきってこんなに簡単にできるものなんだ、**ただ上下に歯ブラシを動かすだけで自分の歯がみがけるんだって歯みがきが楽しくなりました。**治療前は自分の歯並びに合わせて、いろいろな角度に歯ブラシを動かさなければいけなかったんですが、それが当たり前だったので。当時を振り返ると大変だったなと思います。
それから以前は口の中をかんでしまうことが多く、それが当たり前になっていたんですが、今ではかまなくなりました。
口の中をかんだあとに酸っぱいものを食べると痛いので（笑）、それがなくて快適です。

## Q 市民ランナーとして国内外のレースやイベント等でも活躍されていますが、治療中の影響はあった？

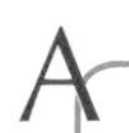

マラソンに限らず、スポーツの試合やレースの際は少しの違和感がパフォーマンスに大きく影響してしまいます。その点で**インビザライン矯正治療は痛みが少ないため、「矯正治療をしている」というストレスを感じることなく、レースやトレーニングに集中することができました。**

## Q 周囲の人の反応は？

A

**一番驚いているのは両親ですね。**
八重歯を治すために永久歯を抜いたのに、それが歯並びを悪くする結果になってしまったことを両親はずっと気にしていたようで「歯並びがきれいになって本当によかった」と言ってくれます。自分では鏡を見る時にしか実感できませんが、**近くにいる家族や友人は、私と一緒にいる時は（歯並びを）見ているわけで、彼らがとても喜んでくれている**ので私もやって良かったと思っています。

## Q 尾島先生の印象は？

A

いつもパワフルで元気で、初めてお会いした時はそのパワーに圧倒される感じでした（笑）。
私がこちらのクリニックを選んだ理由のひとつは、カウンセリングの段階で尾島先生が**「ここで治療をしたら、あなたにとってこのようなメリットがあります」**とおっしゃってくださったことなんです。そんなふうに**メリットを提示してくれる先生は、他ではいらっしゃらなかったので。**
先生ご自身も海外に行かれて講演するなど活躍されていますし、安心しておまかせできる方だと思います。

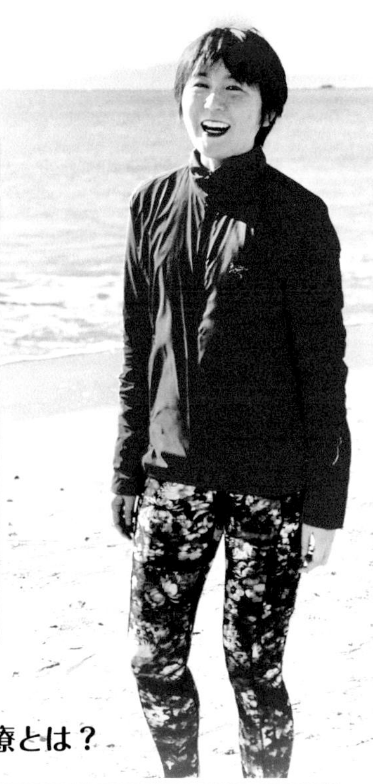

## Q あなたにとって歯列矯正治療とは？

A

私は最初、歯列矯正治療を積極的にしたいとは思ってなかったんです。でも実際に治療をしてみると、**歯並びもエチケットのひとつ**だと感じました。歯をきれいにすることで、自信を持って周囲の方と話ができるきっかけになると思います。

# Interview-03

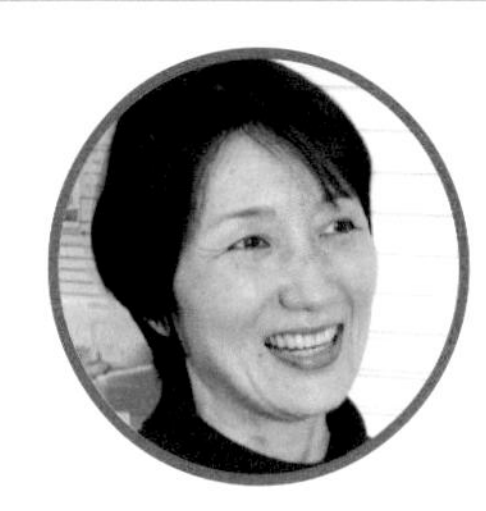

▶Aさん
[40代]

## 以前は「恥ずかしい」と思っていた笑顔をほめてもらえるように…私にとって歯列矯正治療は『笑顔で踊るための源』です

### Q 歯列矯正治療をする前に悩んでいたことは？

A 写真を撮られるのが嫌で、皆で撮る時はなるべく写らないように後ろに隠れる感じでした。笑うと歯並びの悪さが気になってしまうので、手で口を抑えたり…。
**笑顔が作れないのが悩み**でした。

### Q 見た目以外で、歯並びの悩みは？

A 子供の頃から虫歯が多かったですね。歯並びが悪いので歯と歯の隙間に食べかすが溜まってしまい、どうしてもそこから虫歯になってしまう。子供の頃からずっと歯科クリニックには通っていて、ほとんどの歯が虫歯になってしまったという感じです。

### Q 歯列矯正治療をしようと思ったきっかけは？

A 趣味で**『よさこい（踊り）』**を始めたんです。
チームに参加しているんですが、踊っていると沿道でカメラマンやよさこいファンの方が写真やビデオをたくさん撮ってくれるんです。そして、それがSNSやYouTubeにアップロードされて。
踊りでは笑顔でなければいけなので、大きな口を開けて笑顔を作るんですけど、自分の歯並びを写真に撮られるのは嫌だ、恥ずかしいと思ってしまって…。
**よさこいを続けるなら、撮られても恥ずかしくない笑顔で踊りたい**と思ったのがきっかけです。

## Q 当クリニックを最初に訪れたときの印象は？

A

ハイテクで驚きました。パソコンを扱ってるショップ？
みたいな（笑）。
近未来のようで、印象としては新鮮でしたね。
こんなにきれいなところで治療ができるんだ、**最新の医療を受けられそう、というワクワク感**がありました。

## Q 初めてアライナーを装着したときの感想は？

A

正直、最初は辛くて…、アライナーを装着するのも外すのも苦痛でした。そのぐらい私の歯並びがひどすぎたので、
装着するときはギュ～ギュ～ッって感じで、外すときも
引っかかってなかなか取れない～って（笑）。
装着するのに痛くて、そこは辛かったです。
私の場合、**最初の３か月くらいは嫌**でしたね。
食事のたびに、また外すのかって。

## Q アライナーを 20 時間以上装着するために工夫したことは？

A

食事の時以外はずっと装着していたので、それまで間食をしていたんですが、**おやつを食べるのをやめました（笑）。**
生活習慣が変わりました。

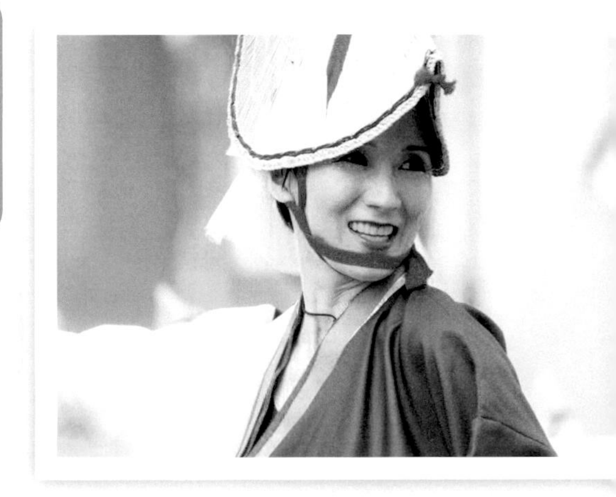

## Q 歯が動いていると実感したのは？

A

上の前歯２本はすぐに動いたんです。
私の場合、サイドの歯が前に出ていて、中心（前歯）２本だけが後ろに下がっていたので、それが**正しい位置に移動したことが見た目にもわかって、「もう歯が動いた！」**と驚きました。

## Q 歯列矯正治療を終えての感想は？

A

周囲の方たちから**「きれいになったね」と言われるようになったこと**と、踊っている写真を撮っていただいて「見られる顔になったなぁ」と自分でも感じられることが、とても嬉しいです。
今では大きな口を開けて笑えるようになりました。
それから、**羊羹を食べると以前はガタガタの歯型がついたのに、きれいなＵの字になっているのを見た時に感動**しました！

## Q 歯列矯正治療をもっと早くやっておけば良かった？

A

もっと早い段階だと、私の場合はワイヤー矯正治療がメインの時代ですから、治療も辛そうだし、見た目も格好悪いし…。
今のタイミングで、インビザラインという新しい最先端のシステムで治療していただけたのは最終的に良かったと思っています。

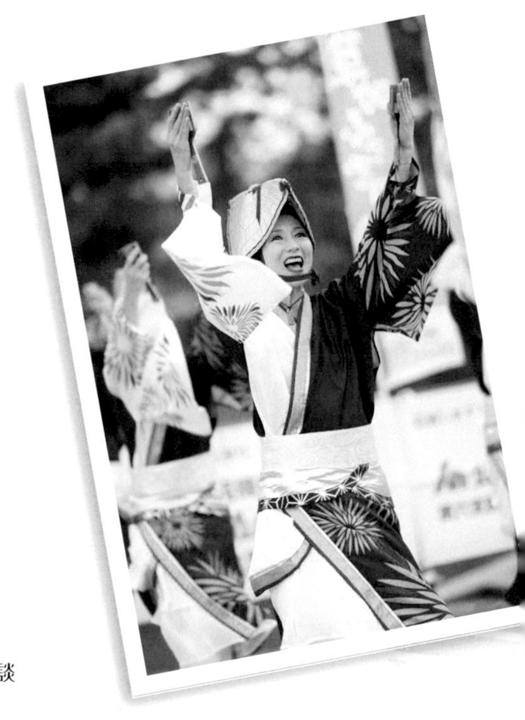

**Q** 尾島先生の印象は？

**A** ひと言でいうと『**尾島マジック**』というか（笑）。すごく魅力がある方ですね。最初にお話した時に、この先生が治療してくださるなら間違いがないと第一印象でこちらに決めました。
**プラスのオーラが出ている感じ**があります。

**Q** インビザライン矯正治療の良かった点は？

**A** 最初のうちは装着が大変だったんですが、
**歯も動いてスムーズに装着できるようになってからはストレスもなくなりました。**
外食も気にすることなく、突然のお誘いに焦ることもなく、友人との食事も楽しめました。

## 歯列矯正治療は「やりたい」と思ったときに始めるのがいいですね「今さら…」とあきらめず、何歳になっても遅くはないって思います

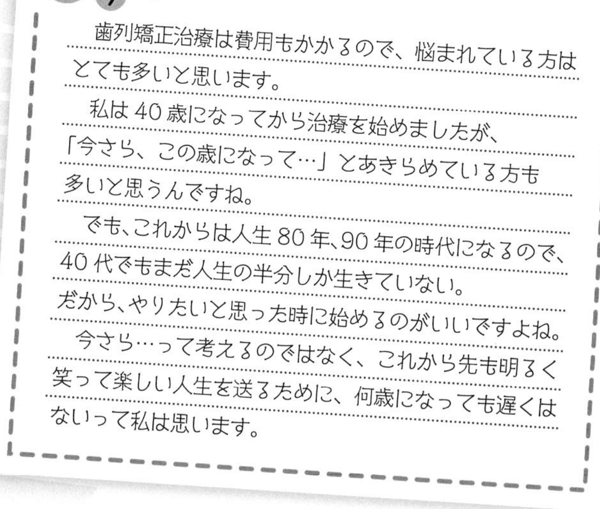

# Interview-04

QRコードを読み込むと、このインタビューが動画でご覧いただけます

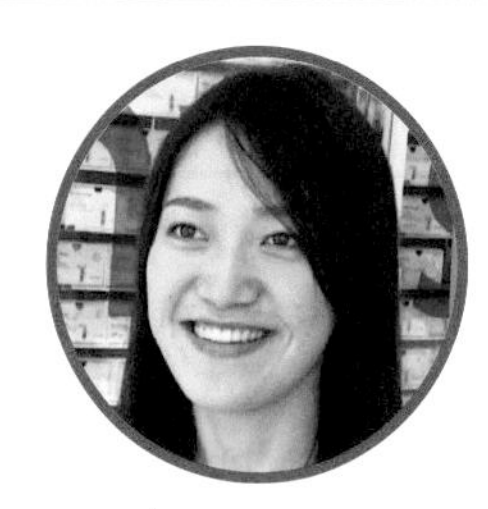

▶Yさん
[10代]

## 歯列矯正治療をするか、しないか迷っている友人には自信を持ってインビザライン矯正治療を勧めています

**Q 歯列矯正治療をする前に悩んでいたことは？**

A 前歯の隙間が目立つと感じていたこと、下の歯の隙間に食べ物が詰まりやすいことが気になって、歯列矯正治療を始めようと思いました。

**Q 歯列矯正治療をしようと思ったきっかけは？**

A 学生なので写真をよく撮るんですが、歯並びの良い人と並ぶと自分の前歯の隙間が目立つと気になっていて、その頃、親から歯列矯正治療をすすめられたこともあり、決心しました。

**Q インビザライン矯正治療を知ったきっかけは？**

A ワイヤー矯正治療は目立つので、見た目を重視した矯正法が良いと親からアドバイスされ、見た目が気にならない裏側矯正治療とマウスピース型矯正治療の二択で探していました。

**Q 矯正相談を受けたときの感想は？**

A マウスピース（アライナー）の実物を見せてもらったり、どのようにマウスピースで歯を動かしていくのか、わかりやすく説明してもらったりしたので、**一年後には自分の歯がこんなふうにきれいになっているんだとイメージができました。** 矯正相談に来てよかったなと思いました。

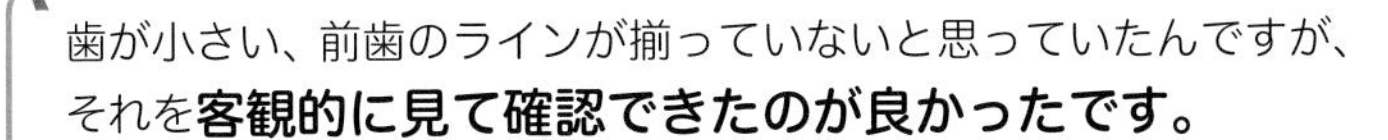

### Q 矯正相談で自分の歯並びを見た感想は？

A

歯が小さい、前歯のラインが揃っていないと思っていたんですが、それを**客観的に見て確認できたのが良かったです。**

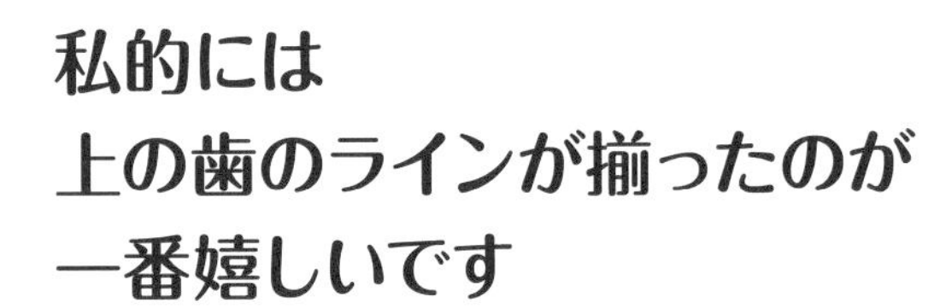

## 私的には 上の歯のラインが揃ったのが 一番嬉しいです

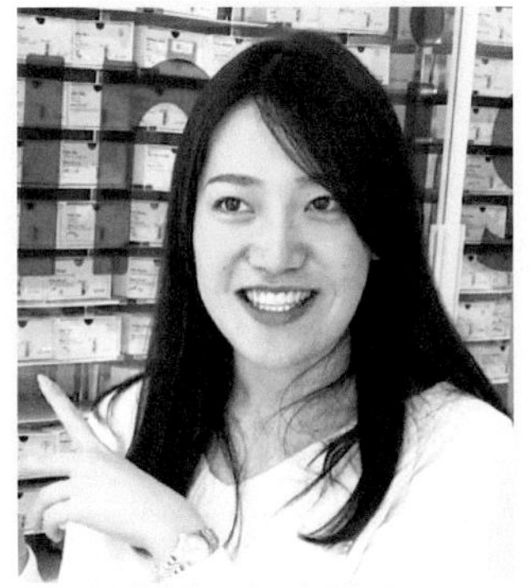

### Q 初めてアライナーを装着したときの感想は？

A

装着した最初の日は痛くて、話しづらかったです。その日だけは食事も柔らかいものを食べましたが、２日目の朝からは痛みもだいぶ治まってきたので少し柔らかめの食事で、３日目には普通の食事に戻せました。そんなに痛みが強かったという印象はなかったです。

### Q アライナーを20時間装着するために工夫したことは？

A

**夕食を外に食べに行く日は、朝食と昼食の食事時間を短くして、**夕食ではアライナーを外す時間が長くても良いように工夫していました。

### Q 歯が動いていると実感したのは？

A

**３ヶ月経った頃から歯がきれいに並んできて、**周囲の友人から「きれいになったね」と言われて、自分でも実感しました。

# 歯列矯正治療は
# 今後の人生を笑顔で過ごすための準備期間——
# 治療を苦しいものと感じたことはありません

### Q 歯列矯正治療を終えての感想は？

A

私のように見た目を気にする年代の人でも、
インビザライン矯正治療は気軽に始められると思います。
私は水泳をやっているんですが、**泳いでいるときもアライナーを装着したまま練習したり、大会に出たりも可能だったので、矯正治療をしていて苦だと思ったことはまったくなかったです。**
仕上がりについてもとても満足しています。
上の歯のラインが揃ったのが、私的には一番うれしいです。

### Q 周囲の人の反応は？

A

治療中、友人と食事にいくと「矯正していたの？」と驚かれることが多かったんですが（アライナーの装着に気づいていなくて）、その分、**みんな私の歯を見てくれて「こんなにきれいになっていたんだね」と言ってくれる**ので、とても嬉しかったです。

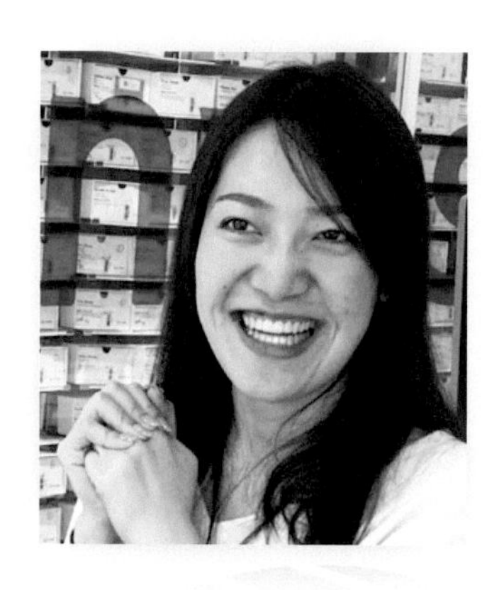

### Q もっと早くに矯正治療を始めればよかった？

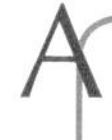

そうですね。
でも学生のうちに終わらせるのを目標にしていたので、一年前から始めても充分に間に合ってよかったなと思っています。

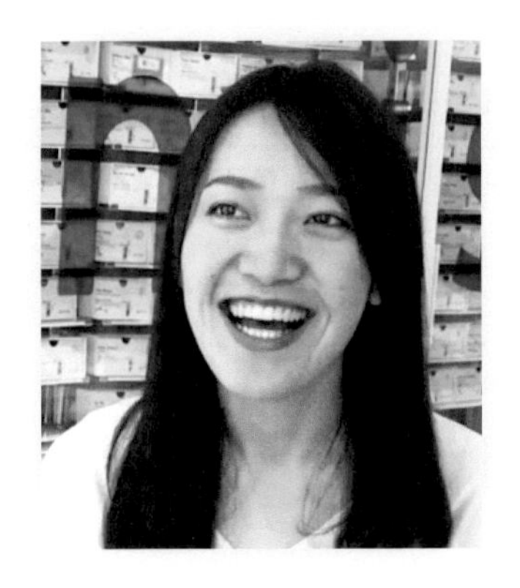

## Q 歯列矯正治療を勧めるとしたら？

A

インビザライン矯正治療を友人にたくさん紹介しています。矯正治療をするか、しないかで迷っている友人は多いです。
「ワイヤー矯正治療だと目立つし…」と悩んでいる人には、**「私はマウスピース型の矯正治療をしているよ」と自分の歯を見せて、私たちの年代にぴったりの矯正法だと勧めています。**

# 見た目を気にする私のような年代の人にインビザライン矯正治療はぴったりです

## Q 尾島先生の印象は？

A

私の来院時に尾島先生がいると顔を出してくれて、歯を見せると「きれいになったね〜」とほめてくれるので、こちらまで笑顔になりました。
**患者のやる気を引き出してくれる先生**だなと思っています。

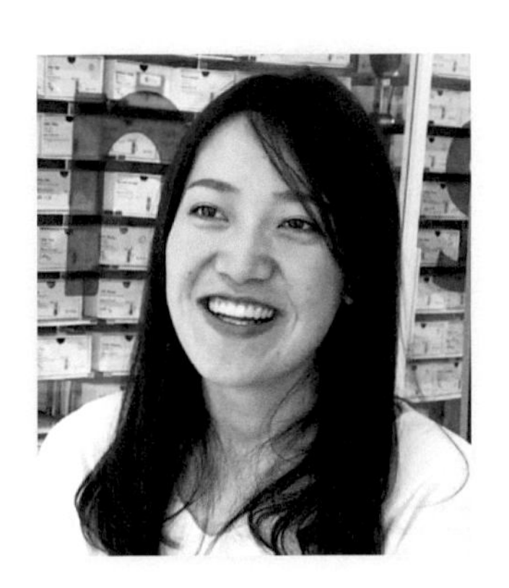

## Q あなたにとって歯列矯正治療とは？

A

**これから先の長い人生を笑顔で過ごすための準備期間**だったと思います。

# Interview-05

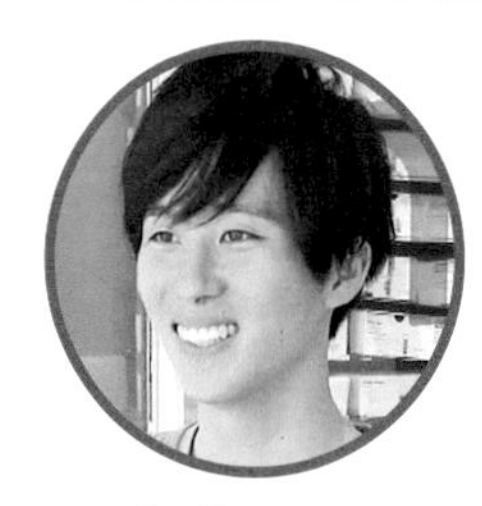

## 人に気づかれずに治療できること、食事制限をされない、修正が何回でもきく…この3つがインビザライン矯正治療の優れた点だと思います

▶ S さん
[20 代]

### Q 歯列矯正治療をする前に悩んでいたことは？

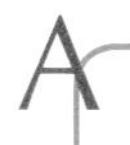

前歯が出ていたので、笑う時や写真を撮る時に気になっていました。

### Q 歯列矯正治療をしようと思ったきっかけは？

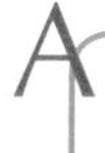

見た目についての悩みはずっとあったんですが、ワイヤー矯正治療をするのは嫌だったので歯列矯正治療は考えていませんでした。でも、親の友人が本郷さくら矯正歯科で治療を受けていて「とても良い」と聞き、自分も始めてみようと思いました。

### Q 最初に矯正相談を受けたときの感想は？

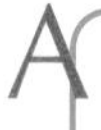

歯列矯正治療といえばワイヤー矯正治療しか知らなかったので、マウスピースで矯正治療ができるというのが新鮮でした。
最先端の技術ですし、ぜひ試したいという気持ちになりました。

### Q 初めてアライナーを装着したときの感想は？

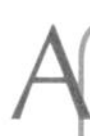

最初から今まで、特に痛みや違和感もなく、日常生活に支障なく治療が続けられているので、とてもよいです。

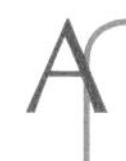

## アライナーを20時間以上装着するために工夫したことは？

A

**付随効果を意識しながら**頑張ろうと思っていました。
20時間となると、基本的に食事以外では装着しなくてはいけないので、**間食や甘い飲み物を我慢して「これは健康にもいいんじゃないか」と自分に言い聞かせて（笑）**やっていました。

# 見た目の仕上がりについては
# 自分のこだわりを先生にしっかりと
# 伝えることができました

## Q 歯列矯正治療を終えての感想は？

A

インビザライン矯正治療を選んでとても良かったと思うのは、**手直しが何度もできることです。**治療をしていく途中で、先生に「どのような仕上がりにしたいか」と希望を聞かれ、かみあわせなどについては先生にアドバイスをいただいたんですが、**見た目については自分のこだわりをしっかり伝えることができました。**人それぞれに合った治療をしてもらえるのかなと思います。仕上がりについても、すごく満足しています。

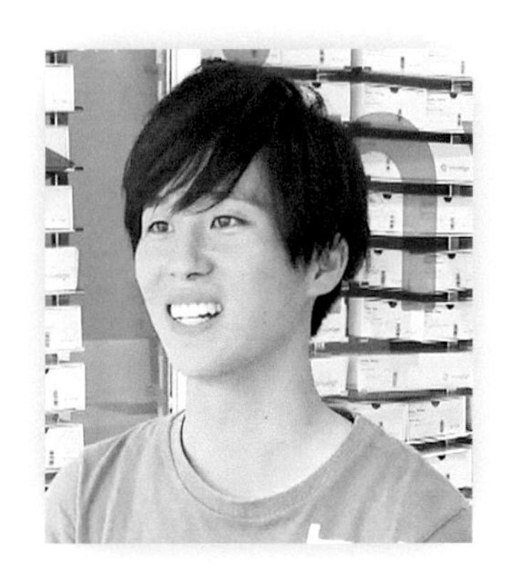

## Q 周囲の人や家族の反応は？

A

周囲の方は、僕が歯列矯正治療していると気づかなかったようです。初対面の方には「歯がきれいだね」と言われますし、**歯並びが良くなったおかげで「以前よりも輝いて見える」とか（笑）、高評価をいただいているので、**やってよかったなと思います。家族はワイヤー矯正で治療していて、僕だけがインビザラインで治療をしているので、とてもうらやましがっていました。

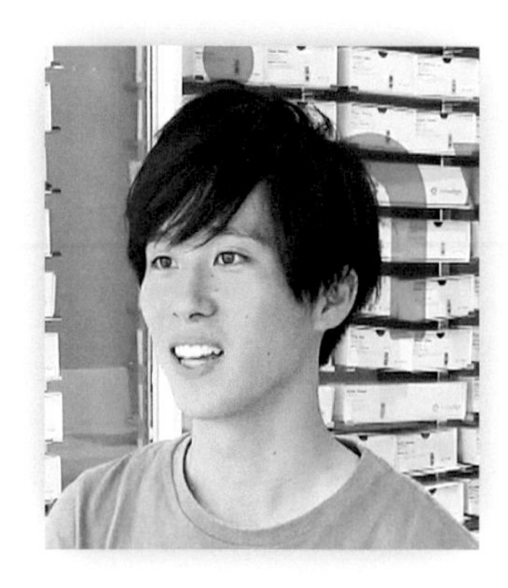

## Q 歯列が整ったことでの変化はある？

A **歯の健康を意識し、歯を大切にしようと思うようになりました。**治療前は朝晩しか歯みがきをしていなかったんですが、今は毎日、朝昼晩の３回は歯みがきをしています。

# インビザライン矯正治療の普及に尽力している尾島先生を人間的にも尊敬しています

## Q 歯並びで悩んでいる人に歯列矯正治療を勧めるとしたら？

A インビザライン矯正治療、一択ですね。
実際に歯列矯正しようか悩んでいる人にはインビザラインを勧めています。理由としてはまず、**人に気づかれずに治療できること。他人には見えないところで努力して、自分の目指す歯並びにしていけます。**それから、**食事制限をされない、修正が何回でもきく、**この３点がインビザライン矯正治療の優れた点だと思います。

## Q 尾島先生の印象は？

A とてもエネルギッシュな方で、こちらに通院する度に元気をもらっています。**海外から最先端の技術や情報を取り入れ、日本でのインビザライン矯正治療の普及に尽力している姿を見て、人間的にも尊敬しています。**これからも引き続き通院して、一緒に治療させてもらいたいと思っています。

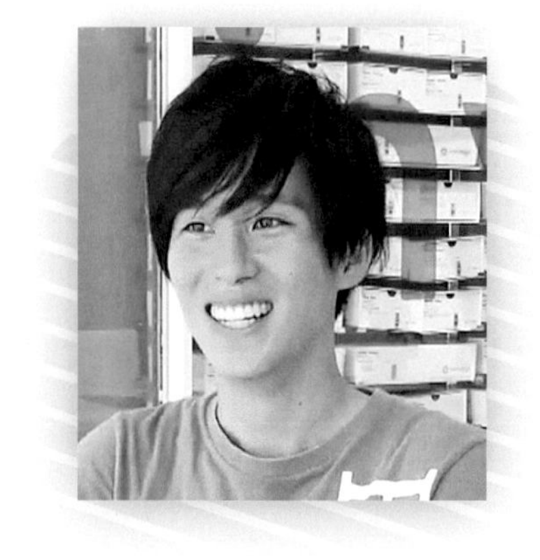

## Q 当クリニックのスタッフやサポートについての感想は？

A

最初は東京で治療をしていましたが、就職してからは地方に行くことになり、でも距離が遠くなってもていねいに対応してくださったので、これからもずっとお付き合いしていただきたいと思っています。インビザライン矯正治療が日本でも一般に普及したら、**歯科クリニック選びでは治療技術やスタッフの対応が差別化のポイントになる**と思いますが、そういう状況になったとしても**僕は本郷さくら矯正歯科を選びたいと思います。**

## Q あなたにとって歯列矯正治療とは？

A

**自分に自信を持たせてくれたもの**だと思います。歯並びがきれいになったことで、笑顔も自然体で作れるようになりました。それから、治療を始めたことで**歯を大切にしようと思うようになりました。**歯並びが変わるだけで食事中のかみ方や肩こりなど、健康に関するいろんなことが全部つながってくるので、**歯は身体にとって大切なものだと理解できました。**

## Q 当クリニックで治療して嬉しかったことは？

A

誕生日を覚えていてくれて一緒に写真を撮ってくれたり、ハロウィンではお菓子をくれたり、プチイベントが嬉しかったです。

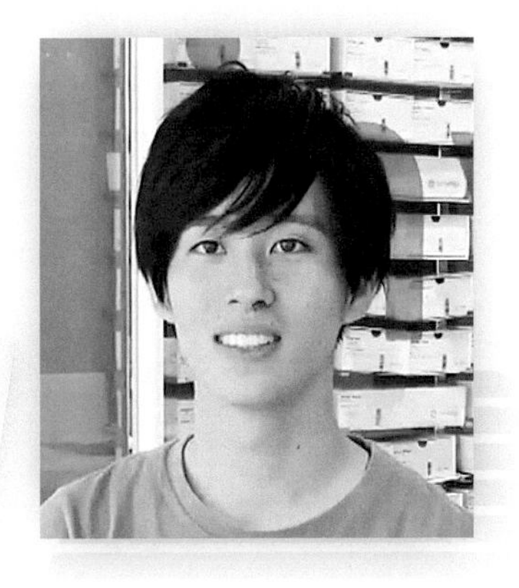

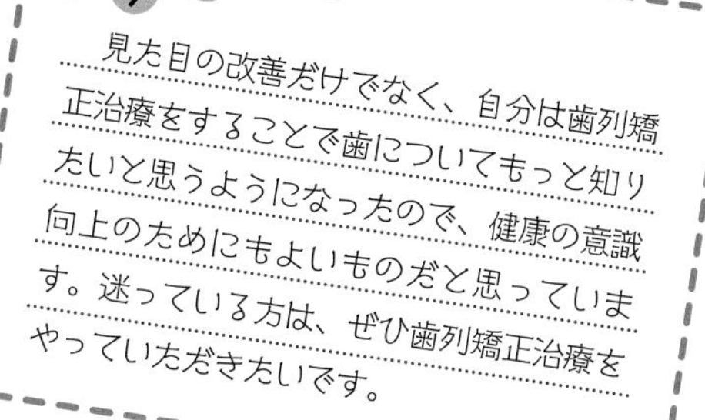

# Interview-06

QRコードを読み込むと、
このインタビューが
動画でご覧いただけます

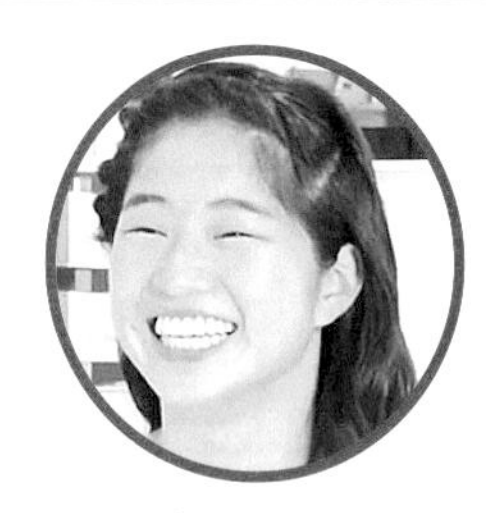

## 中学校の友だちにも歯列矯正治療をしていると気がつかれなかったし、気がつかれても明るく肯定できました

▶ Bさん
[10代]

**Q 歯列矯正治療をしようと思ったきっかけは？**

A

**口を大きく開けて笑いたい**なと思ったので、治療を始めることにしました。

**Q 歯列矯正治療をする前に悩んでいたことは？**

A

歯並びが悪かったので、歯みがきがしづらくむし歯になりやすかったです。八重歯が2本出ていたので、**ボールや人にぶつかったりしたときに一番始めに八重歯に当ってしまい、口の中を切ったり**しましたし、笑うと歯並びが悪いので見た目が悪く、口を閉じて笑うことが多かったです。

**Q 矯正歯科クリニックには何軒か行った？**

A

一番始めにこのクリニックに来て、それですごくいいなと思ったので、ここにしか来ていないです。**説明がていねいだったのでわかりやすかった**し、先生方、スタッフのみなさんがすごくやさしかったので、ここでいいかなぁと思いました。

**Q 初めてアライナーを装着したときの感想は？**

A

やっぱり矯正治療なので少し痛みはあったし、食事のときにアライナーを外さなければいけなかったので、ちょっと大変かなと思ったんですけれども、ワイヤー矯正治療と違って食べ物が歯に詰まらないし、みがきやすかったので、すごく助かりました。

## Q 歯が動いていると実感したのは？

A 治療を始めて**約半年**くらいです。
歯がきれいに並んでくるのは楽しかったです。

## Q 歯列矯正治療をしていると周りの人に気づかれた？

A ほとんど気づかれませんでした。
**至近距離だと「歯の矯正してるの？」と聞かれる**こともありましたが、**「うん、してるよ」と明るく答える**ことができました。

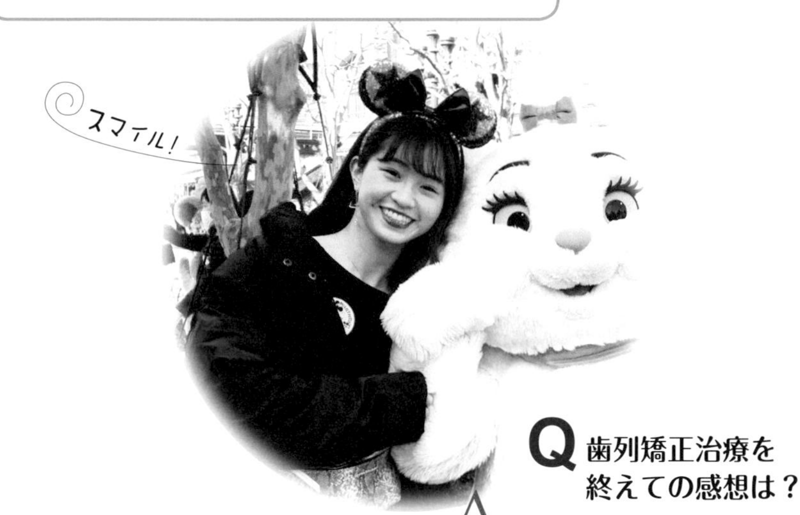


## Q 歯列矯正治療を終えての感想は？

A 口を大きく開けて笑うことができるし、みんなに**「歯並びきれいだね」と言われるとすごくうれしくなります。**
インビザラインで矯正治療ができてよかったなって思います。
今はもう、ボールが当たっても口が切れたりしません（笑）。

## Q 歯並び以外に治療をしてよかったことは？

A 歯みがきがすごくしやすいし、
食べ物もすぐとれる、
というか詰まらない感じです。

## Q あなたにとって歯列矯正治療とは？

A **笑顔への一歩**だと思います。

# Interview-07

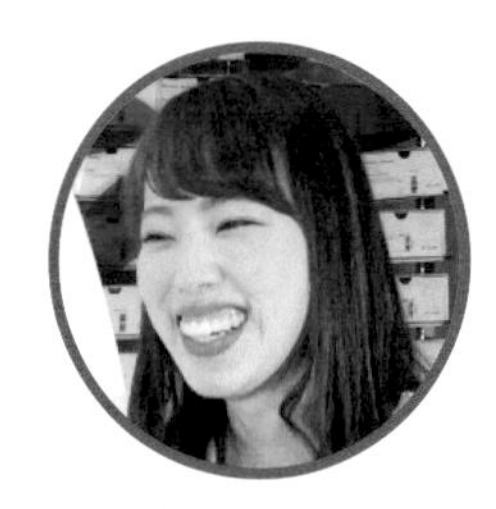

▶Y さん
[20 代]

## ワイヤー矯正治療をして痛がっていた従兄妹には「インビザライン矯正治療は痛くない」って自慢しました（笑）成人式にはきれいな歯で写真が撮れて嬉しいです

### Q 歯列矯正治療をする前に悩んでいたことは？

A

前歯が出ていて、口を閉じづらいのが気になっていました。
また前歯がかめなかった（オープンバイト）のですが、
それが普通だと思っていました。

### Q 歯列矯正治療をしようと思ったきっかけは？

A

**成人式に「きれいな歯で写真を撮りたいな」と思った**ので、歯列矯正治療をしようと決めました。
歯列矯正は昔からしたいと思っていたのですが、ワイヤー矯正治療はどうしても嫌だったので、インビザライン矯正治療を知ってからは、すぐにやりたいと思いました。

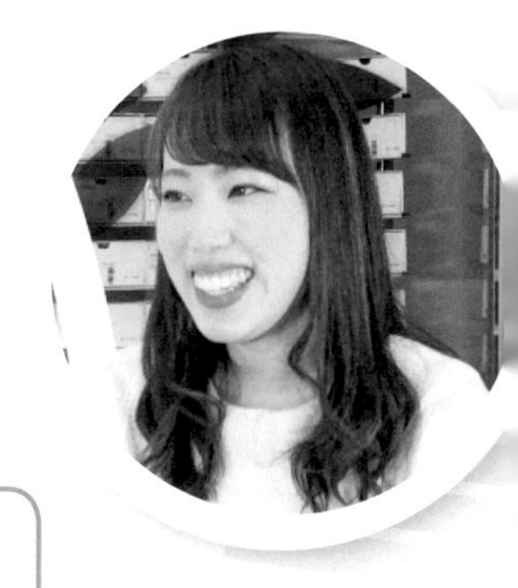

### Q 当クリニックを選んだ理由は？

A

インターネットでたくさん調べて、**圧倒的にクチコミ（評価）がよかった**ので、ここだなと思いました。
初めて来たときにはすごくていねいに説明していただいて、何の迷いもなく始めようと思いました。

## Q アライナーを20時間以上装着するために工夫したことは？

A 食後はなるべく早く歯みがきをして、すぐにアライナーをつけられるようにしたり、**歯ブラシセットを持ち歩いたり、**工夫していました。
矯正前は歯ブラシを持ち歩くことはなかったのですが、**治療を始めてからは歯みがきの回数も増えました。**

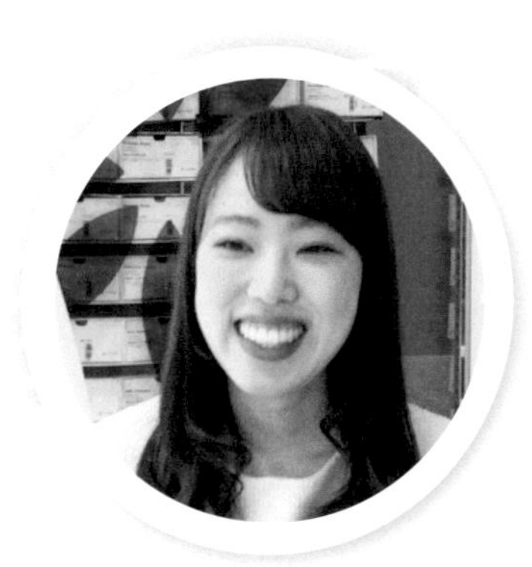

## Q 歯が動いていると実感したのは？

A **治療を始めて1カ月くらい**からです。わりとすぐに実感しました。
痛みは本当に感じなくて、だから歯が動いていることにびっくりしました。

## Q 歯列矯正治療をしていると周りの人に気づかれた？

A アタッチメントをしているときは気づかれたのですが、それ以外は誰にもまったく気づかれませんでした。

## Q 歯列矯正治療を終えての感想は？

A 今までは、口を開けた笑顔の写真は撮れなかったですし、人前でも口元を気にしていたのですが、きれいな歯並びに仕上がって、本当に人生が変わりました。
年に一度、**お正月に会う親戚には「きれいになったね」ってすごくほめられました。**私にはワイヤー矯正治療をしている従兄妹が二人いて、いつも「痛い、痛い」とずっと言っていたんですが、**「(私は) 痛くないんだよ」と言って自慢しました (笑)。**

## Q 歯列矯正治療をもっと早くすればよかった？

A もっと早く知ってればよかったなとは思います。
でも、治療をするきっかけとなった成人式には間に合いましたし、きれいにしていただいて感謝しています。

# Interview-08

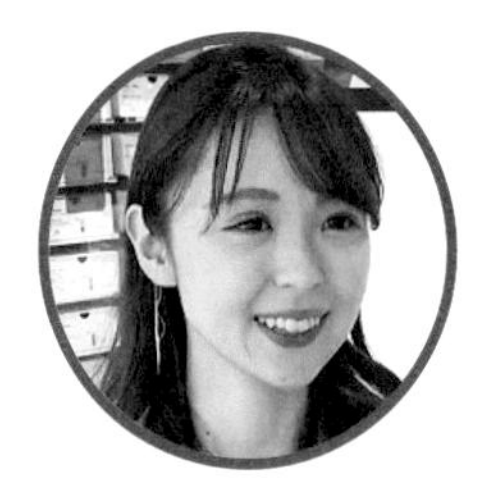

## 短期間で、しかも目立たない方法で治療ができて満足です。インビザライン矯正治療は私の夢を後押ししてくれました

▶Kさん
[20代]

### Q インビザライン矯正治療を知ったきっかけは？

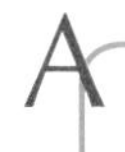

**就職活動まであと1年を切っていた時期**で、とにかく早く、見た目もきれいに歯並びを治したいと考えていて、インターネットで調べていたらマウスピースを使って早く治せる矯正法があると知りました。

### Q 歯科クリニックを選ぶときに重視していたことは？

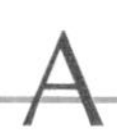

**短期間で理想の歯並びに近づけること、矯正の装置が目立たないことを重視**して、歯科クリニックを選んでいました。都内で3軒ほど訪ねてみましたが、「この歯並びは短期間では治りません」「ワイヤーを前につけるか、裏側につける矯正法でないと治りません」と言われてしまって…。でも、こちらだけは「治せます！」**「短期間で、しかも目立たない矯正法で理想の歯並びに近づけます」と自信を持って言ってくださった**ので、「ここだ！」と決めました。

### Q 歯列矯正治療をする前に悩んでいたことは？

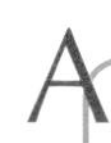

食事をしていると歯の隙間に食べ物が詰まってしまうことと、口をうまく閉じることができないと感じていて、嫌だなと思っていました。**友人と写真を撮る時も歯並びが悪いので無意識に口を閉じてしまう**ことが多くて、歯列矯正治療をしたいと思うようになりました。

**Q 矯正相談で自分の歯並びを見た感想は？**

A すごくガタガタしているなというのが正直な印象です。
でも、**自分の歯並びを立体的に見せてもらったのは初めての経験**だったので、感動したのを覚えています。

**Q 歯が動いていると実感したのは？**

A 2か月くらい経った頃、歯と歯の隙間がギュッと離れたことがあって、「あ、動いてる！」と実感できました。

**Q 初めてアライナーを装着したときの感想は？**

A 痛みをまったく感じなかったので、本当にこのアライナーを装着しただけで歯が動くのかな？って思うほどでした。
最初はもっと違和感があると想像していましたが、自分の口にフィットしていたので何の不自由もなくて、あれ私、**本当に治療しているのかなっていうくらい自然**に生活できていました。

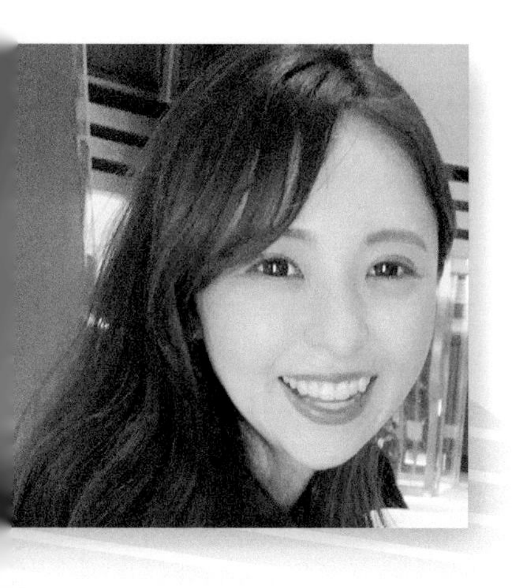

**Q 歯列矯正治療を終えての感想は？**

A まったく痛くなかったです。
周囲の人に歯列矯正をしていると話しても「え、本当に？」と言われるくらい、きれいに、すばやく治療ができたので、インビザライン矯正治療に出会えて本当によかったです。

**Q あなたにとって歯列矯正治療とは？**

A **夢を後押ししてくれたもの**だと思っています。
自分には憧れの職業があって、その**夢を実現するために歯並びをきれいにしたかった**ので。
しかも短時間で、見た目もきれいにという希望をかなえてくれたのがインビザライン矯正治療でした。

# Interview-09

QR コードを読み込むと、
このインタビューが
動画でご覧いただけます

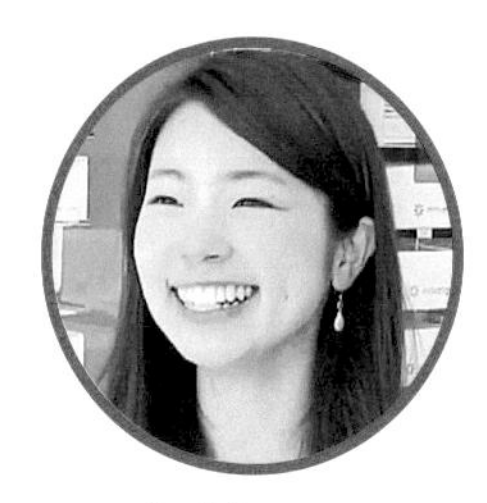

▶ Y さん
[20 代]

## Q 歯列矯正治療をする前に悩んでいたことは？

A 八重歯と前歯が内側に下がっていたのが気になっていました。八重歯が当たる部分に口内炎ができてしまって、それも嫌でした。

## Q 歯列矯正治療をしようと思ったきっかけは？

A 社会人になって歯列矯正治療を考えるようになりましたが、ワイヤー矯正治療は見た目が嫌だったので、ずっと迷っていたんです。
**インターネットでは「マウスピース型の矯正治療は八重歯や悪い歯並びを治せない」という情報が多くて、**私もそう思い込んでいました。でも、こちらでは**「この歯並びでもマウスピースで治せます」と。だったら「やるしかない！」と思いました。**

## Q 矯正相談を受けたときの感想は？

A **スタッフの皆さんが優しかったです。**
不安を抱えて来るじゃないですか、そこを親身になって説明してくださって。母親と来院したんですが、その日のうちにすぐ「ここのクリニックにしよう」と決めました。
説明を聞いて、**不安に感じていた部分をすべて取り除くことができたので、こちらでお願いしたいなと思いました。**

## Q クリンチェック・シミュレーションを見た感想は？

A すごく嬉しかったです。**こんなふうになるんだと治療が楽しみになりました。**治療中も、**スマートフォンで歯が動いていくシミュレーション動画を何度も見ました（笑）。**
「（治療段階の）今、どの辺かな？」って感じで。

## 結婚式で写真をたくさん撮ってもらいましたが家族とその写真を見ていると話題の半分は「歯列矯正治療をして良かったね」になります（笑）

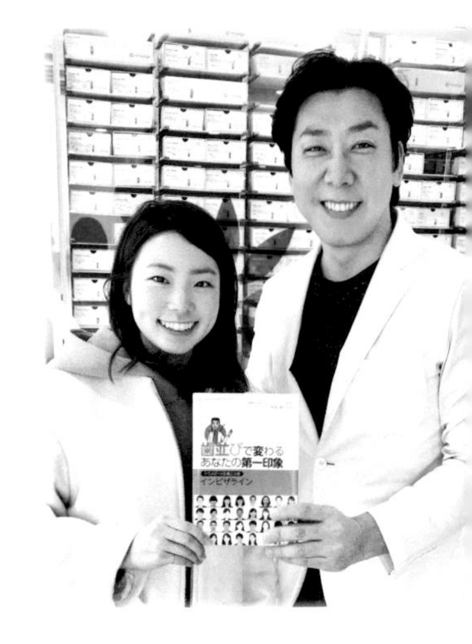


**Q 初めてアライナーを装着したときの感想は？**

A

きつい感じはありましたが、特に痛いという印象はなかったです。この程度の締めつけならば、そんなに気にならないで過ごせるという実感でした。新しいアライナーに付け替えた初日がギュッとしている感じです。
**私は接客業をしているんですが、アライナーを装着していても仕事に支障はありませんでした。**

**Q 歯列矯正治療を終えての感想は？**

A

**あっという間に生活の一部になって、終わったなという感じです。**とてもスムーズに終わったので、もっと早くに始めれば良かったと思いました。
来院時に皆さんが「予定通りに（歯が）動いています」「きちんと装着してましたね」とほめてくださるので、いつも「また頑張ろう」と思えました。

**Q 歯並びの仕上がりについては？**

A

すごく満足しています。
**「こんなに希望通りのきれいな歯並びなるんだ」と思いました。**
口内炎は全然できなくなりましたし、周囲の人から「痩せた？」と言われました。

**Q あなたにとって歯列矯正治療とは？**

A

私にとって絶対に必要な治療だったと思っています。
**何年かに1回、歯並びが気になる波が来ていたんです。**その度に調べるけれども「う〜ん」という感じだったのが、**やっとこちらのクリニックに出会えて、本当に良かったと思っています。**

# Interview-10

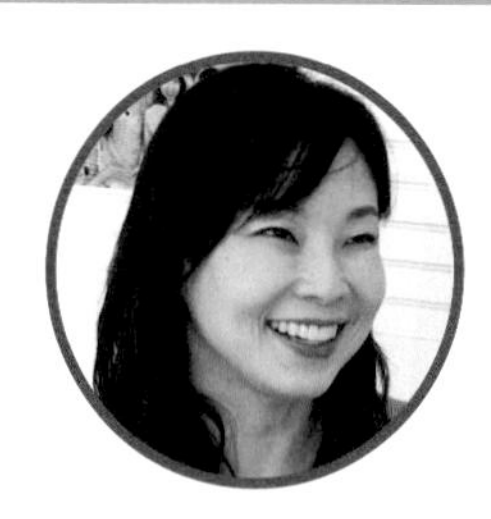

▶Tさん
[30代]

## Q 歯列矯正治療をする前に悩んでいたことは？

A 歯並びはそれほど悪くなかったんですが、1本だけ前に出ている歯があったのと、前歯が少しだけ回転していたのが気になっていました。大学生になった頃から歯並びに関する知識がついて、海外の方は完璧な歯並びの人が多いし、それが世界基準なんだと知り、私も完璧な歯並びになりたいと思って歯列矯正治療を始めました。

## Q インビザライン矯正治療を知ったきっかけは？

A インターネットでいろいろと調べていて、
**最新の技術ということで興味を持ちました。**
実は、インビザラインを扱っている別の矯正歯科クリニックにも矯正相談に行ったことがあります。

## Q 当クリニックを選んだ理由は？

A 別のクリニックでは、犬歯を抜歯しないと治療できないと言われたんです。私は顎を小さくするのは嫌だったで、こちらは**抜歯しなくてもできるということで選びました。**
最初にこちらを訪れたときは、**最新の技術が揃っている**なという印象を受けました。矯正期間が長いのが気になりましたが、**スタッフの方もインビザライン矯正治療の経験者**で、そんなに生活に支障はないということで安心しました。

## Q 歯型のスキャニングを試した感想は？

A あれはすばらしい！
粘土の歯型だと重なった部分がうまくとれないじゃないですか。そういったものが**デジタルの技術で解消できていて、すばらしいと思いました。**完璧です。

# 「ここだ」と確信できるクリニックがやっと見つかり、「こうしたい」と希望していた治療ができて、それが完璧に仕上がりました。だから、私は大満足です

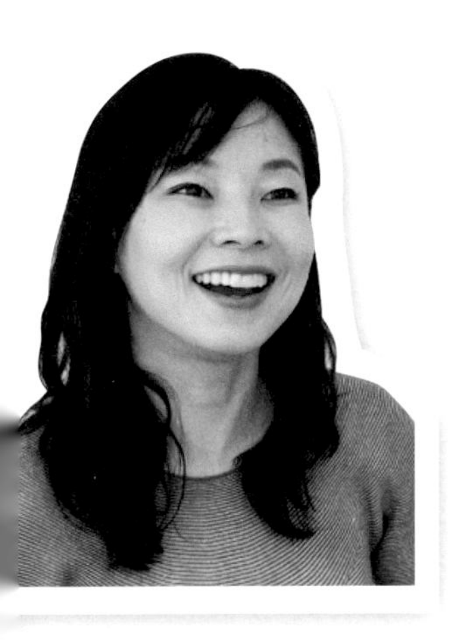

**Q 初めてアライナーを装着したときの感想は？**

A 最初は口の中がモゴモゴするというか、しゃべりづらいような感じはありました。でもすぐに慣れましたね。
**ひと月くらいで、しゃべり方のコツを覚えましたね。**

**Q 矯正治療を終えての感想は？**

A インビザラインで矯正治療をして本当によかったです。
**完璧！ これは、みんなに広めたい。**
仕上がりについても大満足です。初対面の方には「歯並びがきれいですね」とほめられるようになりました。

**Q 歯列が整ったことでの変化はある？**

A 私は笑うときに癖があって、左側の筋肉が強かったんですけれども、**左右対称に近くなった**ように感じます。
なんとなく顔つきが変わったような。それから、歯のケアについて注意を払うようになったのがいい変化ですね。
毎日デンタルフロスを使用するとか、みがき方に気をつけるとか。生活習慣も教えていただけて、すごくよかったです。

**Q 尾島先生の印象は？**

A **尾島先生、最高！**
世界的レベルの知識を持っているし、治療に対しても熱心だし、もう完璧ですね。

# Interview-11

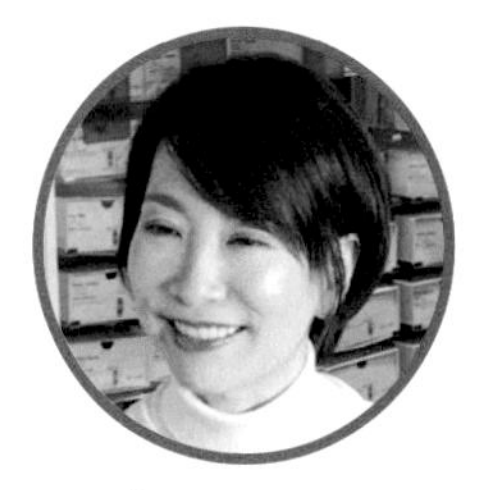

▶Y さん
[40代]

## Q 歯列矯正治療をする前に悩んでいたことは？

A 私は前歯が少し内側を向いていたので、歯を出して笑ったときに自分でも違和感があったというか、もっとまっすぐだったらいいのに…とずっと思っていました。

## Q 歯列矯正治療をしようと思ったきっかけは？

A 親知らずに虫歯ができて、歯科健診で抜いたほうがいいだろうと言われました。以前、歯列矯正をするならどこかの歯を抜いたほうがいいと言われたことがあり、どうせ親知らずを抜くのなら、これを機に歯列矯正治療を考えてもいいのかなと思いました。

## Q 当クリニックを選んだ理由は？

A ワイヤー矯正治療ではなく、**インビザライン矯正治療に特化していて、有数の症例数を誇っている**ということがありました。
やっぱり症例数が多いと技術も高いんだろうなと思って、お願いすることにしました。

## Q インビザライン矯正治療で不安に思ったことは？

A アライナーを装着するのはそんなに大変ではないと感じたのですが、治療期間が長く、年単位になると思ったので、続けていけるのかどうかが自分にとっては気がかりでした。

## Q 初めてアライナーを装着したときの感想は？

A 最初は「痛いのかな？」と思っていたのですが、**痛みは全然なかった**です。
ホールドされている感覚はありますが、**想像していたほど違和感はない**と思いました。

# 歯列矯正治療は笑顔に自信を与えてくれたもの。以前は歯を出さないように笑っていましたが今は歯を見せた笑顔のほうが素敵だと思えます

## Q 歯列矯正治療を終えての感想は？

A

アライナーの装着時間をきちんと守っていたせいか、思ったよりも治療が早く終わりましたし、**笑うことへの戸惑いもなくなり、今は歯を見せて笑うほうが自分でも素敵だなと思えるようなった**ので、とても満足しています。写真を撮るときも自信が持てますし、写真を撮ったあとには周囲の方から**「笑顔が素敵だね」と言われるようになりました。**

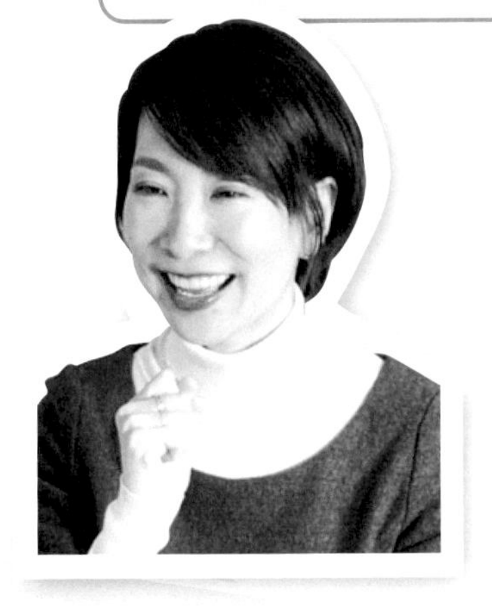

## Q 歯列が整ったことでの変化はある？

A

自分では意識していなかったのですが、先生にかみ合わせも治したほうがよいと指摘していただいて、今は**頭痛は少し減ったような気がします。**見た目だけじゃなくて、骨格への負担も含め、歯列矯正治療をしてよかったなと思っています。

## Q ワイヤー矯正治療とインビザライン矯正治療、人に勧めるとしたら？

A

絶対にインビザラインです。もちろん見た目というのは一番大きいですよね。それからワイヤー矯正治療だと装着が大変だと思うのですが、**インビザライン矯正治療は定期的なタイミングで型をとり、新しいアライナーをもらってパコッと装着するだけなので（笑）、**負担も少ないと思うんです。**周りを意識しないできれいに変わっていくことができる**し、絶対にインビザライン矯正治療がいいと思います。

# Interview-12

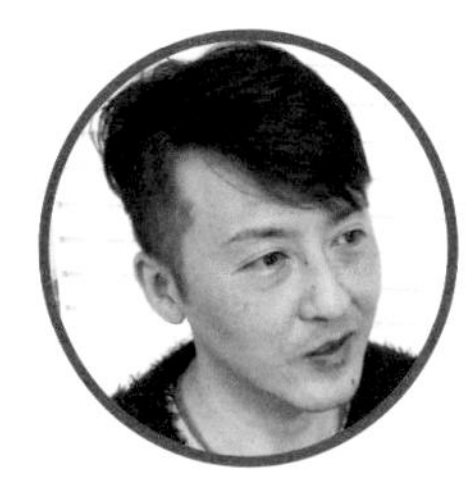

## 歯列矯正治療は自然に笑顔がつくれる最高のツールです。常に明るく、モチベーションを維持できるので仕事にも役立っていると実感しています

▶M さん
[40 代]

### Q 歯列矯正治療をする前に悩んでいたことは？

A
歯並びに対して自分なりのコンプレックスはあったんですが、歯並びそのものは悪くないと思っていました。でも、最初の矯正相談で歯の写真を撮っていただいたところ、尾島先生に「上の歯と下の歯がぶつかっているから、このままだといずれ歯が脱落しちゃうよ」と指摘されました。**自分で考えている以上にかみ合わせは悪かったんだと知り、やっぱり専門家に見てもらわなければいけないなと感じました。**

### Q 歯科クリニックを選ぶときに重視していたことは？

A
歯科クリニックを代表する院長先生がどのような治療方針を考えておられるのか、直接お聞きすること。さらに、自分の不安や疑問に対してすぐに回答をいただけることが第一条件でした。私はこちらに矯正相談をお願いする際、院長先生に話を聞きたいと無理を言ってスケジュールをあけていただきました。**尾島先生は、私の抱えている疑問やコンプレックス、不安をすべて払拭してくれました**し、先生の説明に感銘を受けたので、その場ですぐに「お願いします」となり、現在に至っています。

### Q 治療する前のインビザライン矯正治療のイメージは？

A
最初は「マウスピースで矯正治療ができるの？」と不安でしたが、尾島先生がワイヤー矯正治療との違いやマウスピース型矯正治療のメリットを具体的に説明してくださったのでイメージが変わりました。
**尾島先生ご自身がワイヤー矯正治療の経験者で、その経験に基づいた話は説得力があってよかったです。**
私は仕事柄、人前に出ることが多く、ワイヤーの装置には抵抗があったので、インビザラインは画期的なシステムだと思いました。

## Q アライナーを20時間以上装着するために工夫したことは？

A インビザライン・システムはアメリカで開発され、ドイツで発展したと尾島先生にうかがいました。**「ドイツ人は日本人と同じように時間を守る人が多く、そのために発展した。だから日本でも発展します」**と事前に説明されたので、自分も「そういうものなのかなぁ」と思って装着時間を守ることができました。それから、治療計画のシミュレーション画面で「こういうふうに動いて最終的にはこうなる」という完成形を見せていただけたのでモチベーションが上がり、頑張ろうという気持ちになりました。

## Q 尾島先生の印象は？

A 私が治療を即決できたのも、**先生の経験と新しいものを取り入れようとする意欲に圧倒されたからです。**「やってみないとわかりません」と説明をされる歯科医師は多いですが、尾島先生は「今ある歯をちゃんと維持できるようにするから大丈夫」と言ってくださるので、**絶大な信頼を寄せています。**

## Q あなたにとって歯列矯正治療とは？

A **自信をもった笑顔になれるもの。**
私はそれほど歯並びが悪いほうではなかったのですが、それでも笑うことに自信はなく、笑顔に抵抗があったんです。でも歯並びがよくなると、**鏡を見ていても自然と笑顔がこぼれてくる。**常に明るくいられて、モチベーションを高く維持していられるので、仕事にとても役立っていると思います。

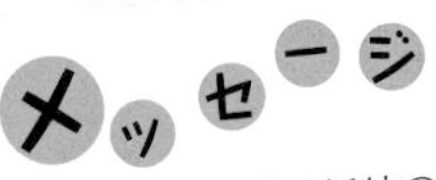


年齢などで抵抗のある方、今から始めても遅くないです。
かみ合わせの悩みや歯並びのコンプレックスがあるなら、
まずは先生に相談することをおすすめします。
最初は無料相談ですし、こちらのクリニックは患者が納得
するまで説明してくださるので、1日でも早く相談に
行かれるといいと思います。

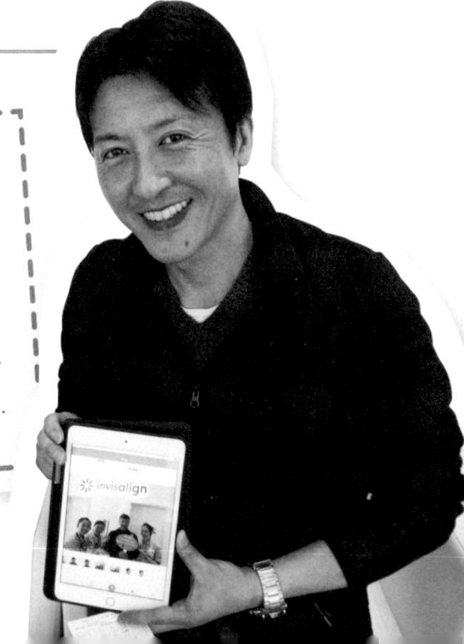

# Interview-13

QR コードを読み込むと、
このインタビューが
動画でご覧いただけます

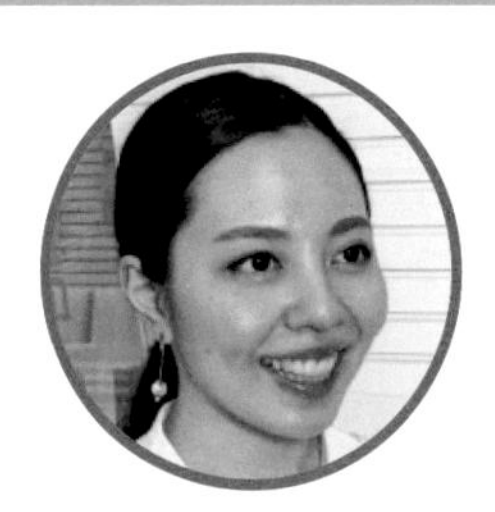

▶ K さん
[20 代]

## Q 歯列矯正治療をする前に悩んでいたことは？

A

写真を撮ったり、撮られたりする機会が増えて、
自分の写真を見ると「歯が出てるなぁ」
というのが一番の悩みでした。

## Q インビザライン矯正治療を知ったきっかけは？

A

**親がインターネットで探して勧めて**くれました。
ワイヤー矯正治療も考えましたが、やはり目立つのが
嫌で。目立たない矯正法を選びたいと思ったので、
インビザライン矯正治療に決めました。

## Q 歯科クリニックを選ぶときに重視していたことは？

A

最初は治療費を重視して探していましたが、こちらと、
もう１軒候補に選んだクリニックを比較すると
**先生に対する信頼度が違う**と感じて…。
インビザライン矯正治療のほうが治療費は高かったん
ですけど、尾島先生だったら安心して任せられるなと
思ったので、こちらを選びました。

## Q 初めてアライナーを装着したときの感想は？

A

口の中にずっとアライナーが入っているので、
やっぱり違和感があって「やっていけるかな？」
と思ったんですけど、時間が経つにつれて
歯の一部になってきました。
**一週間程度で装着しているのを
忘れているくらい**の感じになりました。

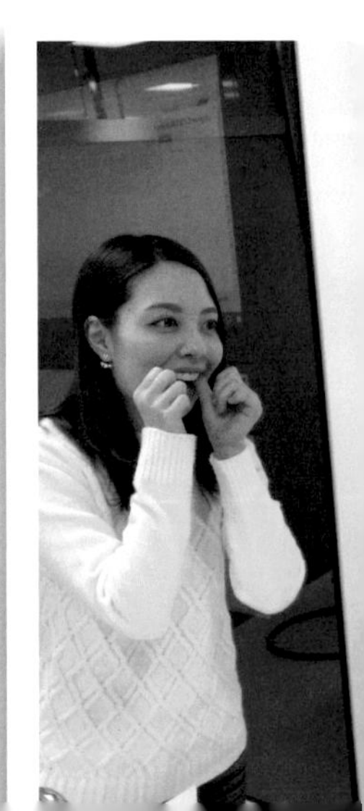

# 私にとっての歯列矯正治療は「人生を変えるくらい前向きにしてくれたもの」自信が持てるようになったのが一番の変化です

### Q アライナーを20時間以上装着するために工夫したことは？

A

私は抜歯をしてから治療を始めたので、とにかく早く歯の間を埋めたいと思っていて。**食事をしたら、すぐに歯をみがいて装着する**という努力はしていました。

### Q 歯列が整ったことでの変化はある？

A

歯と歯が合うようになった実感がありますし、歯みがきがしやすくなりました。**パンを食べるときれいな歯型がつく**ので（笑）「きれいな歯並びになったな」と歯型で実感します。

### Q 歯列矯正治療を終えての感想は？

A

自信が持てるようになりました。以前は歯のことが気になって、隣に人が立ったりすると下を向いてしまう感じだったんですけど、今ではどこに立たれても、**どんな角度から写真を撮られても、歯並びに自信が持てたので大丈夫**です。**自信がついたことが、歯列矯正治療をする前と後での一番の変化**だと思います。

### Q 当クリニックのスタッフについての印象は？

A

昔は歯医者さんが苦手で緊張しながら通っていたんですが、こちらのクリニックではスタッフの方が親身になって話を聞いてくださるので、**緊張がほぐれて治療が受けられました。**

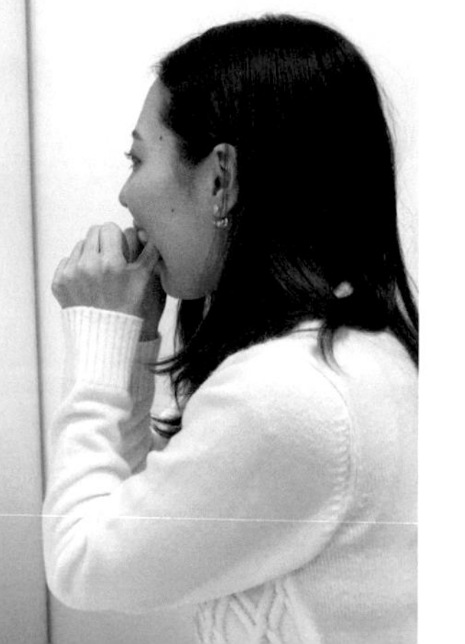

### Q 当クリニックで治療して良かったことは？

A

**歯並びが変わっていく経過をモニターで見られたこと**が一番良かったです。**スマートフォンのアプリでも昔の歯並びと今の歯並びを比較して見られた**ので、すごくいいなと思いました。

# Interview-14

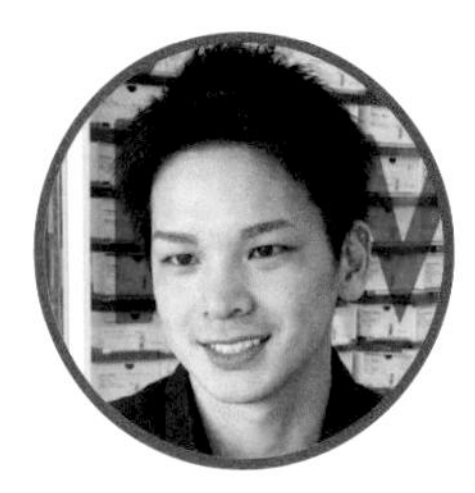

▶ I さん
[20代]

## Q 歯列矯正治療をする前に悩んでいたことは？

A

前歯が出ていたのが気になっていました。
かみ合わせも良くないと感じていて、実際に歯科クリニックをいくつか回ったのですが、思った以上にかみ合わせが悪かったので、矯正治療に踏み切ろうと思いました。

## Q インビザライン矯正治療を知ったきっかけは？

A

インターネットで調べていくうちに、インビザラインという歯列矯正治療のシステムがあることを知りました。矯正治療で一般的だと言われている**ワイヤー矯正治療も検討はしたのですが、インビザライン矯正治療を知ってからは、こっちのほうがいいな**と思うようになりました。

## Q ワイヤー矯正治療と比較して インビザライン矯正治療のどこに魅力を感じた？

A

ワイヤー矯正治療は、矯正治療をしていることがはっきりわかりますが、**インビザライン矯正治療は人に知られずにできる**という点に魅力を感じました。でも治療を始めてみるまでは、本当にマウスピースで歯が動くのかな、と正直思っていました。

## Q 歯科クリニックを選ぶときに重要視していたことは？

A

クリニックの**実績や治療費用、スピードなど、総合的にチェックしました。**
3、4カ所を回って、こちらは信用できるなと思い、選びました。

## 治療を始めた頃は痛みもあり不安でしたがひと月で慣れて、アライナーを装着しないと違和感を覚えるようになりました

**Q 初めてアライナーを装着したときの感想は？**

A

最初は痛かったですね。
この痛さがずっと続くのか…と不安でした。
でも**最初の1カ月くらいで徐々に慣れ始めて、それからは装着することが習慣化**しました。
アライナーをしていないことに違和感を覚えるくらいでした。

**Q 歯が動いていると実感したのは？**

A

歯が動いているな、と感じたのは、**治療を始めて半年**くらいです。**奥の歯からどんどん動いて隙間があいていった**ので「ああ、動いているんだな」と思いました。

**Q 歯列矯正治療を終えての感想は？**

A

やってよかったなと思いました。
**仕上がりも十分で、100点**です！
かみ合わせがよくなったので、以前よりも食べ物がかみやすくなりました。

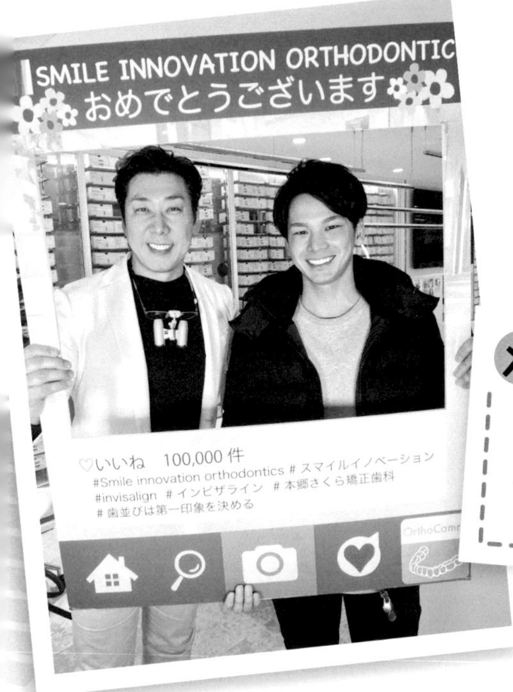


メッセージ

迷っているんだったら、インビザラインで矯正治療をしたほうがいいと思います。
人生をより明るくしてくれると思います。

# Interview-15

QR コードを読み込むと、
このインタビューが
動画でご覧いただけます

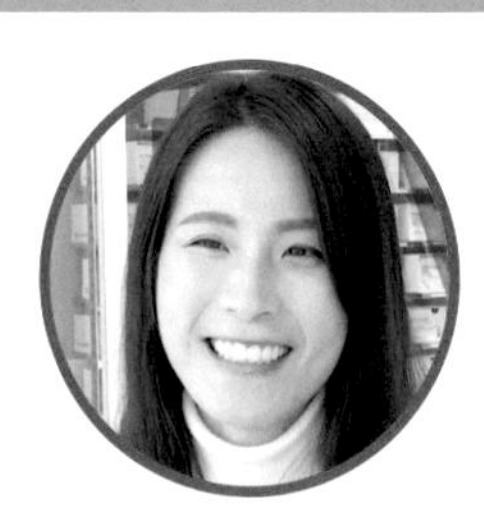

▶ F さん
[20 代]

## Q 当クリニックのインビザライン矯正治療を選んだ理由は？

A

（初回の矯正相談で）インビザライン矯正治療のメリットを具体的に教えていただいたことが強く心に残っています。**インビザライン矯正治療では歯を１本ずつでも動かせる**と聞いて、**自分のこだわりをうまく調整してもらえるかなとも思いました。**
私自身、こだわりが強いほうなので。
とにかく説明がていねいで、**不安がまったくなかった**のがよかったです。

## Q 初めてアライナーを装着したときの感想は？

A

やはり最初は話しにくいという印象があって、少しモゴモゴしてしまいました。でも見た目はまったく気にならなくて、**周りの友人からも「（アライナーを）装着していることに気づかなかった」**と言ってもらいました。そんなに時間はかからずに慣れてきて、喋り方も気にならなくなりました。今はむしろ、装着していないと不安になります（笑）。

## Q 歯が動いていると実感したのは？

A

半年ほど経って、明らかに**自分の歯並びが変わっているのが目に見えてわかりました**し、食事中のかむ感覚でも違いを感じました。

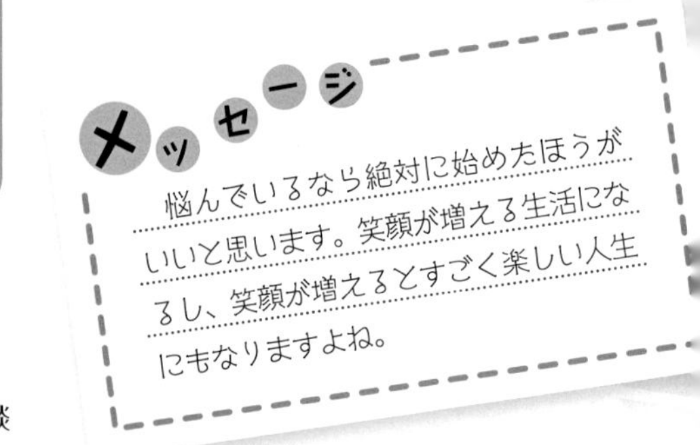

## 私のこだわりを先生はすべて受け止め、きめ細やかな治療計画を立ててくれました。その過程も、仕上がりにも大満足です

### Q 歯列矯正治療を終えての感想は？

A **何のストレスもなく歯がきれいになっていくのを実感**できました。仕上がりには本当に大満足です。自分のこだわりや気になっていること、たとえば「自分の歯のこういう角度が嫌いで歯列矯正治療を始めようと思った」という気持ちを先生方が全部聞いてくれて、その解決のための細かな治療計画が立てられていたので、**個々に合わせた治療をしているんだと感じ、とても満足しました。**

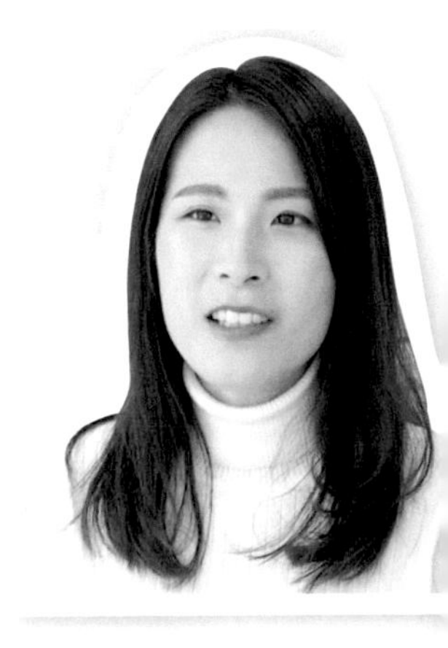

### Q 当クリニックのスタッフについての印象は？

A スタッフの皆さんはいつも忙しそうですが、患者の対応をおざなりにすることはまったくありませんでした。顔を見たらカルテも見ずに私の名前を呼んで挨拶をしてくれて、**患者一人ひとりのことを考えて対応しているんだ**と感じてます。本当にみなさん、素晴らしい方たちだと思っています。私自身が同じような仕事をしているので、忙しい時に患者への対応がおざなりになってしまう気持ちもわかるんですけど、そういうことがまったくなかったので、いつもすごいなぁと思っています。

### Q 当クリニックの雰囲気について感じたことは？

A とても**スタイリッシュな雰囲気**ですね。
歯科クリニックに来たというイメージもまったくないです。
スタッフさんたちの雰囲気が本当によくて、誕生月にはメッセージカードをくれたり、そういった**細かな点が普通のクリニックとは違っています。**明るくて、来るのが楽しいです。
**私、本当にここが好きなんですよ！**

# Interview-16

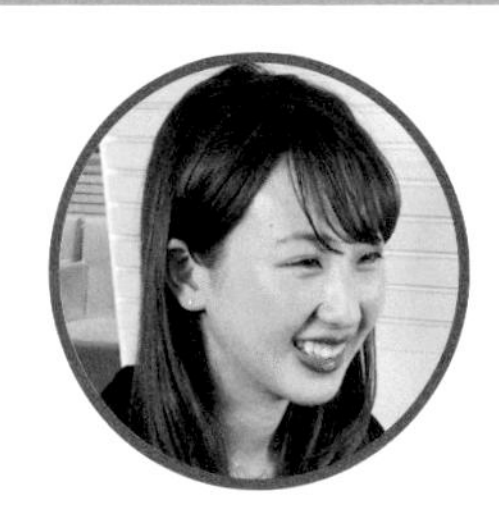

▶ Y さん
[20 代]

## Q 歯列矯正治療をする前に悩んでいたことは？

A 米国に留学した時、かわいい人は皆、歯並びが整っているなぁと感じて。私は上下とも歯並びが悪かったんですが、それまで特に気にしてはいませんでした。
でも帰国後、自分もきれいな歯並びに治したいなと思うようになりました。

## Q インビザライン矯正治療を知ったきっかけは？

A 尾島先生のトークイベントに参加して知りました。インビザライン矯正治療が革新的で面白そうだったのと、尾島先生がとても感じが良かったので、矯正相談を受けてみようと思いました。

## Q 矯正相談で自分の歯並びを見た感想は？

A **3Dスキャナーで歯型をとったので「なんて革新的なんだろう」**と思って、こちらで歯列矯正治療を始めてみたいと思いました。それまで自分の歯並びの写真をまじまじと見たことがなかったですし、写真を見ながらカウンセリングをしていただいて、**新しい発見もありましたし、自分自身の理解を深められました。**

## Q アライナーを20時間以上装着するために工夫したことは？

A 20時間以上装着することで**「自分の歯並びがよくなる」と常に意識**していました。

# インビザラインの歯列矯正治療は革新的でワクワクするような感じで取り組めました。アンバサダー（広報大使）になりたいくらいです

## Q 歯列矯正治療を終えての感想は？

A

**欧米人は歯並びが整っている方がとても多い**んですが、そういう方と**仕事やプライベートで接する時でも自信を持って話ができる**ようになったので、矯正治療をしてよかったと思っています。

## Q 尾島先生の印象は？

A

**常に的確なアドバイスをくださる**方で、尾島先生と話す度に意識が変わるように感じていました。こちらに通っていてよかったと思います。

## Q 当クリニックで治療をしてよかったことは？

A

私は新しいものが好きなんですよ。インビザラインという歯列矯正治療のシステムも歯型のスキャニングも新しかったですし、**オフィスもワクワクするような感じ**で、すごくよかったと思っています。

## Q 周囲の人たちの反応は？

A

インビザライン矯正治療を知らずに、ワイヤー矯正治療をしている友人からは、羨ましがられますね。歯並びで悩んでいた友人にはインビザラインを勧めました。**実際に治療を始めた彼女もとても気に入ってくれて、紹介した私も彼女もハッピー**で、すごくいいなと思っています。**インビザラインのアンバサダーになりたい**ぐらいです（笑）。

## Q あなたにとって歯列矯正治療とは？

A

美しい人のもと、ですね。**歯は人の印象を変える大きな要素**だと思います。

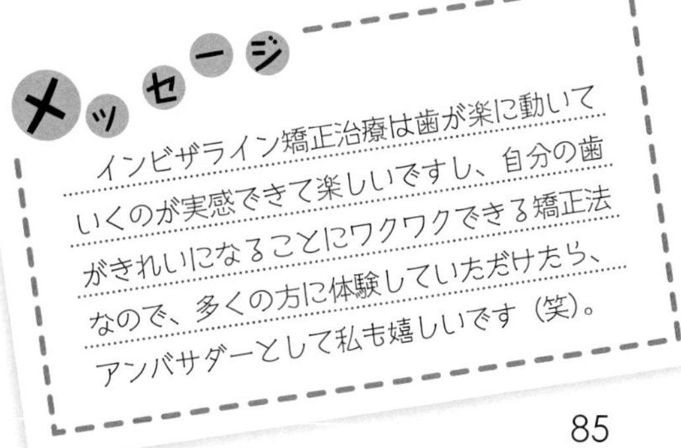

# Interview-17

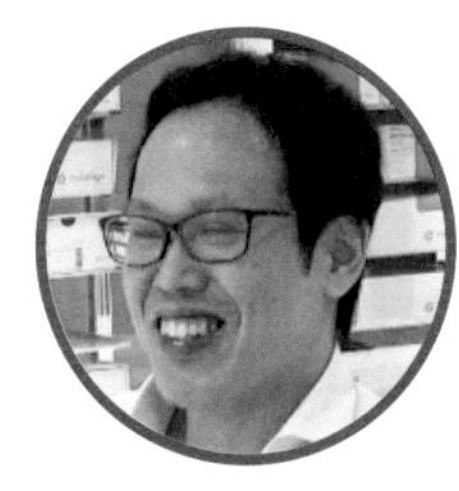

## クリニック選びの決め手になったのは症例数の多さです。インビザライン矯正治療の最新技術が体験できて勉強になりました

▶ K さん
[30代]

### Q 歯列矯正治療をしようと思ったきっかけは？

A
歯科業界に就職したことがきっかけです。
この業界にいるなら治したほうがいいなかと。
**歯科業界の人は歯並びがきれいな人が多い**気がします。

### Q インビザライン矯正治療を知ったきっかけは？

A
インターネットで歯列矯正治療について調べている時にマウスピース型矯正治療を知りました。ワイヤー矯正治療も検討していて、歯科クリニックにも行ってみましたが、自分の中では決め手がなくて。
マウスピース型矯正治療は新しい技術で、当時は周囲でやっている人もいなかったですし、**自分なりに興味があって試してみようかな**という感じでした。

### Q 歯型のスキャニングを試した感想は？

A
最初は粘土で歯型をとりましたが、口をずっと開けているので疲れるし、あまり気持ちのよいものではないです。
途中から**スキャニングシステムが導入されて、**
**負担が全然違いました。素晴らしいです。**
尾島先生が自慢していましたね、日本で最初（の導入）だって。
「高いんだろうな～」って思っていました（笑）。
私も歯科業界にいるので、今、3Dスキャナーは熱い分野ですよね。

## Q クリンチェック シミュレーションを見た感想は？

A

クリンチェックは良かったですね。歯は少しずつ動くので実感がないですが、**クリンチェックを見るとかなり動いている**のがわかって、**安心感、やった感**がありました。自分の歯がこうなるという**将来的なゴール**が見えるのは新しいですね。

## Q 歯列矯正治療を終えての感想は？

A

最初は本当にマウスピースで歯が動くのか、半信半疑のところもありましたが、**最新の技術はすごいんだ**ということが身を持ってわかりましたし、最新技術を体験できて勉強になりました。

## Q 当クリニックのスタッフやサポートの印象は？

A

僕がこれまでに通ったクリニックの中で一番、**ホスピタリティを感じました**し、イベントごとにプレゼントをもらったりしたのも嬉しかったです。

## Q 歯並びに悩んでいる人に歯列矯正治療を勧めるなら？

A

選択肢のひとつとして、インビザライン矯正治療を紹介したいです。
歯列矯正治療をしたい人にとって**選択肢があるのは良いこと**だと思います。
マウスピースとワイヤー、それぞれに特徴があるので、自分の生活リズムや職業などに応じた選択ができますよね。

## Q あなたにとって歯列矯正治療とは？

A

**自信を取り戻すために重要なもの**かなと。口は顔の真ん中にあるので、自信を持てるというメリットは大きいと思います。

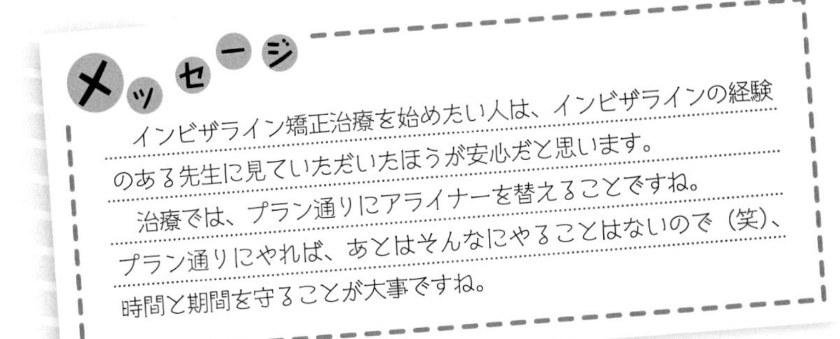

# Interview-18

QRコードを読み込むと、
このインタビューが
動画でご覧いただけます

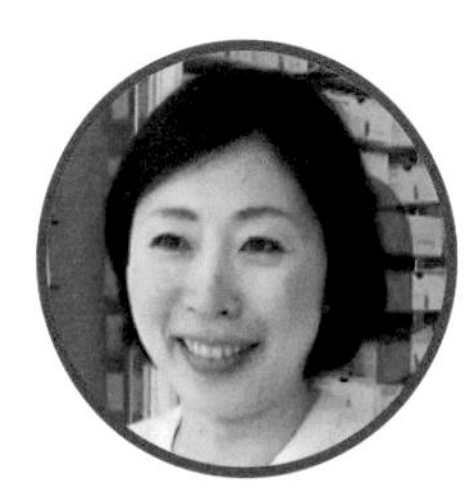

▶Sさん
[40代]

## 上下に八重歯があり、歯の状態が悪かったのでインビザライン矯正治療は無理かも…と思っていましたが、治療ができることになって嬉しかったです

### Q 歯列矯正治療をする前に悩んでいたことは？

A

歯並びの凸凹がすごかったですね。
上下ともに八重歯があって、かなりひどい状態でした。
高校生の頃から歯列矯正治療をしたいとは思っていたんですが、当時はワイヤーなどの装置をつけるのにかなり抵抗があったのと金額面の問題もありました。

### Q 歯列矯正治療をしようと思ったきっかけは？

A

ワイヤー矯正治療については何度か矯正相談に行ったんです。
大人になってから行ったクリニックでは、状態の悪かった奥歯の治療に時間がかかってしまったのと、その奥歯にワイヤー矯正治療の負担がかかると歯に良くないのでは…と心配になり断念しました。

### Q 治療する前のインビザライン矯正治療のイメージは？

A

インビザラインは程度の軽い人がやる矯正治療で、自分の場合は歯並びの状態がひどかったので、もしかしたらできないのかなとも思っていましたね。
**ダメでも、相談だけはしてみようとこちらのクリニックに来たので、治療ができることになって嬉しかった**ですね。

## Q 歯科クリニックを選ぶときに重視していたことは？

A

**先生と話しやすいか**、ということです。
**こちらの希望も聞いてもらえて、質問もしやすい**ような。
金額も検討しましたが、やはり最後は先生やスタッフがどのような方かを重要視して決めました。

## Q 歯が動いていると実感したのは？

A

見た目でわかるようになったのは、**アライナーの７～８枚目**からでしょうか。八重歯が下りてきたのがわかりました。上の八重歯が先に動いて、下のは最後のほうでした。**動いてきたのがわかるとテンションが上がって、頻繁に鏡を見てましたね（笑）。**

## Q 当クリニックを初めて訪れた時の印象は？

A

とてもフレンドリーな感じがしましたね。他のクリニックでは先生と話しにくい雰囲気があったんですが、こちらは親しみやすい印象を受けました。
**矯正相談を担当してくれたトリートメントコーディネーターの存在も安心できました。**
患者側の視点で話を聞いてくれましたし、いきなり先生と話すのではなく、間に入ってカウンセリングをしてくれたので安心感がありました。

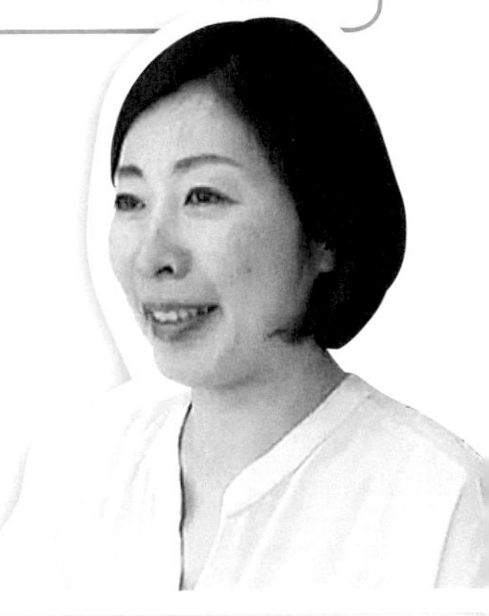

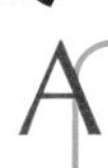

## Q 歯列矯正治療を終えての感想は？

A

人前で笑顔を見せる、**歯を見せることに抵抗がなくなりました。**
それから治療前は前歯でほとんどかんでなかったんですが、かみ合わせがよくなったおかげで前歯でも奥歯でも、まんべんなく咀嚼できるようになりました。

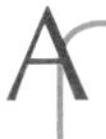

## Q あなたにとって歯列矯正治療とは？

A

**新たに人生を始められるかな**って感じでしょうか。
人生、変わりますよね（笑）。

# Interview-19

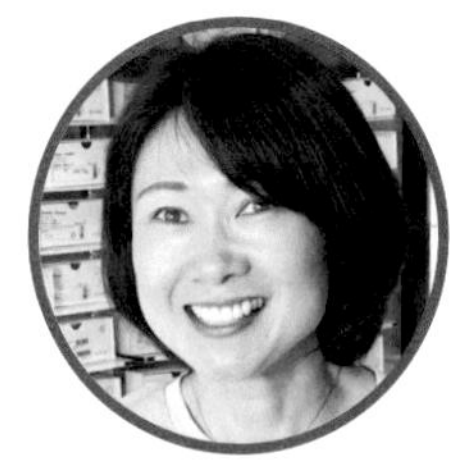

## 歯列矯正治療がさまざまな不調の改善につながり、肩こりや顎関節症の症状もなくなりました。娘にも良い影響が与えられたと思います

▶Fさん
[40代]

### Q 歯列矯正治療をする前に悩んでいたことは？

A

かみ合わせが悪く、顎関節症になってしまったことです。
また、歯並びが悪いせいで虫歯になりやすく、それらを解決したいと思っていました。顎関節症ではきちんとかめなかったり、歯ぎしりがあったりしたので、治療でマウスピースを装着していたこともありました。肩こりもひどくて、それも歯列矯正治療でよくなるかもという期待がありました。

### Q 歯列矯正治療をしようと思ったきっかけは？

A

同世代の友人がワイヤー矯正治療をしていると知り、私の年代でも矯正治療はありなんだと思ったこと。もうひとつは、定期的に歯科クリニックへ通っていたにもかかわらず、むし歯が見つかったこと。「歯並びが悪いせいで見つけられなかった」というのが理由でした。
その時、見た目というよりは歯の健康のために、歯並びを良くしたらいろいろと改善されるんじゃないかと考え、何軒かの歯科クリニックを訪れました。

### Q 当クリニックを選んだ理由は？

A

訪れたクリニックのなかには「今から歯列矯正をする必要がありますか？」「抜歯をしないとだめです」というところもあり、がっかりしていたんですが、こちらに来て**「今からでも遅くありません」「抜歯をしなくてもできます」と説明されて嬉しくなり、**歯列矯正治療を始めようと決めました。最初はクリニックの場所や通いやすさを重視していましたが、院内の雰囲気や尾島先生の明るさも決め手になりましたね。
また、**スタッフの皆さんも歯列矯正をされてるということで、すごく安心感がありました。**

## Q 歯列矯正治療を終えての感想は？

A

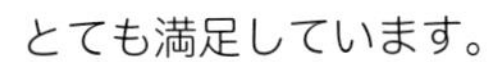

とても満足しています。
一番は、**歯みがきがしやすい**ことです。
**お手入れがしやすい、イコール歯の健康が維持できる**ので、それが一番だと思います。

## Q 家族や周囲の方の反応は？

A

実は、娘もこちらでお世話になっています。娘の場合、前歯が出やすい傾向でしたが、**プレオルソ（子ども用のマウスピース型矯正治療）を装着して、とても効果がありました。**
最近は下の歯のズレを気にするようになって、本人から「インビザラインをやりたい」と言われたんですが、「もう少し上手に歯みがきができるようになったらね」と話しています。
**自分がやろうという気がないと歯列矯正治療は難しいと思うので、娘への良い効果、影響はあったと思います。**

## Q 子どもの歯列矯正治療について

A

プレオルソである程度の癖を直していって、その後、本人の意識が高まった時にしっかりインビザラインで治療をするのがベストだと思います。
今でも**ワイヤー矯正治療で大変な思いをされているお子さんがいるので、ぜひ多くの方にプレオルソやインビザラインを知っていただきたいですね。**

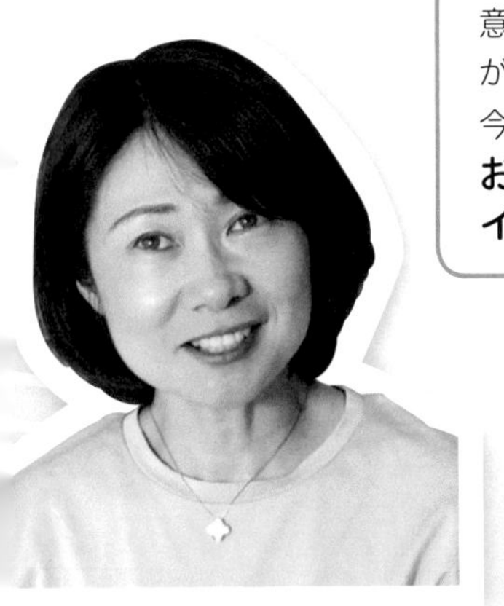

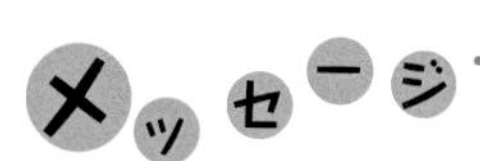


私くらいの年代になって歯列矯正治療を始めても、全然遅くはないと思うので、ためらっている方がいたら、ぜひやってみてください。
健康にもつながりますし、年をとってからのトラブルも減ると思います。

# Interview-20

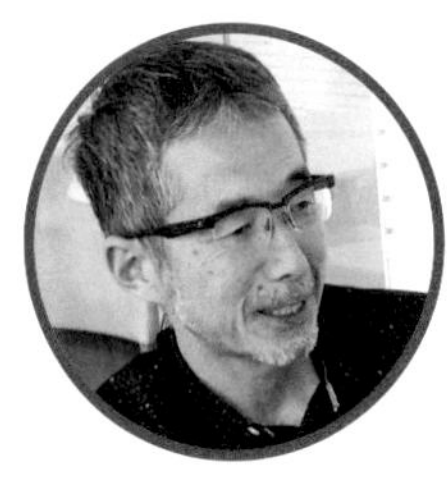

## 治療計画のシミュレーションを見ながら画面の通りに歯が動いているのを実感。生活の中での楽しみにもなりました

▶Y さん
[50 代]

**Q 歯列矯正治療をする前に悩んでいたことは?**

A 歯並びが悪いというのは治療を始めてからわかったんです。それよりも**歯茎の裏側を噛んでしまうことが多くて、それは歯並びが原因なんじゃないか**と思ったのが治療を始めた大きな理由です。

**Q 歯列矯正治療をしようと思ったきっかけは?**

A 米国で医師として働く息子が、マウスピース型矯正治療のインビザラインを勧めてくれたのがきっかけです。歯列矯正治療といえばワイヤーしかないと思っていて、でも自分でワイヤー矯正治療をすることは想像できなかったんですが、**ワイヤー以外にも矯正法があるとわかって始めてみようと思いました。**

**Q 矯正相談で自分の歯並びを見た感想は?**

A 正直、ひどいなと思いました(笑)。
これでよく自分で平気だったなと思うくらい。
人の口元を見て「この人、歯並び悪いな」と思うことがありましたが、自分もこんなにひどいとは思いませんでした。

**Q インビザライン矯正治療で不安に思ったことは?**

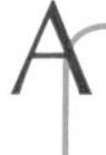

治療にはどのくらい時間がかかるのか、アライナーの装着は難しくないか、食事の時はどうするのか。そんなことが心配でしたね。

## Q 歯が動いていると実感したのは？

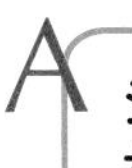

**シミュレーションを見ながら「今は何週目だから、この段階」と確認していた**ので、画面のとおりに動いているのがよくわかって楽しかったですよ。

## Q 歯列矯正治療を終えての感想は？

A **ビフォー・アフターで歯並びがまったく違う**ので、そこは感動的でした。
あと、**食事もしやすくなっている**ように感じます。

## Q あなたにとって歯列矯正治療とは？

A 歯並びは大事だと思うんですね。
海外では歯並びを見て、その人の品格を決めるところもあります。特に**米国では子供の頃から歯列矯正治療をするのが一般的で、それがその人の評価に結びつく。**でも残念ながら日本ではそうではなくて、本当にすてきな女性も歯並びが悪いことで印象が悪くなってしまうことがあると思います。特に海外に行った場合には。そういう意味で、歯並びは大事なこと。
今後は日本も米国のように、**誰しもが歯列矯正治療を考える時代**になるんじゃないかと思います。

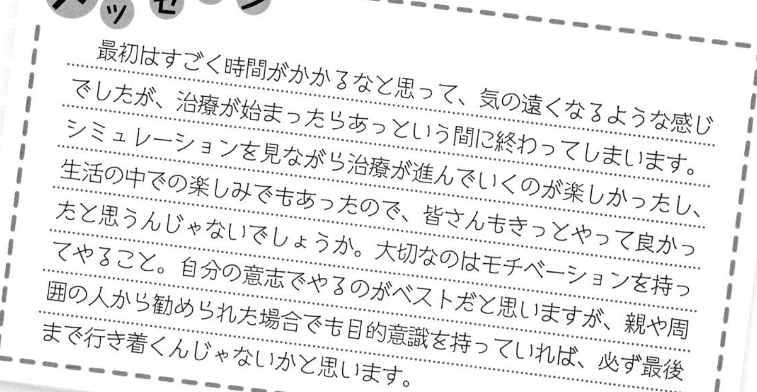

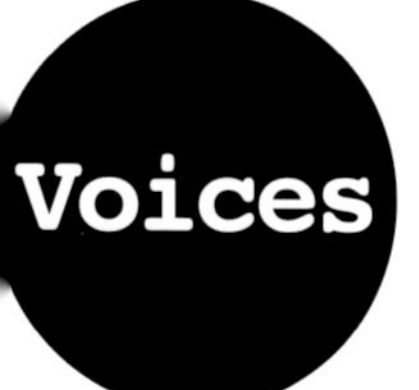


## 現在、インビザラインで矯正治療中のみなさんの声をお届けします

痛みもあまりなく、通院も頻繁ではないので、
とても快適に続けられています。

まだ始めたばかりですが、頑張ります。
間食ができなくなりました（よいことですね）。

最初の矯正相談で撮った歯の写真と今を見比べると、
インビザライン矯正治療のすごさがわかります。

歯って、こんなに動くものなんだと感動しています！

不安なことや疑問なことは、その都度、先生にうかがうようにしていて、
毎回ていねいにお答えいただけるので安心して通えています。

顎の痛みが治ってきているのが嬉しいです。
虫歯予防のために通っている歯科クリニックの先生に
「顎の位置やかみ合わせを診てくれる先生は少ない。
よいクリニックで治療をしているね」と言われました。

最初はアライナーに慣れませんでしたが、他の歯列矯正
治療と違い、自分ではずせるのがよいいと思います。

アライナーを交換した日は違和感があるけれど、
日常生活では負担になりません。

一番気になっていた八重歯の動きが実感できて、
モチベーションが上がっています！

夢がかなうのが楽しみです。

当クリニックの 2000 以上の症例から、
お悩みの多い 20 例をピックアップ。
治療の流れとポイントをご紹介します。

# 歯をどのように動かして配列するかがひと目でわかる インビザライン矯正治療の 症例集

Cases

## 20 症例を紹介

Non extraction

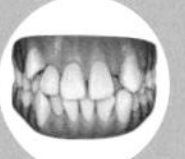
Case 01

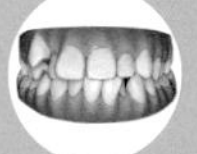
Case 02

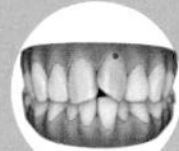
Case 03

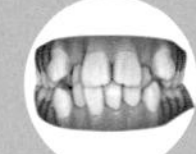
Case 04

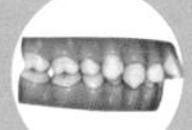
Case 05

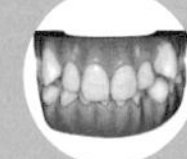
Case 06

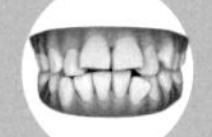
Case 07

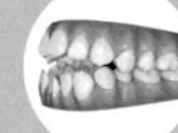
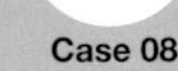
Case 08

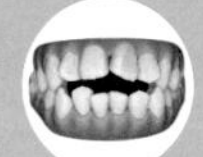
Case 09

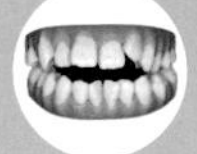
Case 10

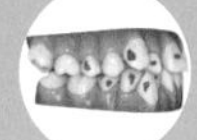
Case 11

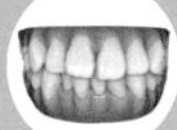
Case 12

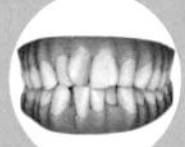
Case 13

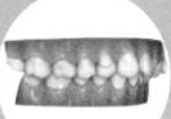
Case 14

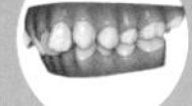
Case 15

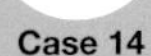
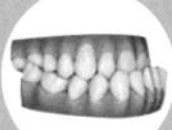
Case 16

Extraction

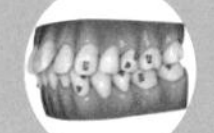
Case 17

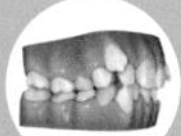
Case 18

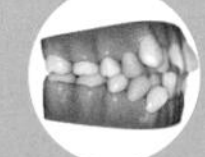
Case 19

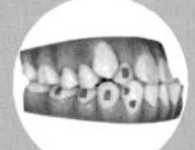
Case 20

| 主な治療法 | |
|---|---|
| Non extraction | 非抜歯矯正 |
| Extraction | 抜歯矯正 |
| Distalization | 遠心移動 |
| Mesialization | 近心移動 |
| Expansion | 側方拡大 |
| IPR | 隣接面削合 |
| Intrusion | 圧下 |
| Extrusion | 挺出 |
| Proclination | 唇側傾斜 |
| Class2 elastics | 矯正用ゴム（2 級） |
| Class3 elastics | 矯正用ゴム（3 級） |
| TADs | 矯正用ミニインプラント |
| 智歯抜歯 | 親知らずの抜歯 |

case 01

# 2級1類 叢生・正中偏位

きゅう るい そう せい せい ちゅう へん い

Crowding high canine midline shift

▶10代 女性 Female

KARTE

上顎前突で、いわゆる出っ歯の状態です。乱ぐい歯で八重歯があり、上下歯列の中心（正中）がずれています。

QR コードを読み込むと、動画がご覧いただけます。

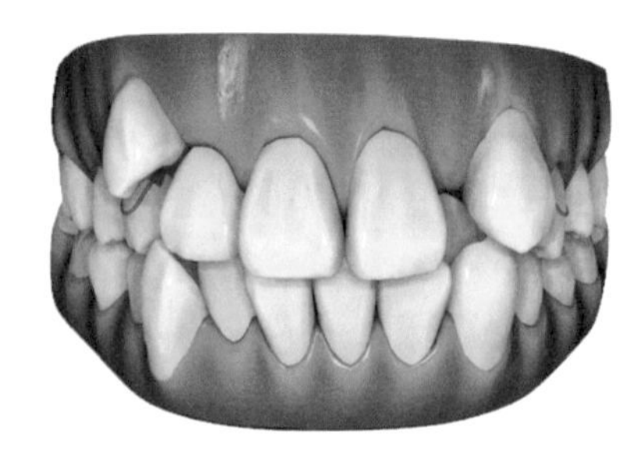

## 治療前

INITIAL

上

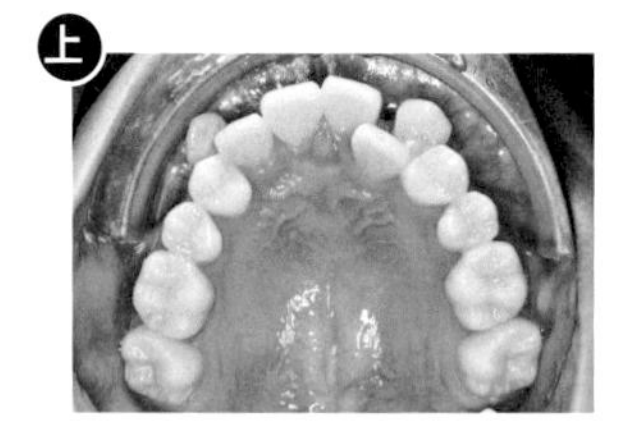

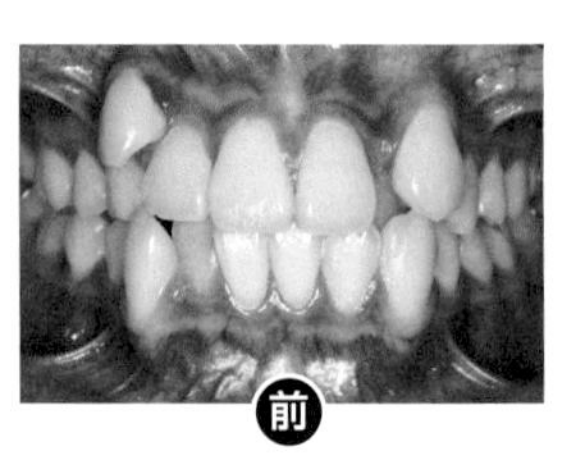

前

右

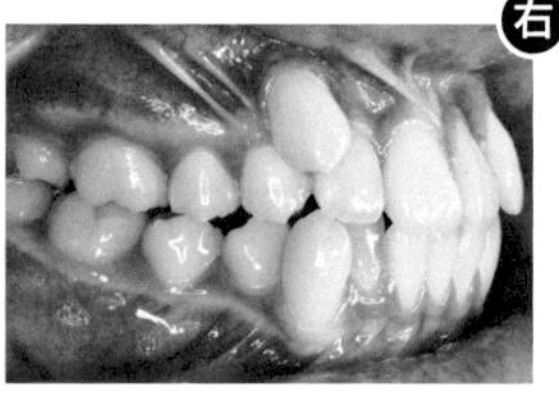

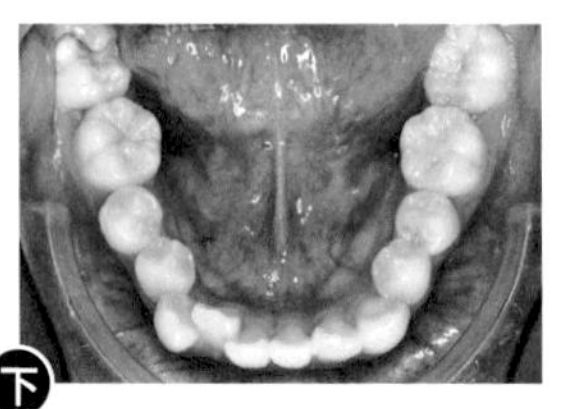

下

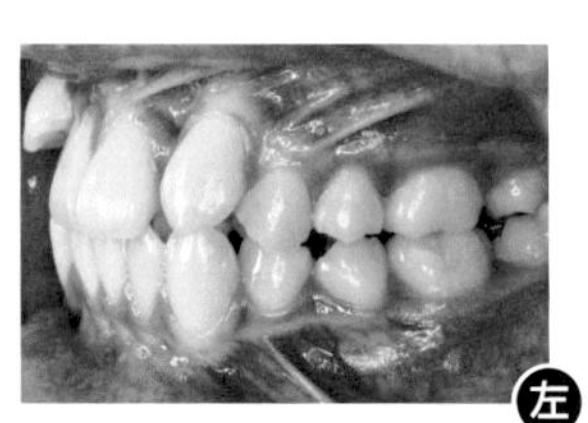

左

## 「インビザライン」による矯正の経過

大臼歯遠心移動

Molars Distalization

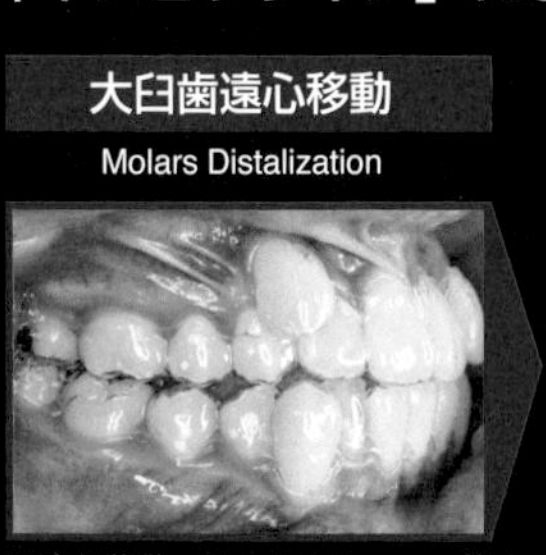

小臼歯遠心移動

Pre Molars Distalization

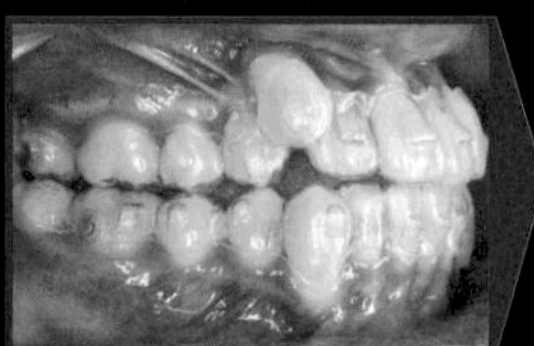

犬歯リトラクション

Canine Retraction

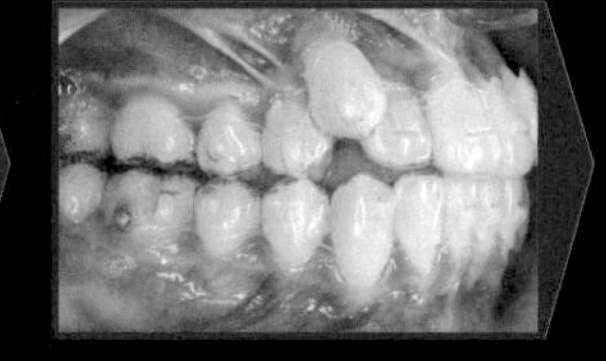

※遠心移動、リトラクション≒後方への移動

## 治療のポイント

- 非抜歯
- 上顎犬歯低位唇側転移
- 上下歯列側方拡大
- 上顎大臼歯遠心移動（後方に下げる）
- 智歯抜歯

上顎右側の犬歯（八重歯）が重なりあっています。早い時期に矯正治療を行うことで、小臼歯を抜歯することなく配列する治療計画にて、矯正治療が終了しました。

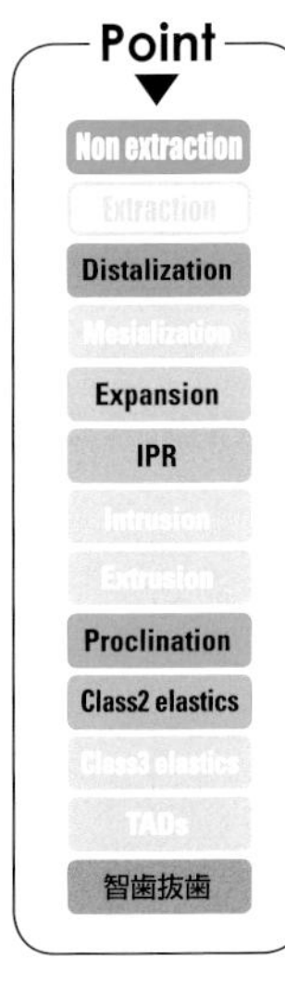


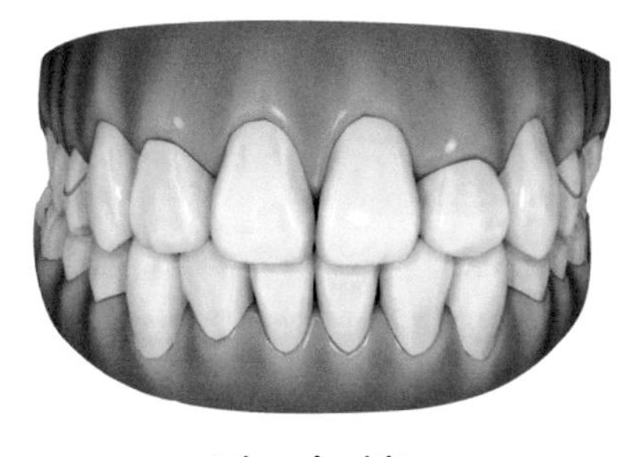

## 治療後

FINAL

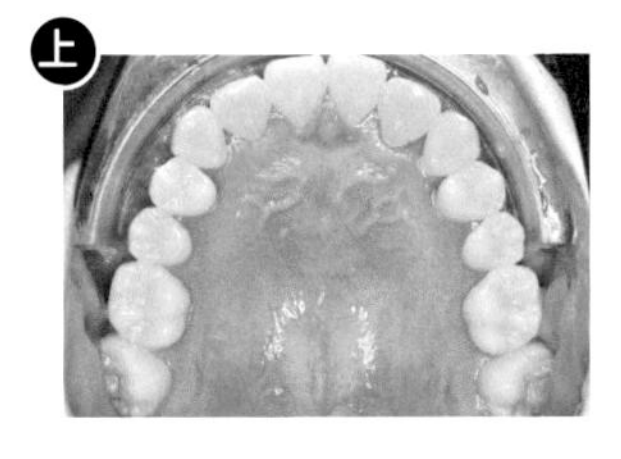
上

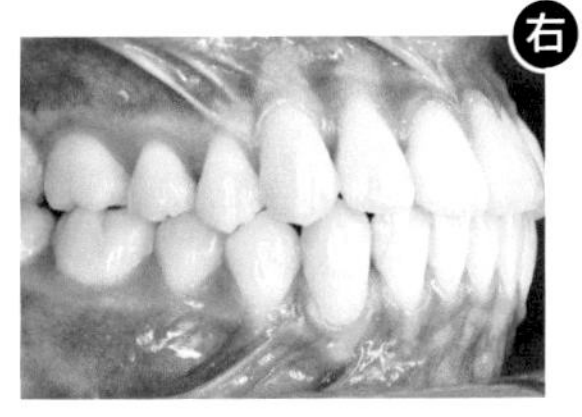
右

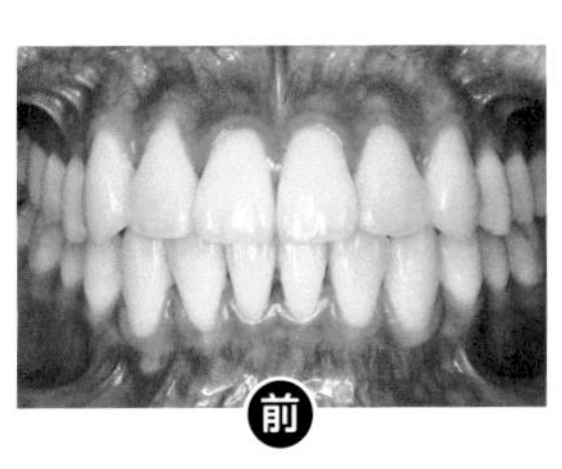
前

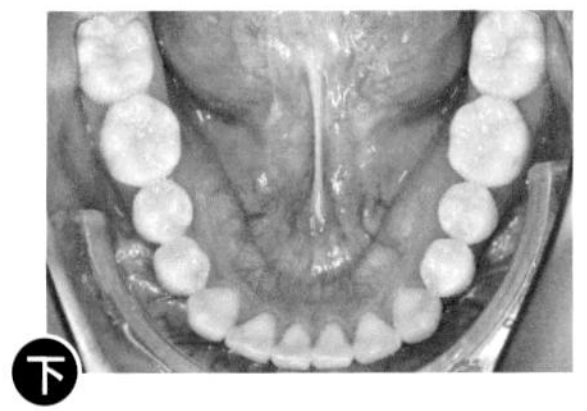
下

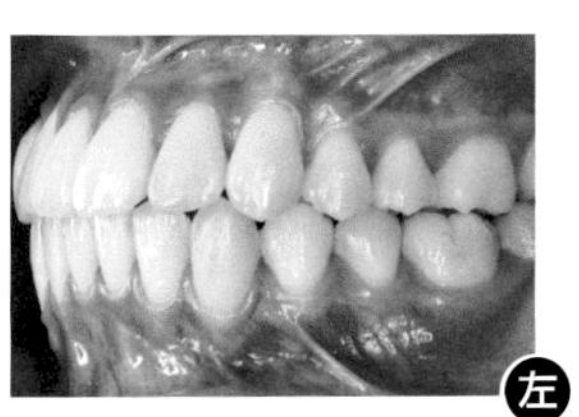
左

progress

**犬歯・前歯リトラクション**
Canine, Anterior Retraction

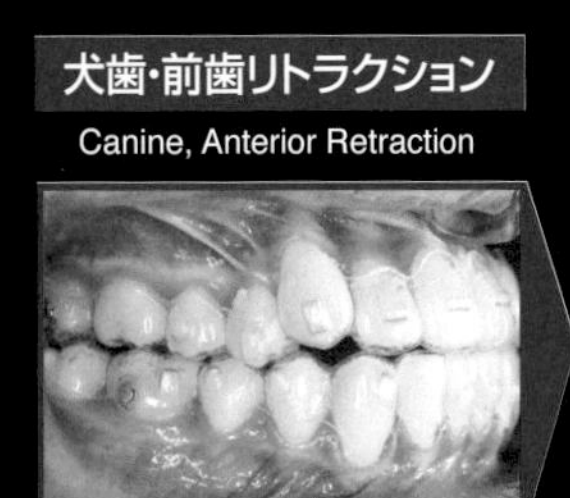

**犬歯コントロール**
Canine Control

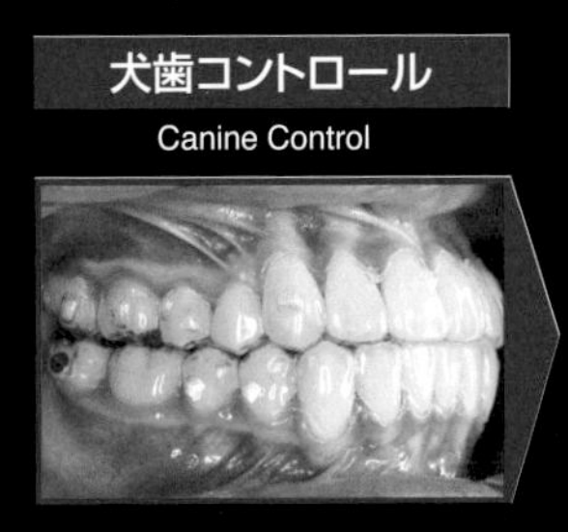

**最終時**
Final

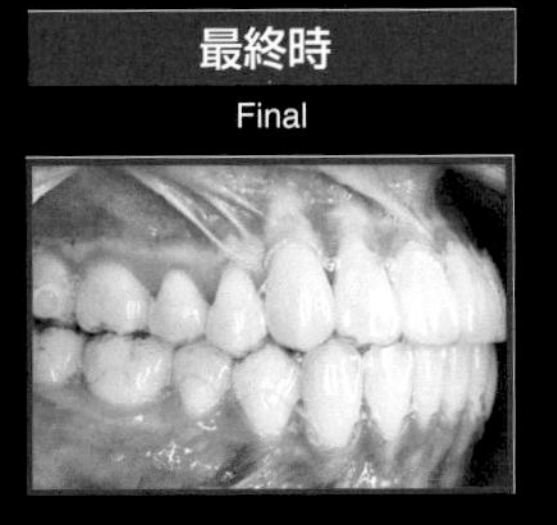

case 02

# 叢生・八重歯・正中偏位

そう せい や え ば せい ちゅう へん い

Crowding high canine midline shift

KARTE

乱ぐい歯で八重歯があり、上下歯列の中心（正中）がずれています。

▶10代 女性 Female

QR コードを読み込むと、動画がご覧いただけます。

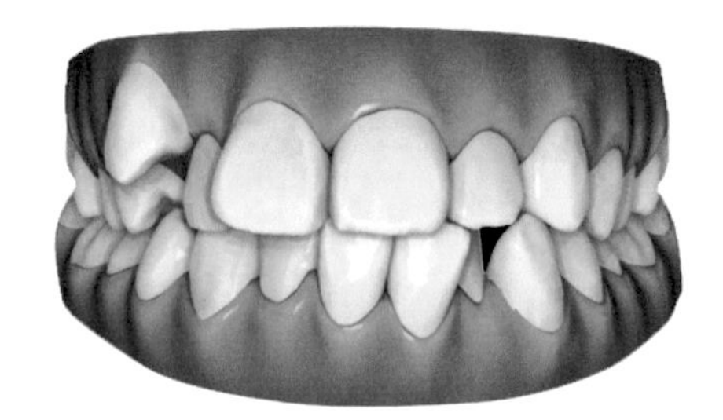

## 治療前

INITIAL

上

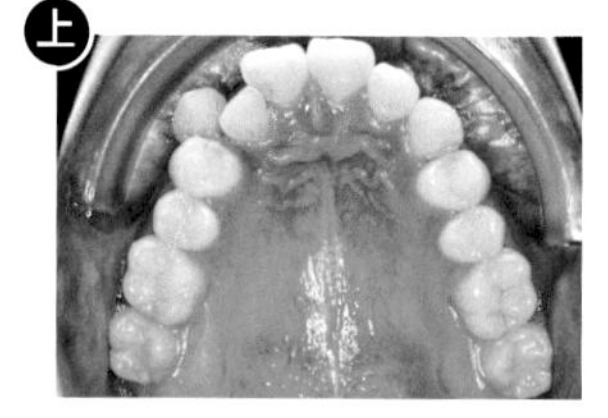

下

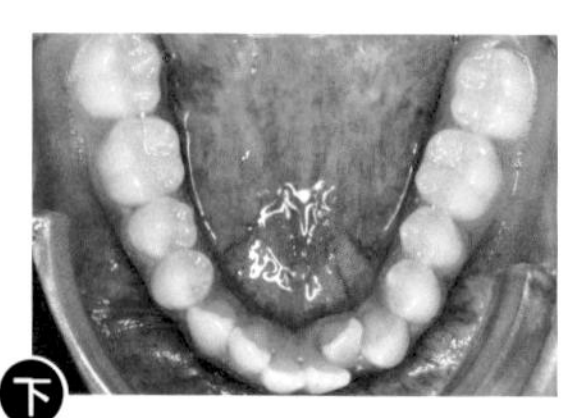

前

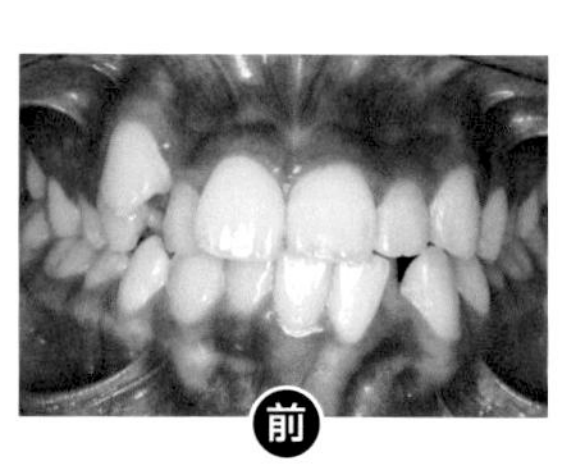

右

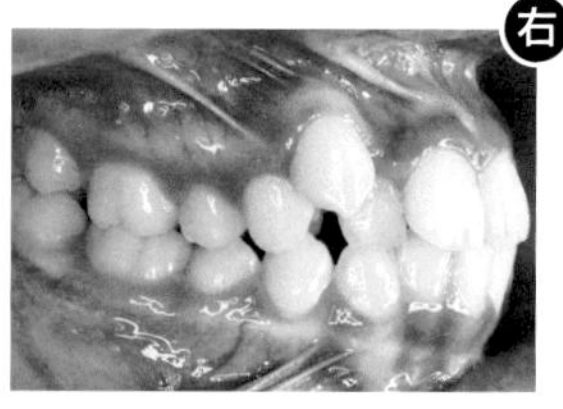

左

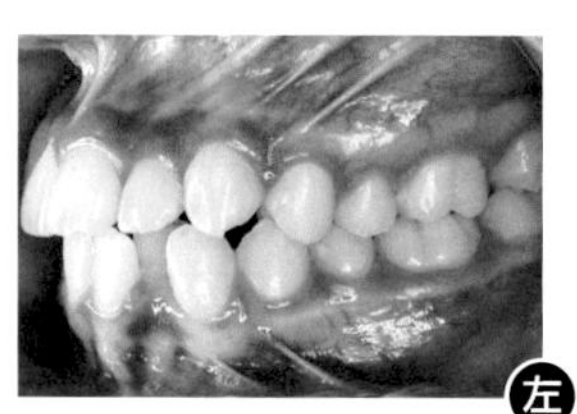

## 「インビザライン」による矯正の経過

### 大臼歯遠心移動

Molars Distalization

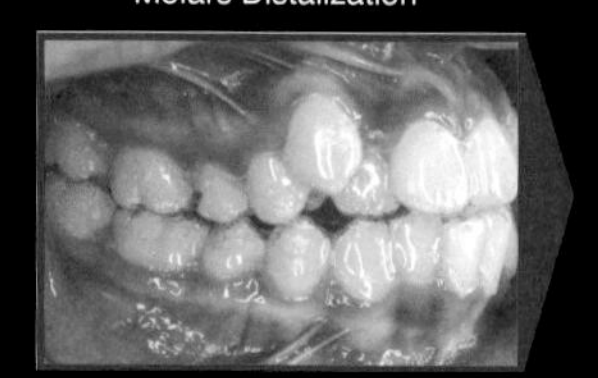

### 小臼歯遠心移動

Pre Molars Distalization

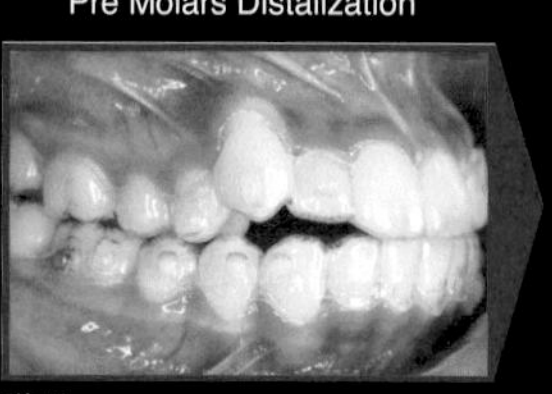

### 犬歯リトラクション

Canine Retraction

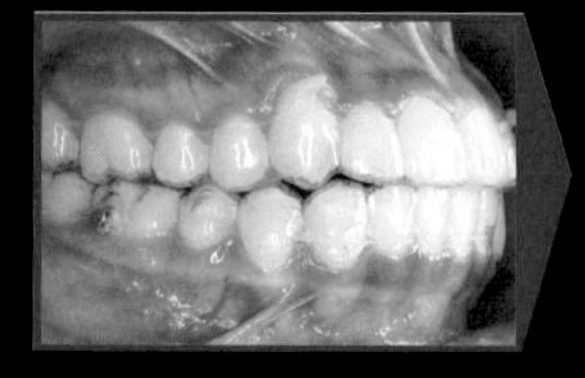

※遠心移動、リトラクション≒後方への移動

## 治療のポイント

- 非抜歯
- 咬合平面（上下の歯が接する平面）の傾きの改善
- 大臼歯遠心移動（後方に下げる）
- 矯正用エラスティック（ゴム）使用
- 上下歯列側方拡大
- 智歯抜歯

上顎右側の犬歯（八重歯）を、小臼歯の抜歯をせずに改善する治療計画にて行いました。また、咬合平面の傾きの改善も行いました。

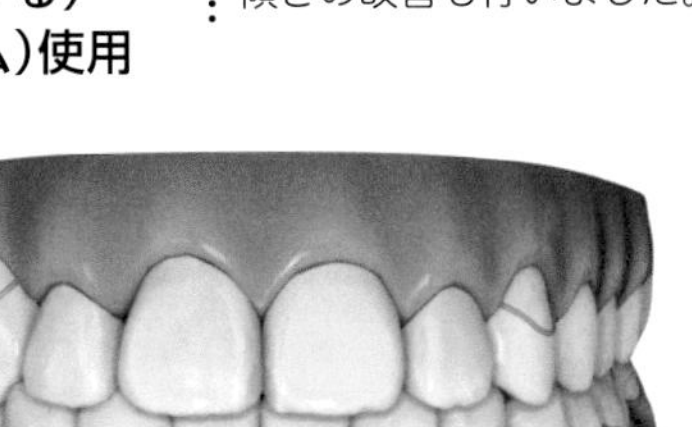

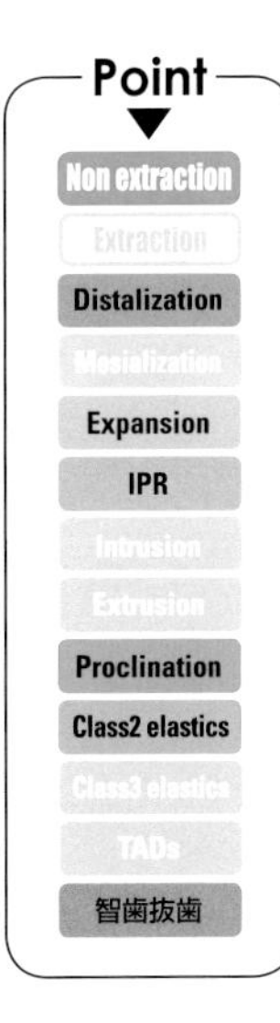


## 治療後

FINAL

上

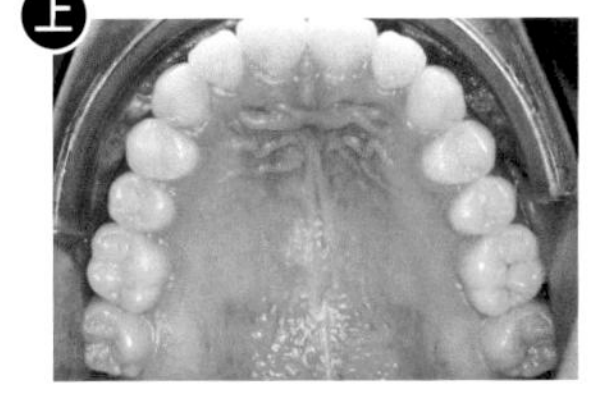

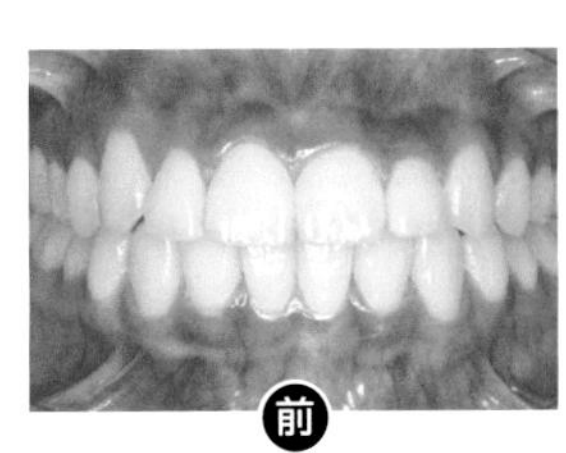

前

右

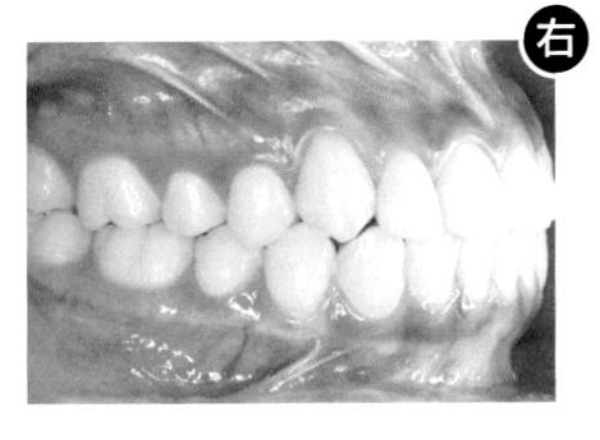

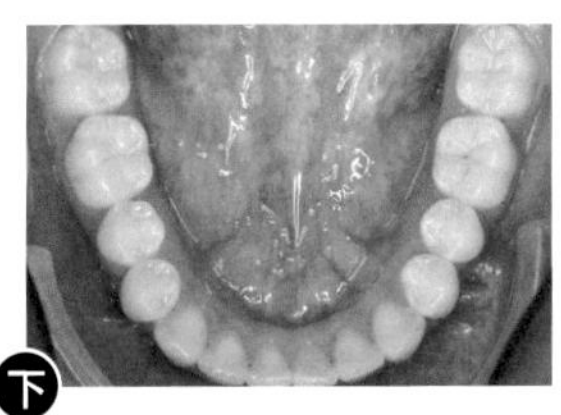

下

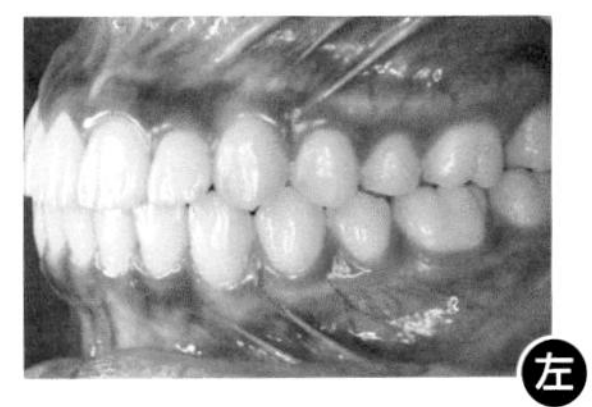

左

## progress

**犬歯・前歯リトラクション**

Canine, Anterior Retraction

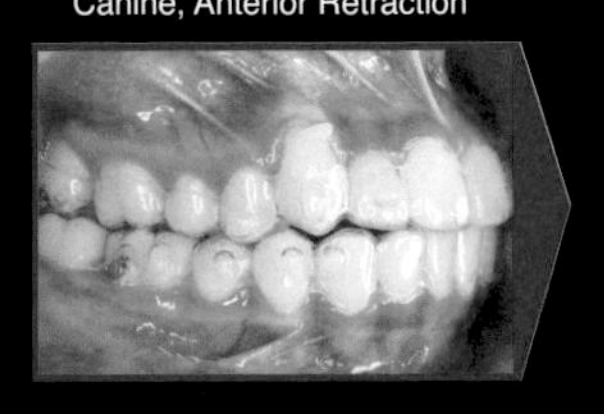

**前歯部トルクコントロール**

Torque Control

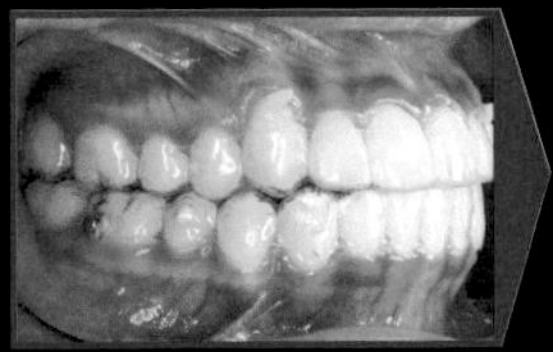

※トルクコントロール＝回転移動・調整

**最終時**

Final

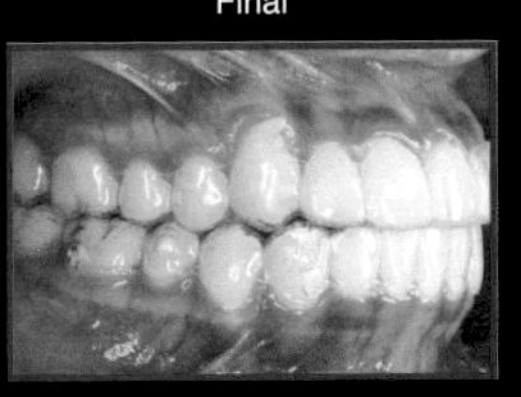

case 03

# 狭窄歯列・出っ歯

High canine crowding / 1st premolars extraction

▶10代 女性 Female

KARTE

前歯がガタガタで上の前歯の先が出ている状態です。叢生、第一小臼歯はすでに抜歯されている状態です。

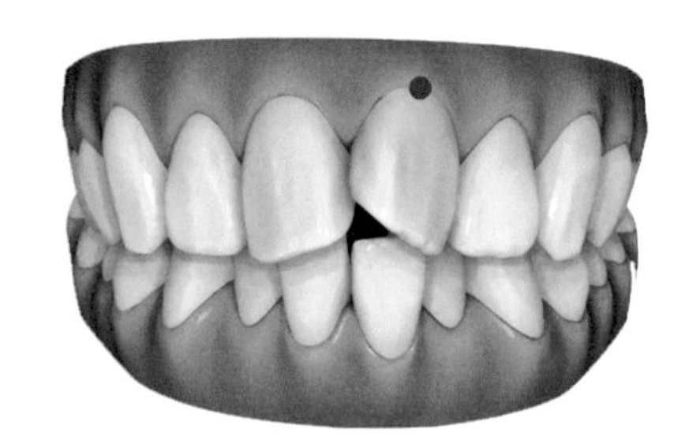

## 治療前

INITIAL

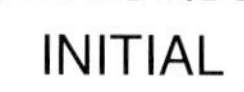

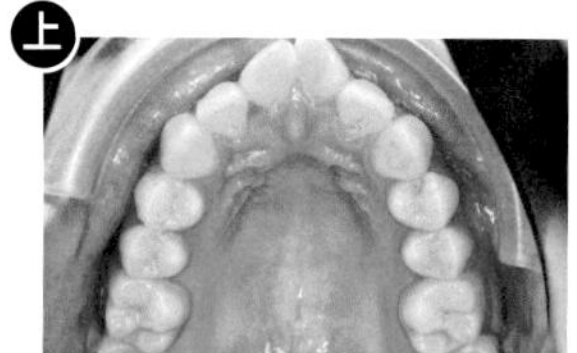


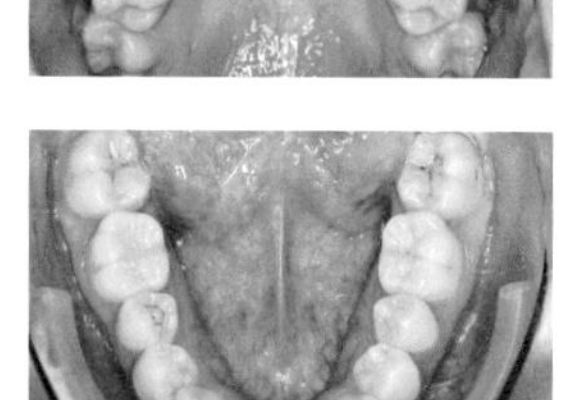


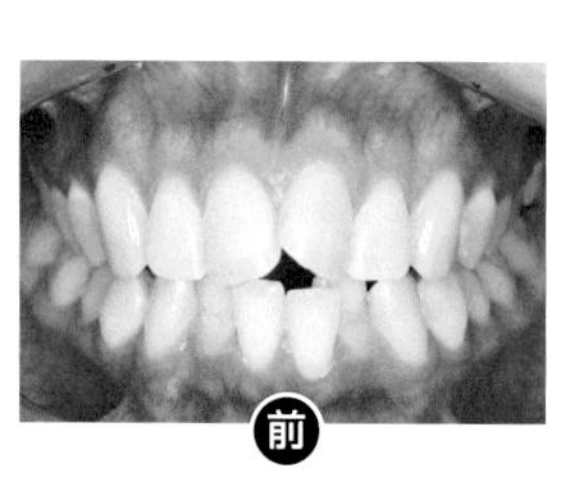


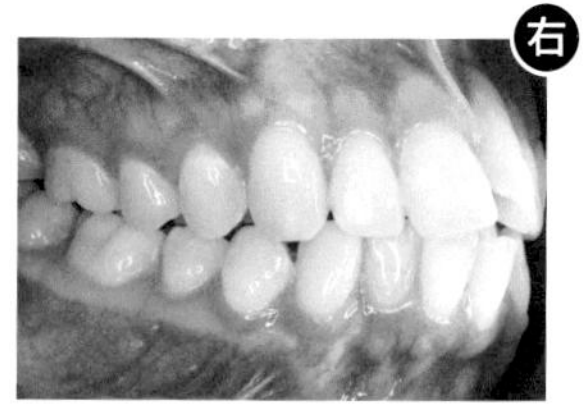


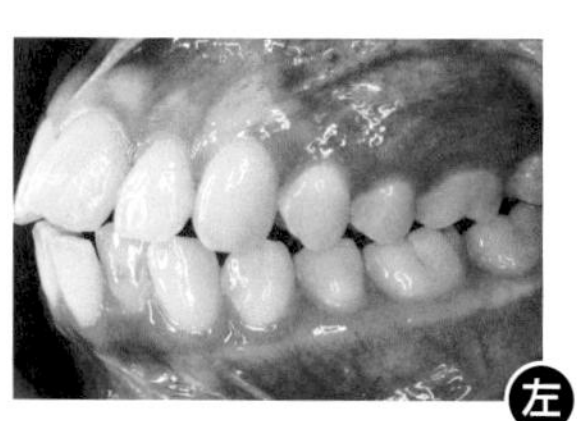


## 「インビザライン」による矯正の経過

**大臼歯遠心移動**
Molars Distalization

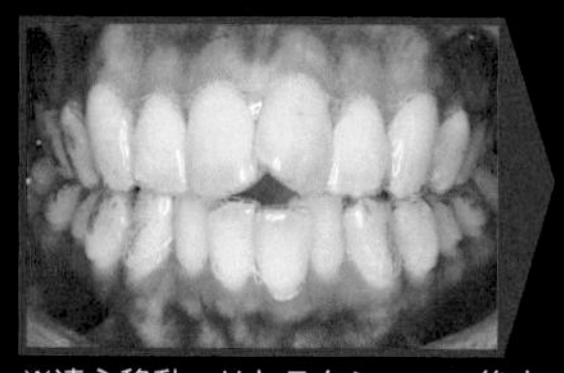

**小臼歯遠心移動**
Pre Molars Distalization

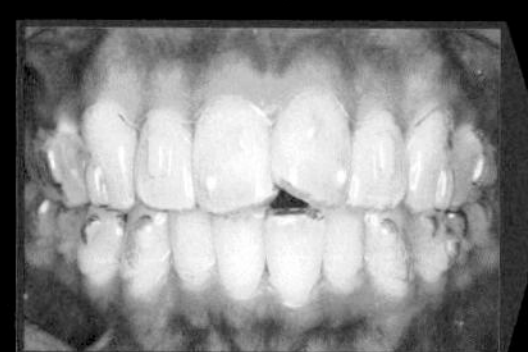

**犬歯リトラクション**
Canine Retraction

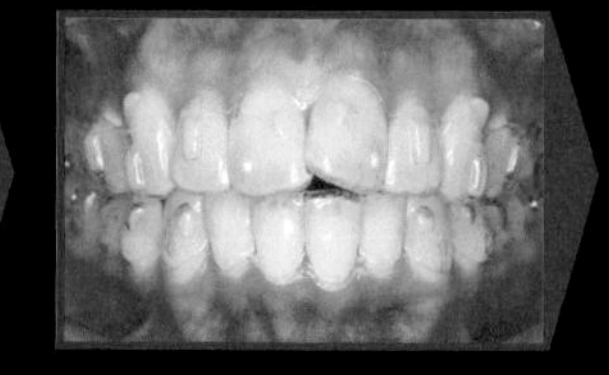

※遠心移動、リトラクション≒後方への移動

## 治療のポイント

- 非抜歯
- 上下歯列側方拡大
- 上顎大臼歯遠心移動（後方に下げる）
- 前歯部配列
- 智歯抜歯

上顎前歯の叢生部分（ガタガタ）を側方に歯列を拡大し、抜歯をせずに治療を終了しました。

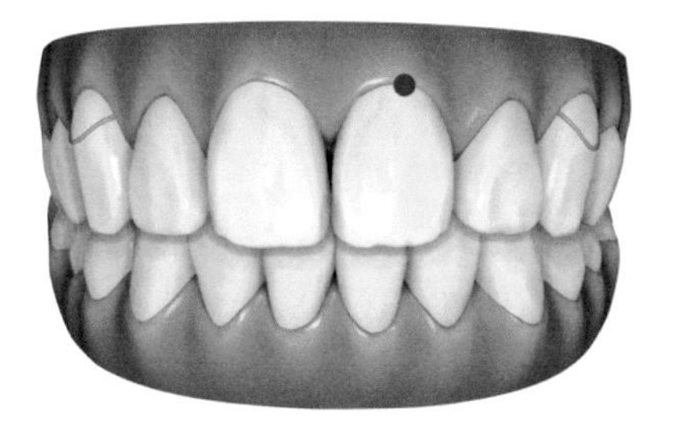

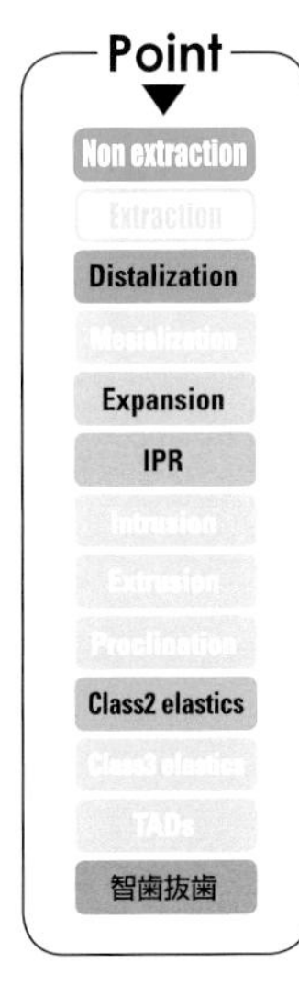


## 治療後

FINAL

上

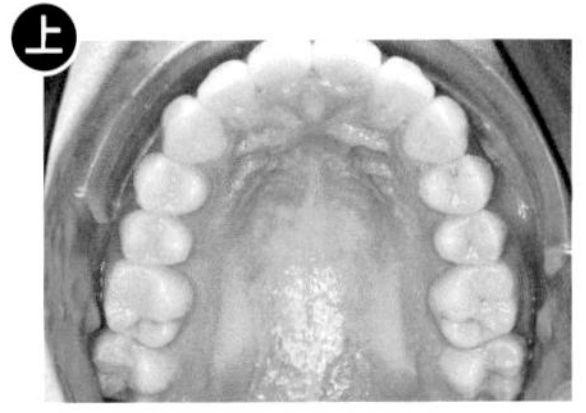

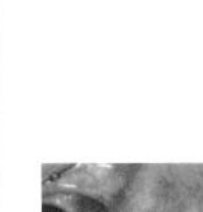

右

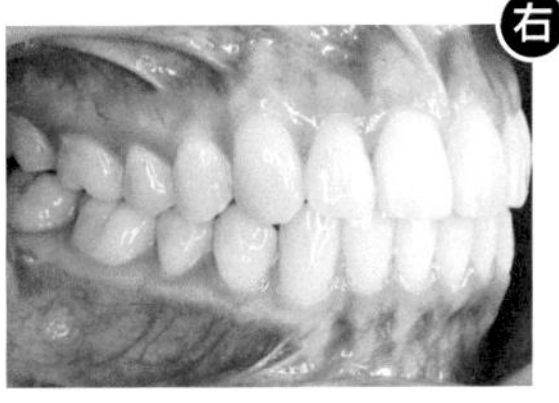

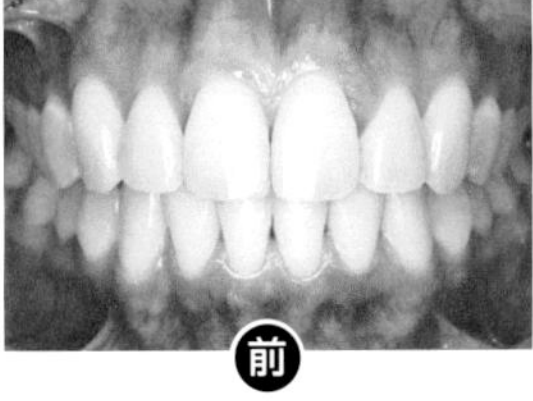

前

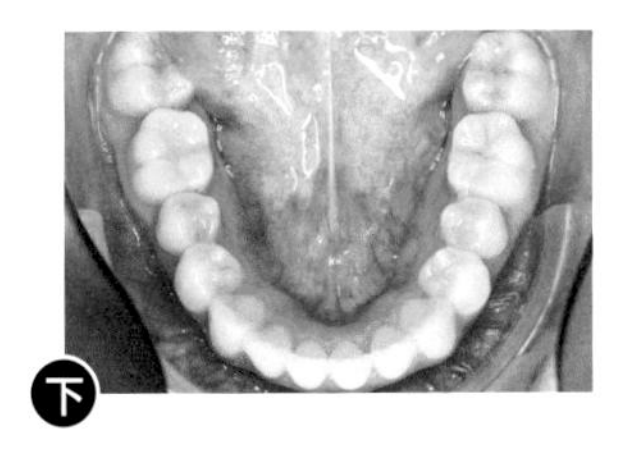

下

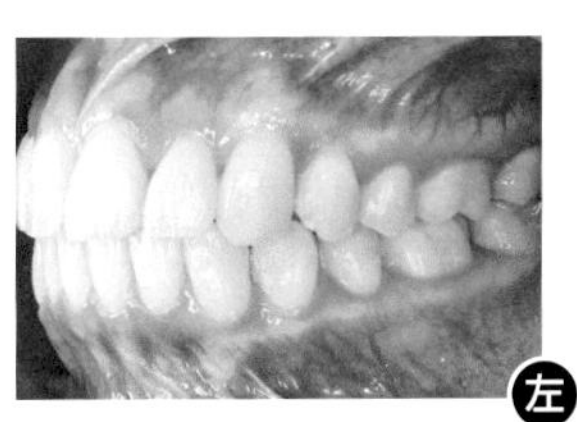

左

progress

**犬歯・前歯リトラクション**
Canine, Anterior Retraction

**前歯部トルクコントロール**
Torque Control

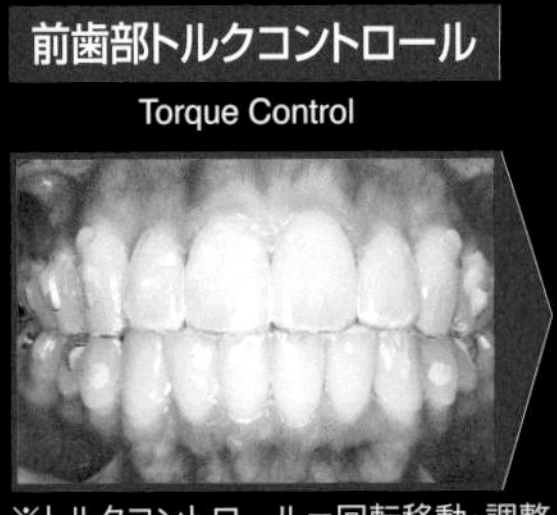

※トルクコントロール＝回転移動・調整

**最終時**
Final

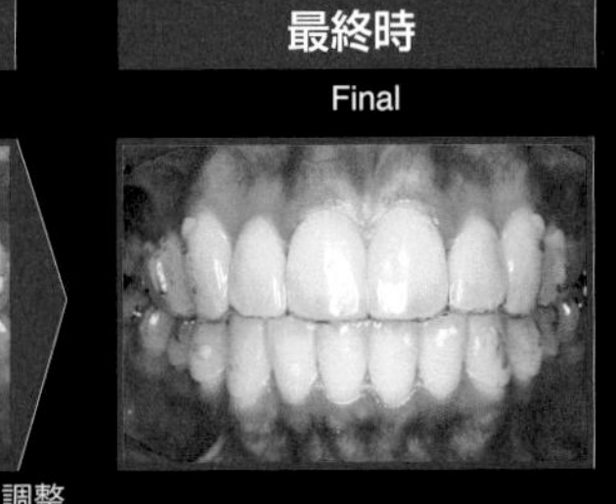

case 04

# 叢生・側切歯舌側転位

そう せい そく せっ し ぜっ そく てん い

Clowding lareral incisor instanding

▶10代 女性 Female

KARTE

前歯がガタガタで、側切歯が内側に生えています。

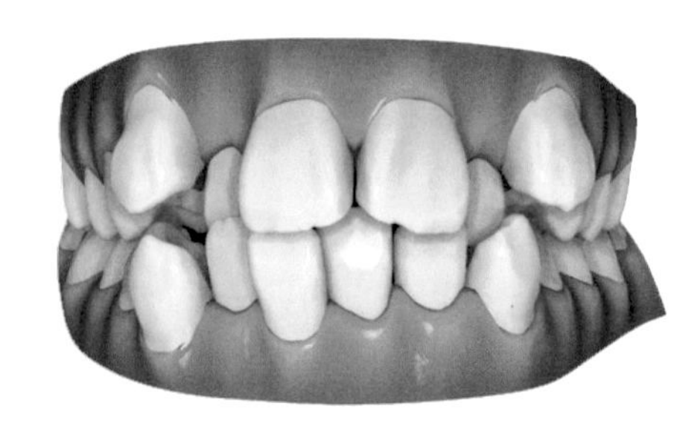

## 治療前

INITIAL

上

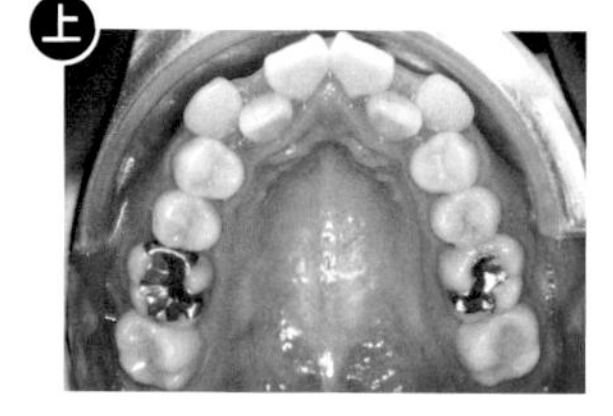

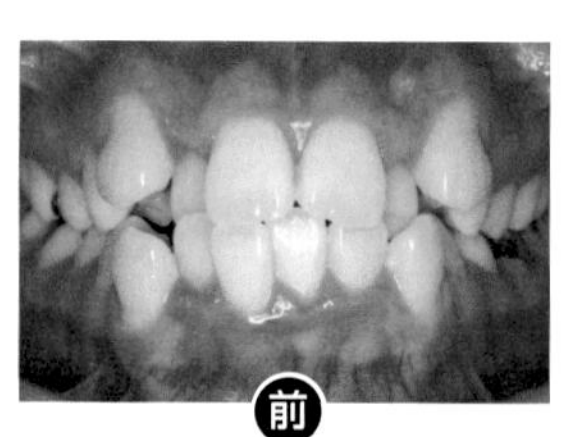

前

右

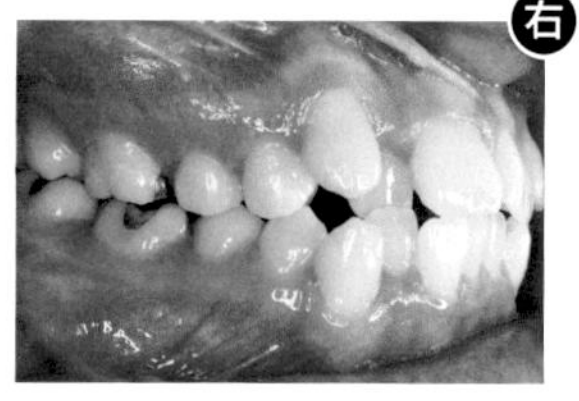

下

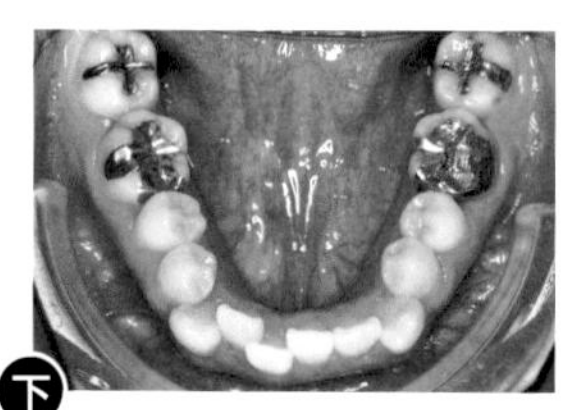

左

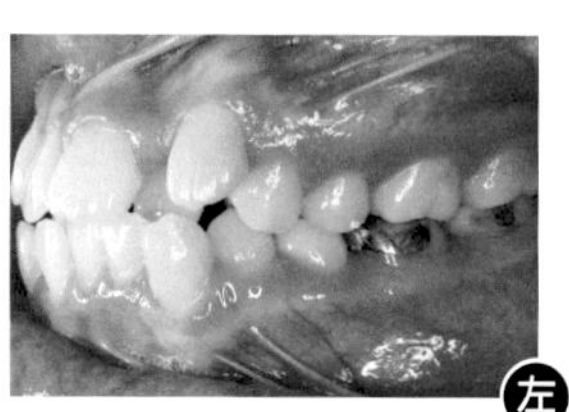

## 「インビザライン」による矯正の経過

大臼歯遠心移動

Molars Distalization

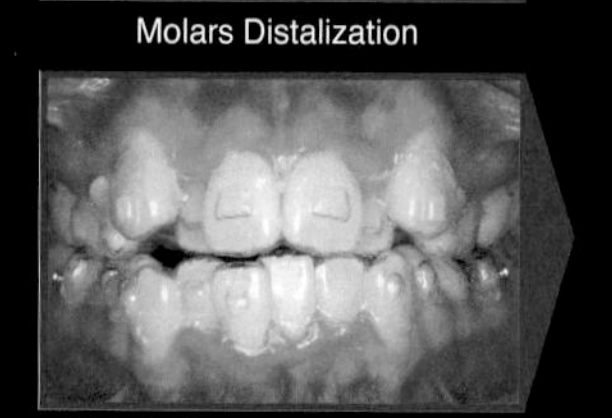

小臼歯遠心移動

Pre Molars Distalization

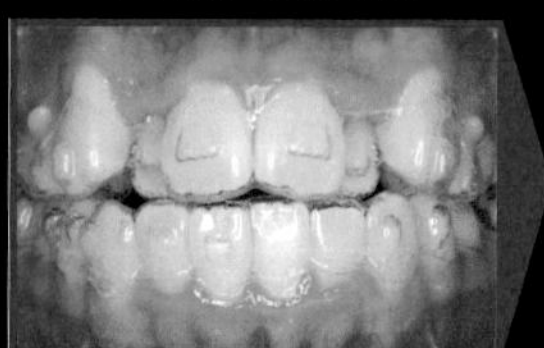

犬歯リトラクション

Canine Retraction

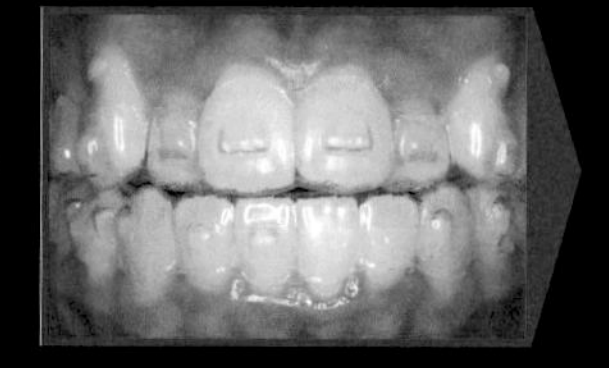

※遠心移動、リトラクション≒後方への移動

## 治療のポイント

- 非抜歯
- 上下歯列側方拡大
- 大臼歯遠心移動（後方に下げる）
- 矯正用エラスティック（ゴム）使用
- IPR（隣接面削合）
- 智歯抜歯

上顎前歯の叢生部分（ガタガタ）を側方に歯列を拡大し、抜歯をせずに治療を終了しました。

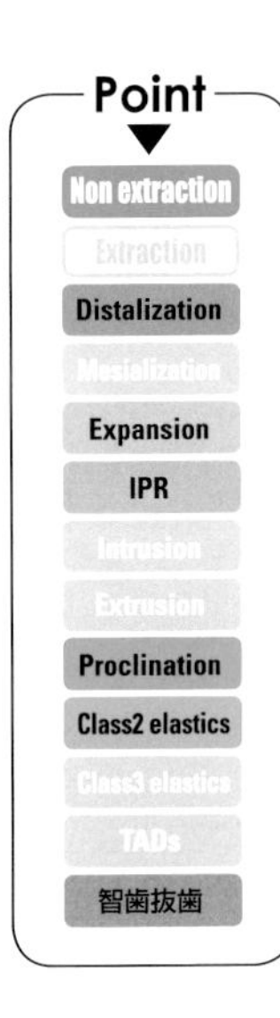


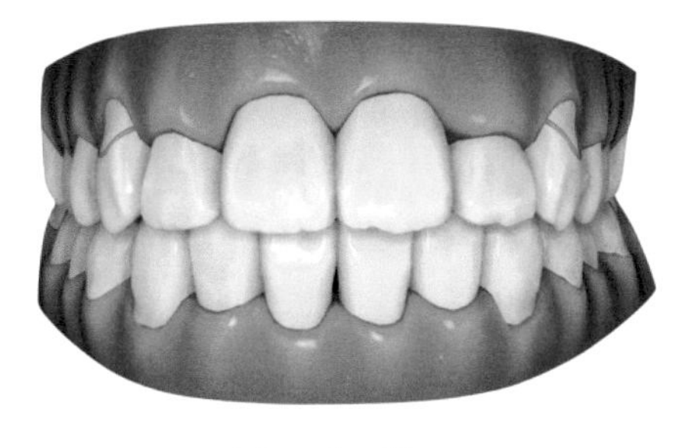

## 治療後

FINAL

上

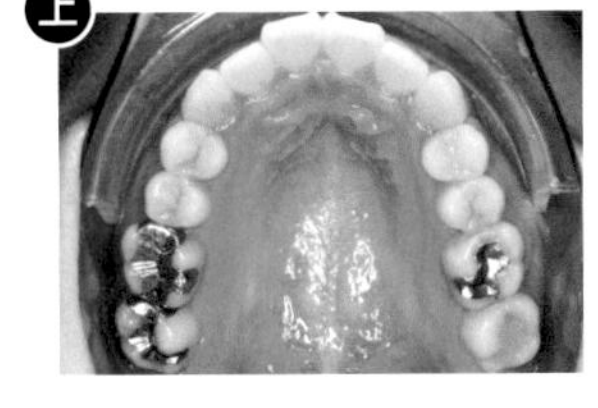

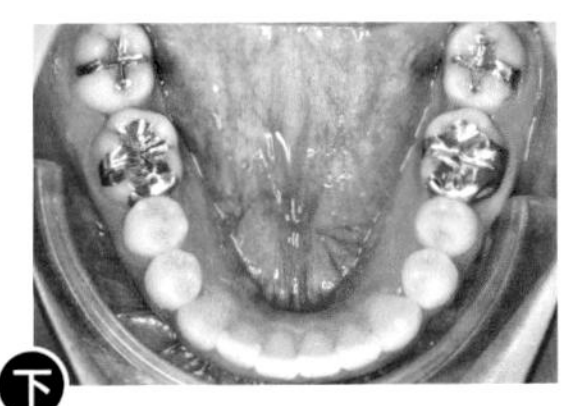

下

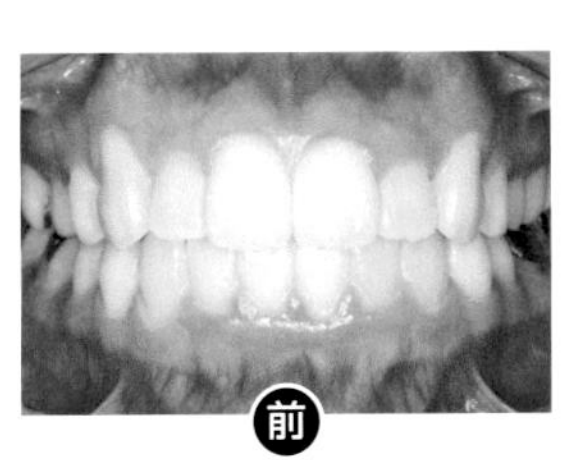

前

右

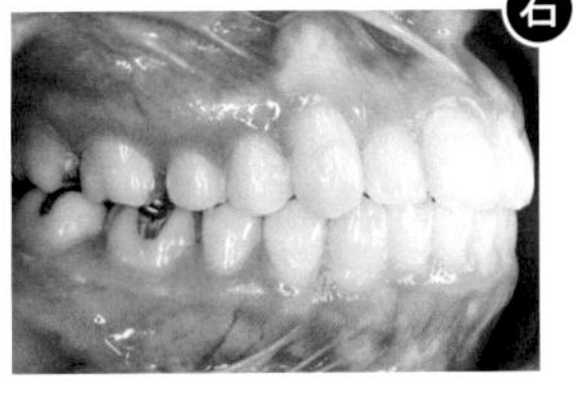

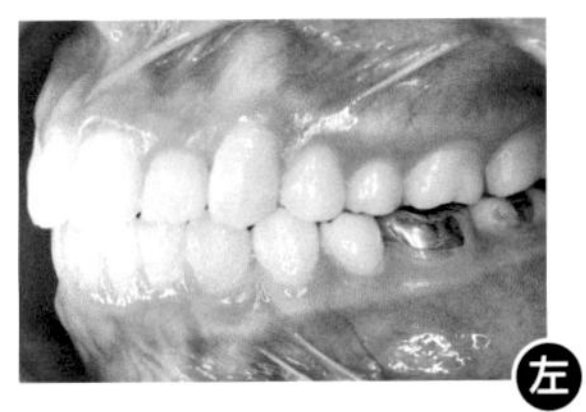

左

### progress

**犬歯・前歯の配列**
Canine, Anterior Alignment

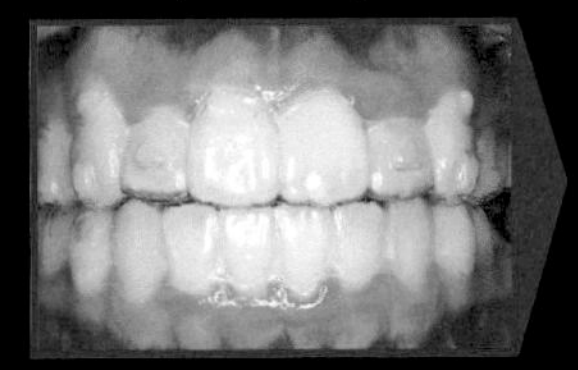

**前歯部トルクコントロール**
Torque Control

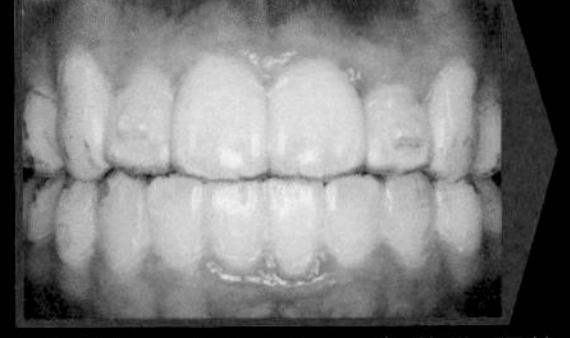

※トルクコントロール＝回転移動・調整

**最終時**
Final

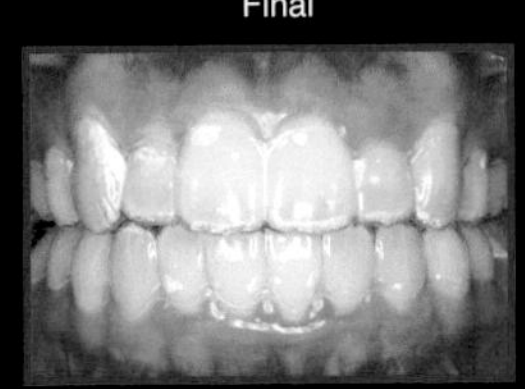

case 05

# 上顎前突過蓋咬合

じょうがくぜんとつかがいこうごう

Upper protrusion deep bite

▶20代 男性 Male

KARTE

上の前歯が下の前歯に深くかぶさり、上の前歯の先が出ている状態です。

QR コードを読み込むと、動画がご覧いただけます。

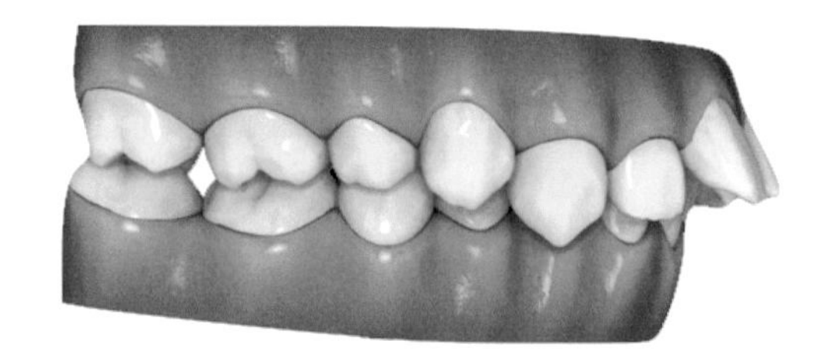

## 治療前

INITIAL

上

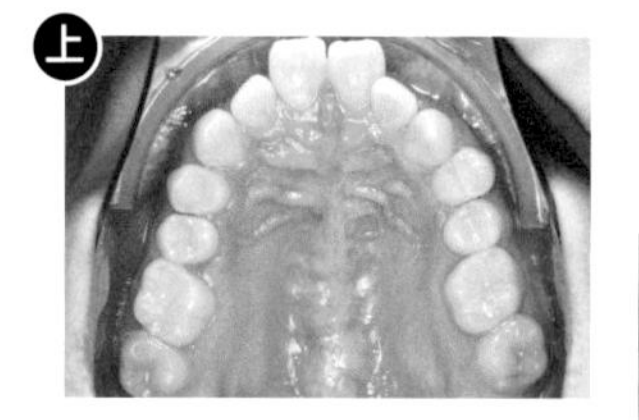

右

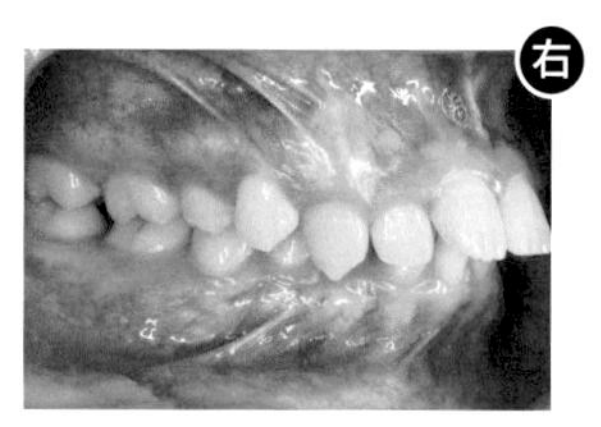

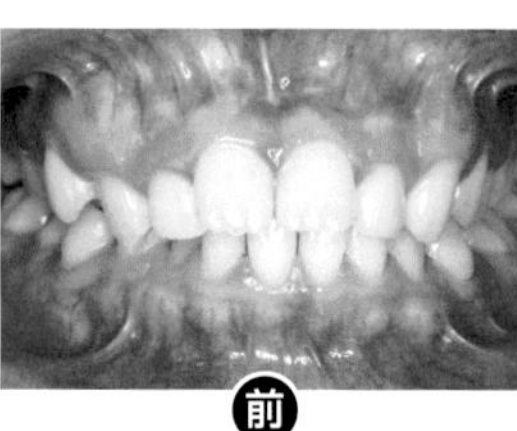

前

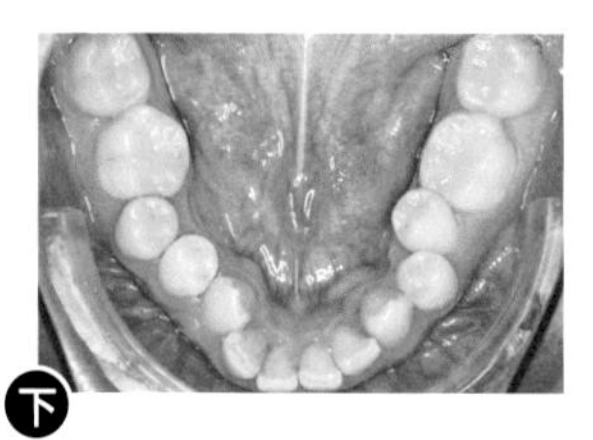

下

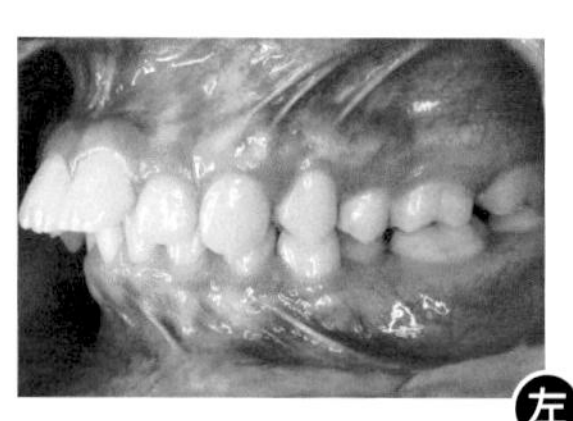

左

## 「インビザライン」による矯正の経過

大臼歯遠心移動

Molars Distalization

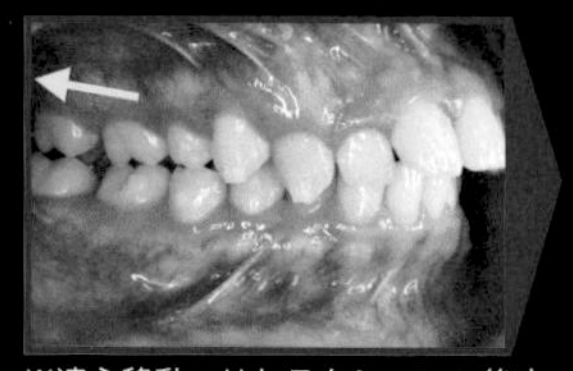

小臼歯遠心移動

Pre Molars Distalization

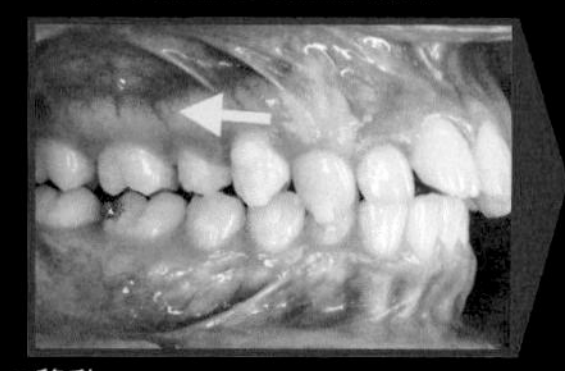

犬歯リトラクション

Canine Retraction

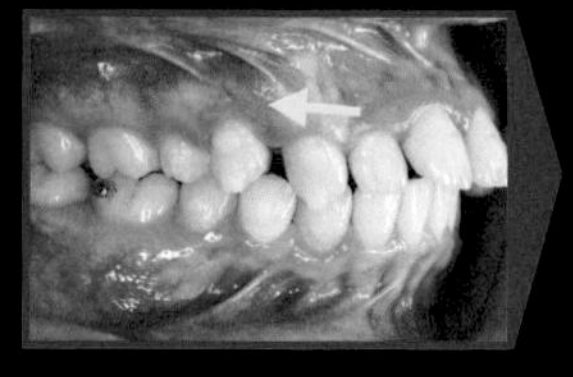

※遠心移動、リトラクション≒後方への移動

## 治療のポイント

- 非抜歯
- 大臼歯遠心移動（後方に下げる）
- 矯正用エラスティック（ゴム）使用
- 下顎前歯の圧下によりスピーカーブ（側面の歯列の湾曲）の改善
- 智歯抜歯

上顎前歯の突出を主訴として来院されました。上顎大臼歯の遠心移動を行い、非抜歯にて大臼歯、小臼歯、犬歯、前歯と順次、後方に移動を行い、治療しました。

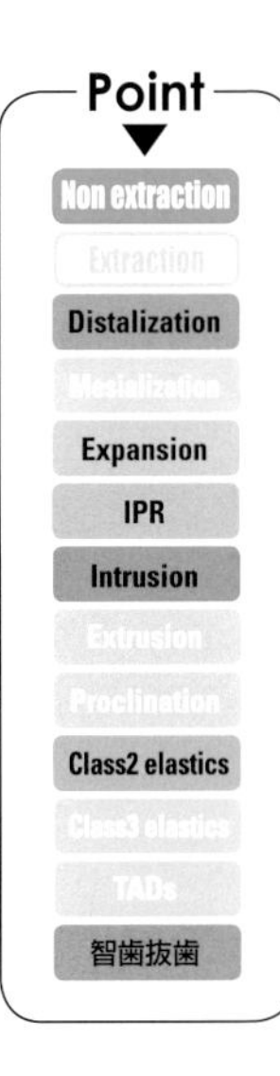


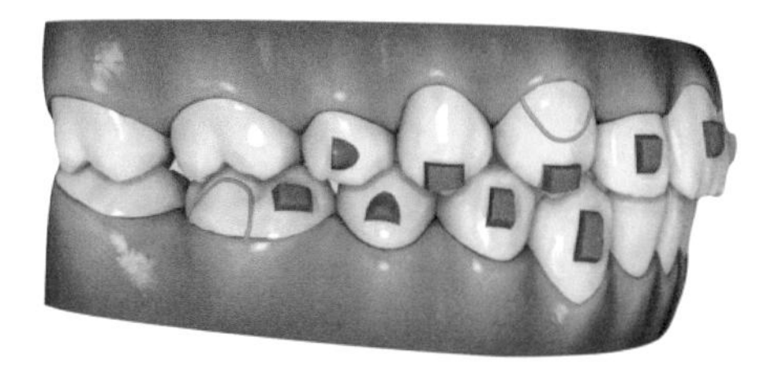

## 治療後

FINAL

上

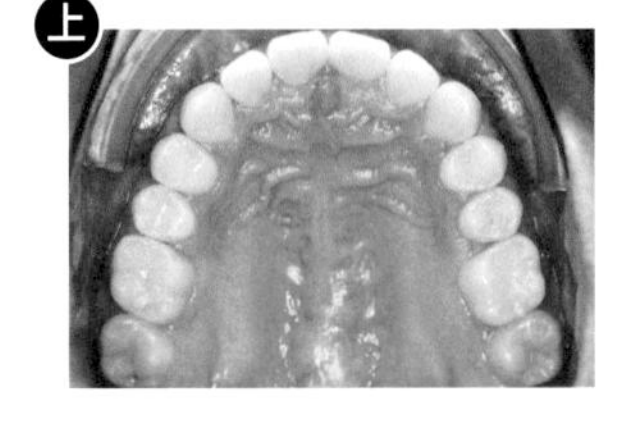

右

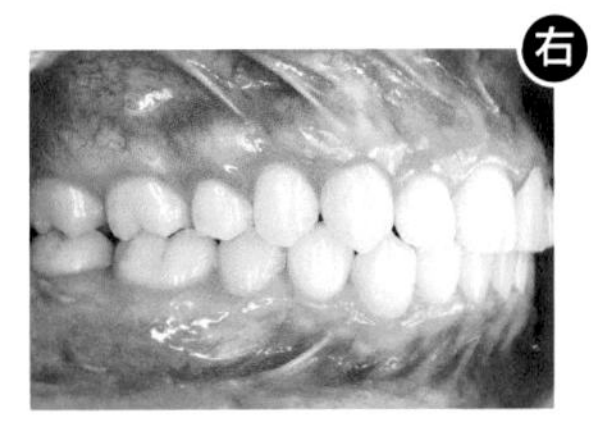

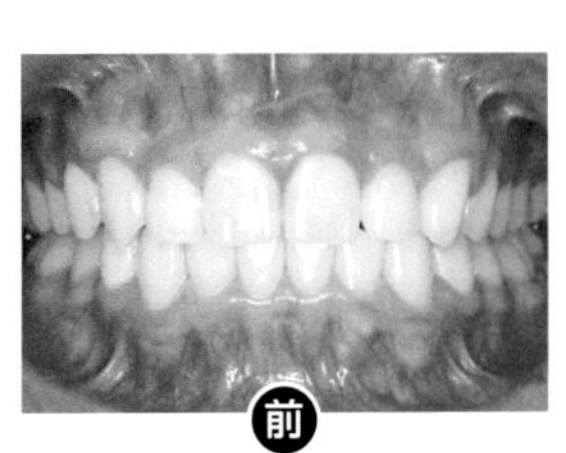

前

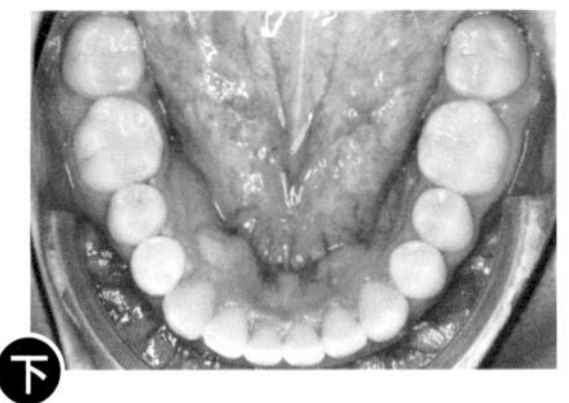

下

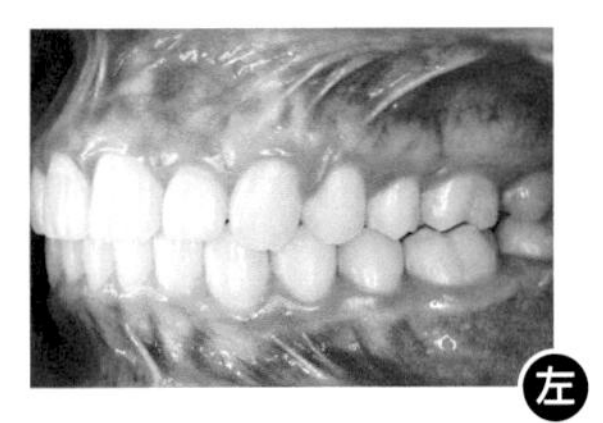

左

### progress

**犬歯・前歯リトラクション**

Canine, Anterior Retraction

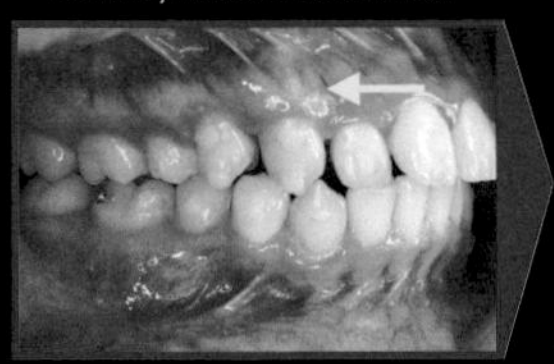

**前歯部トルクコントロール**

Torque Control

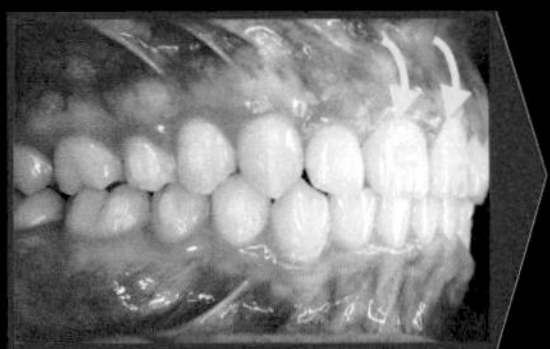

※トルクコントロール＝回転移動・調整

**最終時**

Final

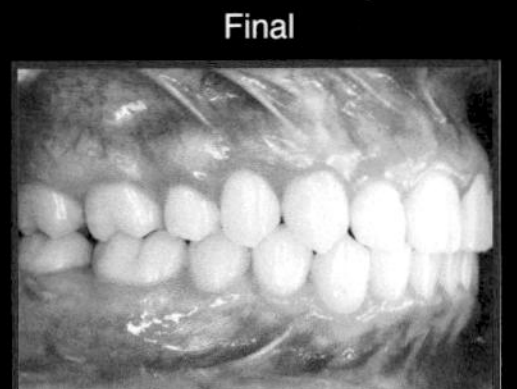

case 06

# 叢生・八重歯・過蓋咬合

Crowding high canine deep bite

▶20代 女性 Female

KARTE

八重歯で、上の前歯が下の前歯に深くかぶさっています。

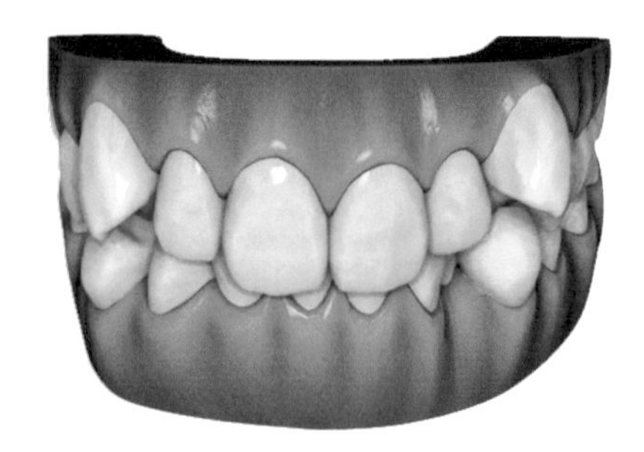

QRコードを読み込むと、動画がご覧いただけます。

## 治療前

INITIAL

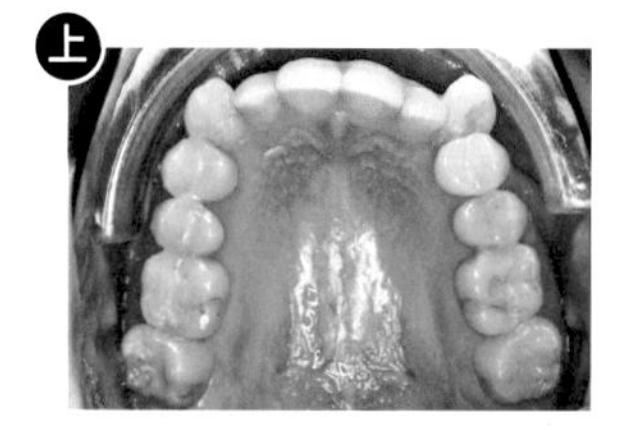

上

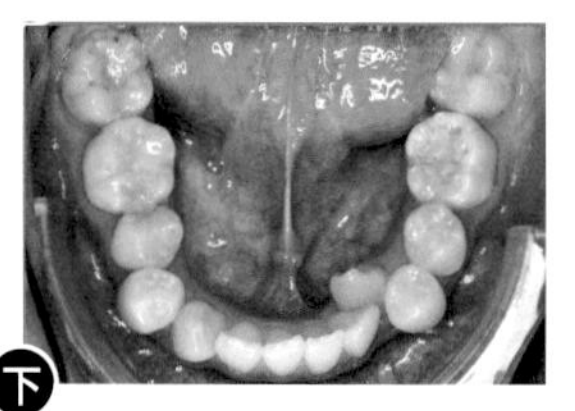

下

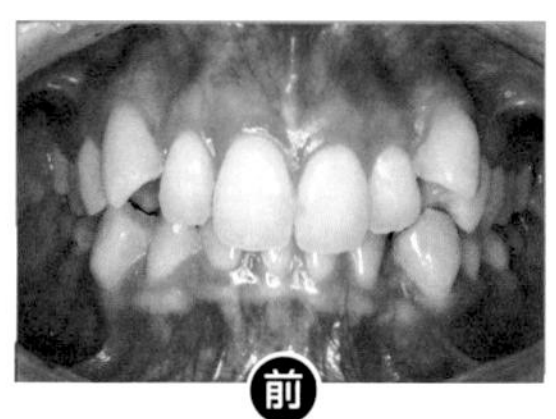

前

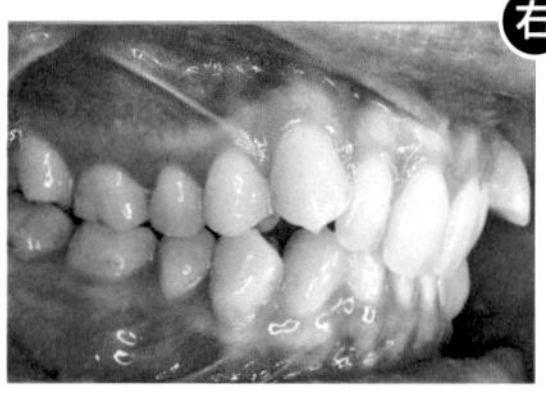

右

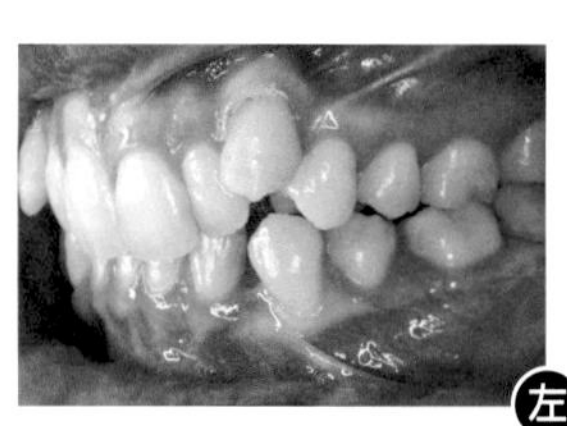

左

## 「インビザライン」による矯正の経過

大臼歯遠心移動

Molars Distalization

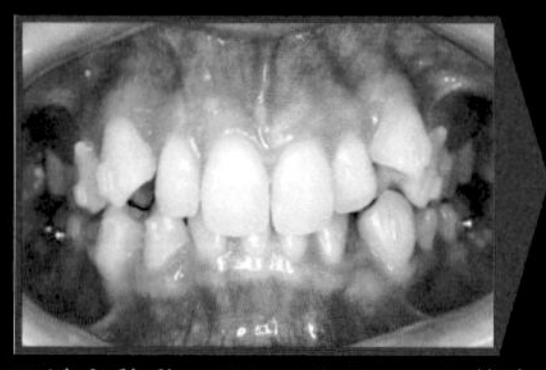

小臼歯遠心移動

Pre Molars Distalization

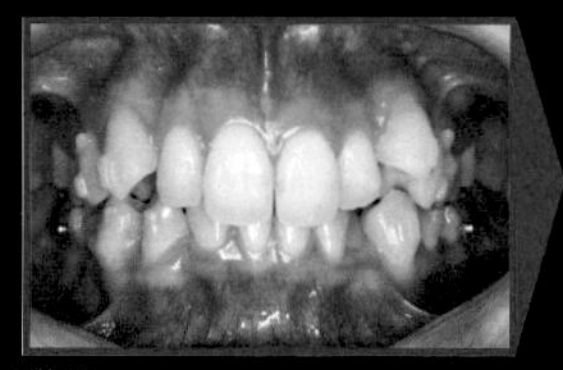

犬歯リトラクション

Canine Retraction

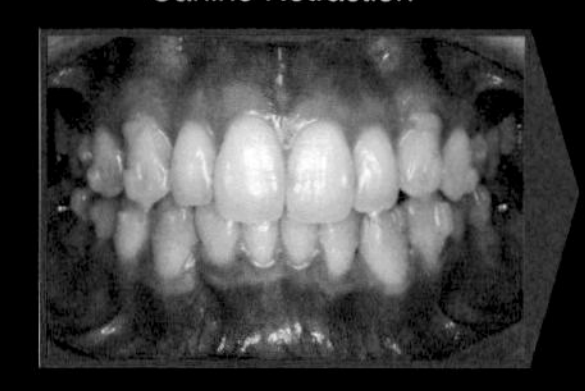

※遠心移動、リトラクション≒後方への移動

## 治療のポイント

- 非抜歯
- 上下歯列側方拡大
- 上顎大臼歯遠心移動（後方に下げる）
- 矯正用エラスティック（ゴム）使用
- IPR（隣接面削合）
- 智歯抜歯

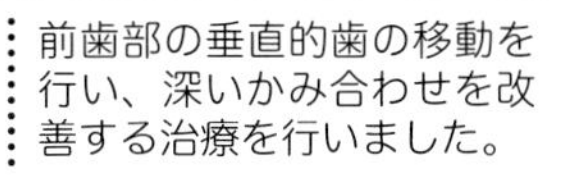
前歯部の垂直的歯の移動を行い、深いかみ合わせを改善する治療を行いました。

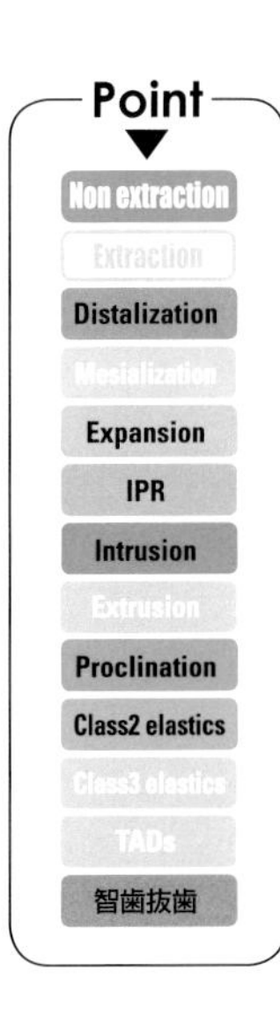


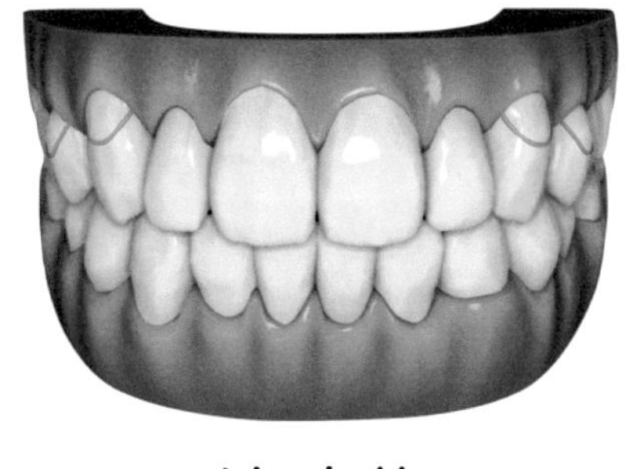

## 治療後

FINAL

上
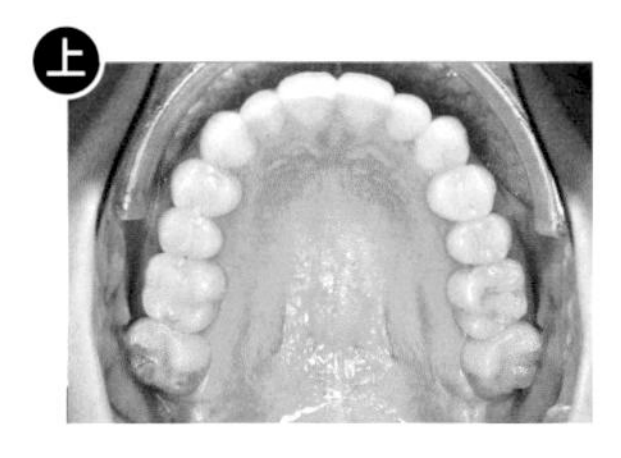

下
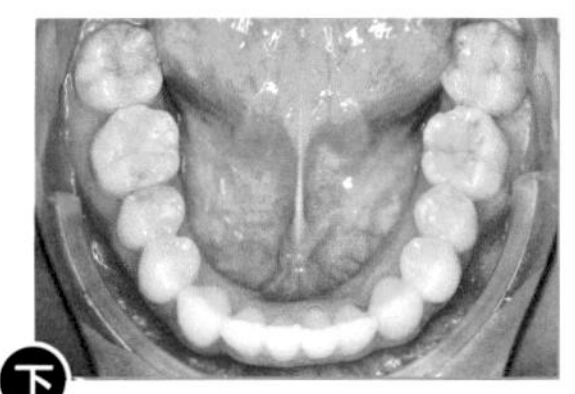

前
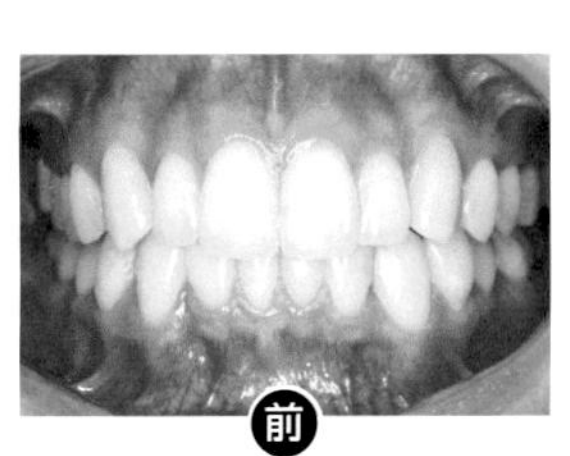

右
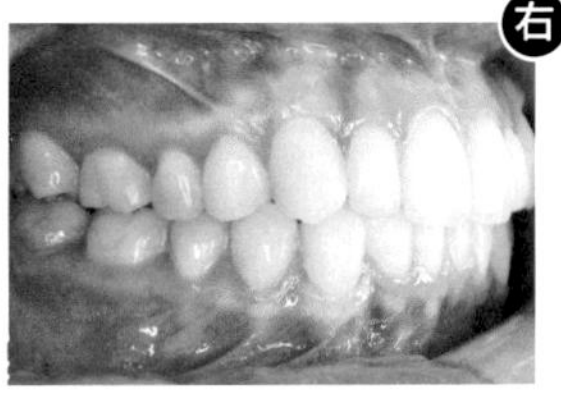

左
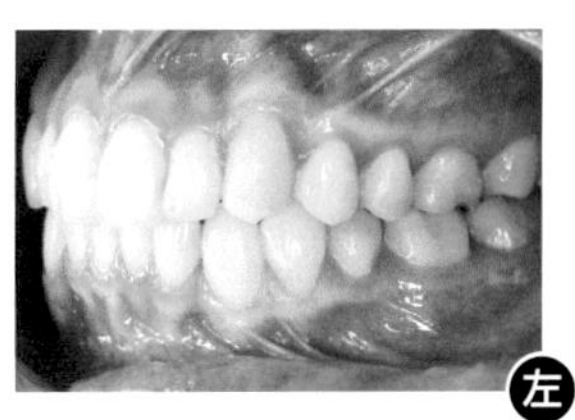

progress

**犬歯・前歯リトラクション**
Canine, Anterior Retraction

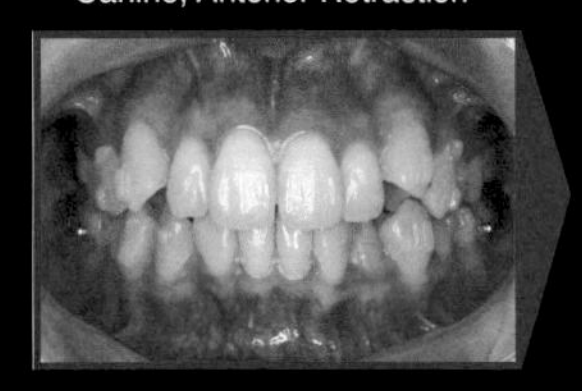

**前歯部トルクコントロール**
Torque Control

※トルクコントロール＝回転移動・調整

**最終時**
Final

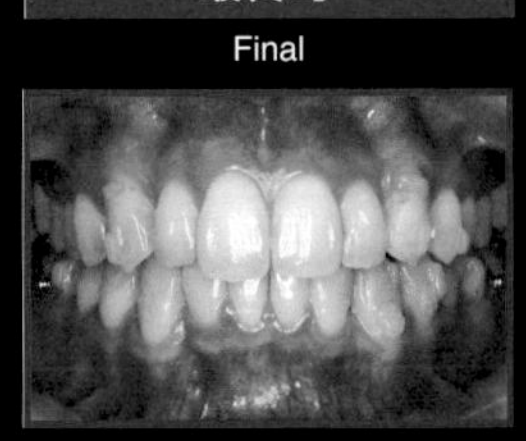

case 07

# 開咬・上顎前突

Openbite

▶20代 女性 Female

KARTE

口を閉じても前歯が触れず、上の前歯が出っ張っている状態です。

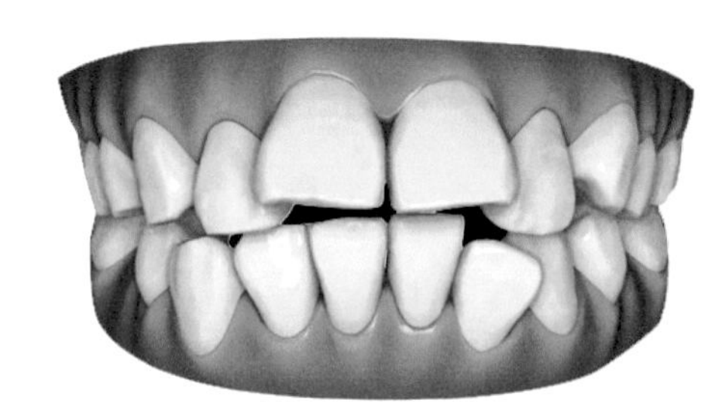

## 治療前

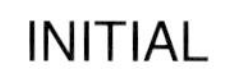

INITIAL

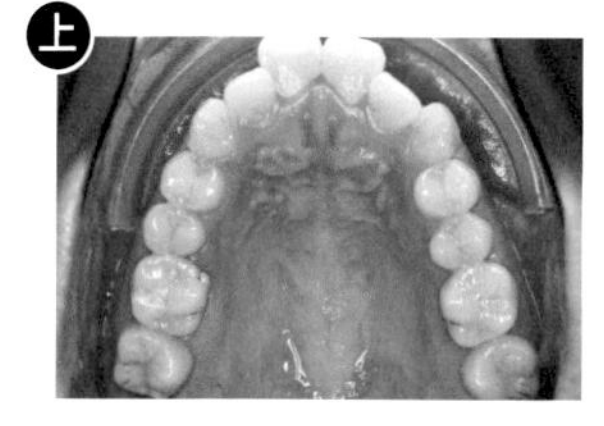

上

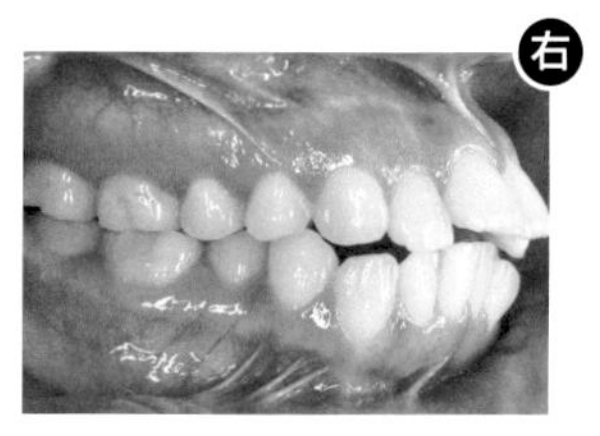

右

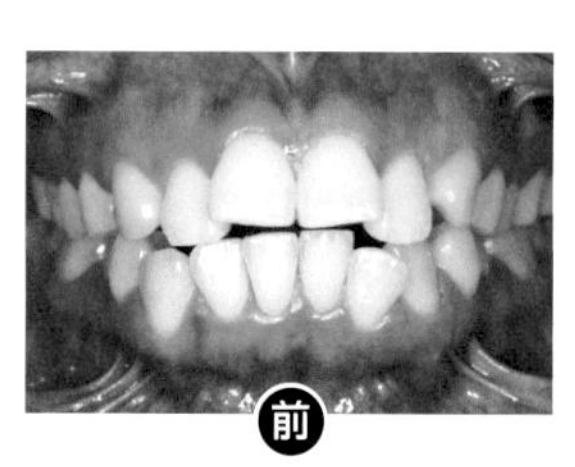

前

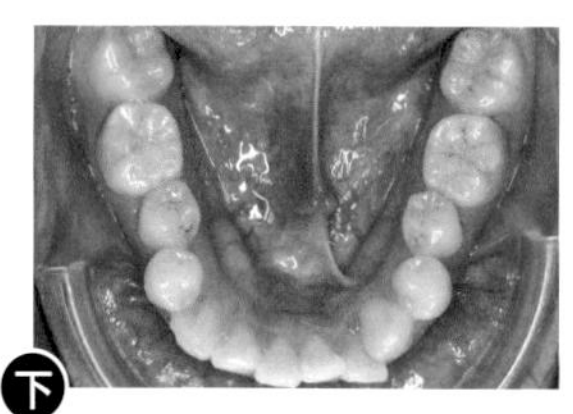

下

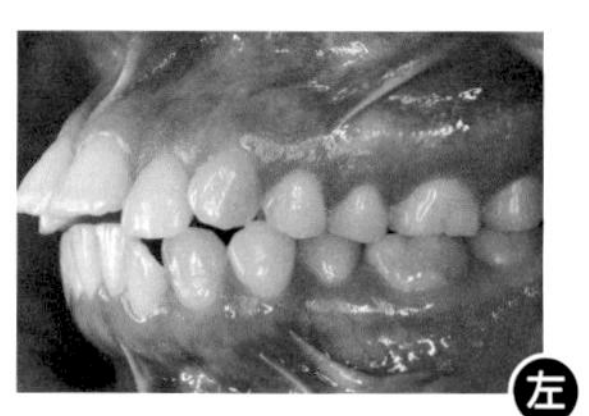

左

## 「インビザライン」による矯正の経過

**臼歯の側方拡大**
Molar Expanshion

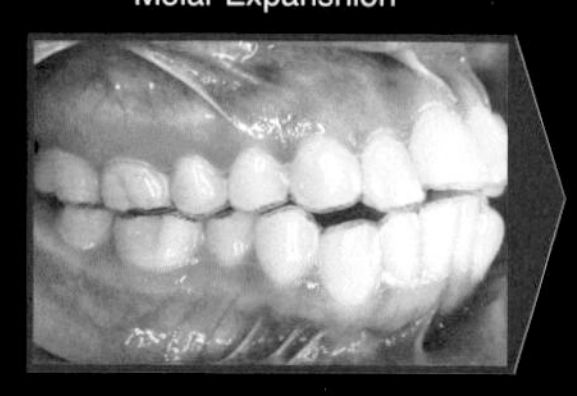

**下顎前歯の挺出**
Lower Anterior Extrusion

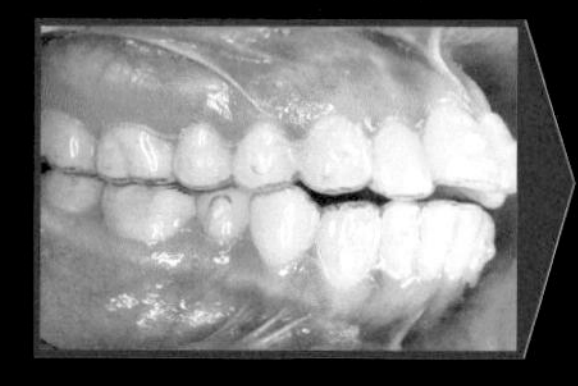

**上顎前歯の挺出**
Upper Anterior Extrusion

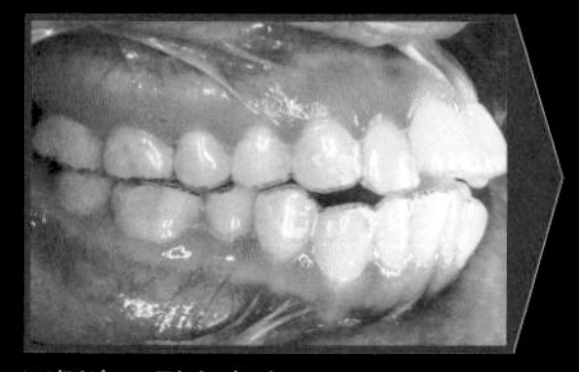

※挺出＝引き出す

## 治療のポイント

- 非抜歯
- 上下歯列側方拡大（後方に下げる）
- IPR（隣接面削合）
- 智歯抜歯

かんでいない前歯部分を垂直的に移動させて咬合するように、治療計画を立てました。

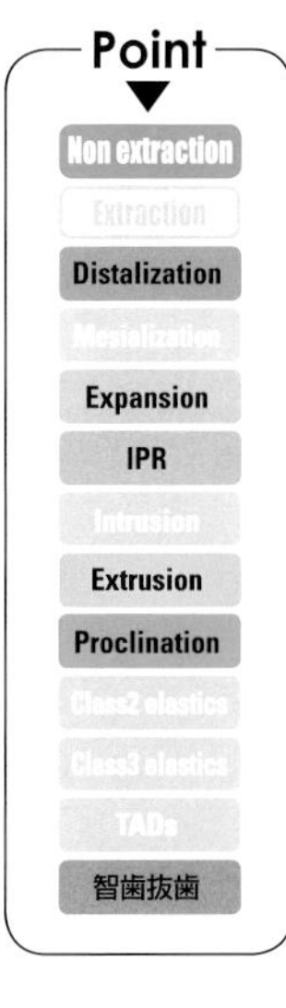


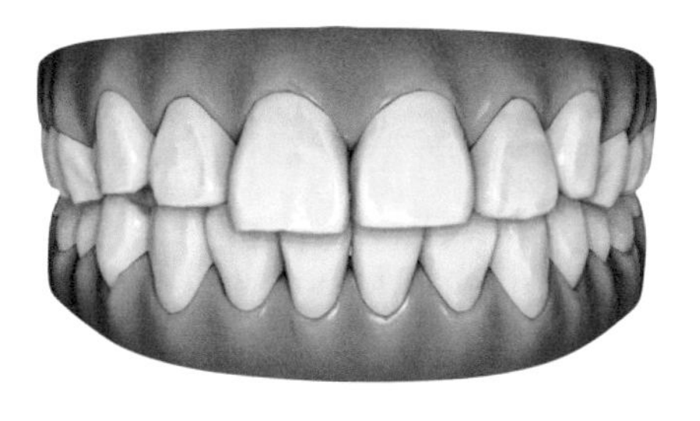

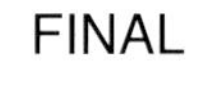

# 治療後

FINAL

上

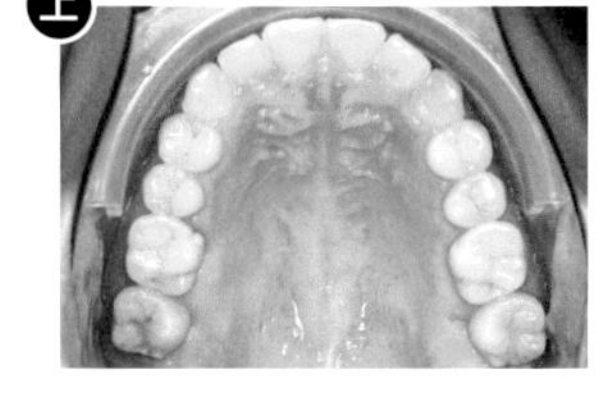

下

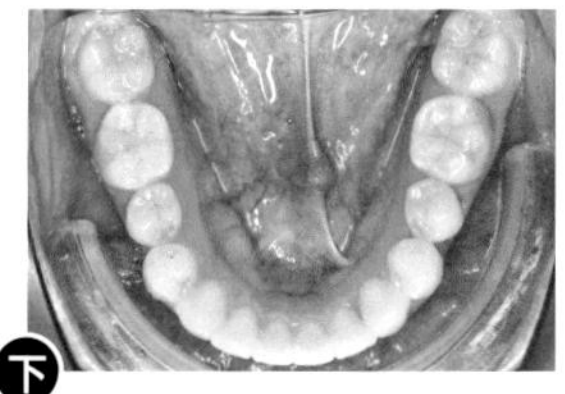

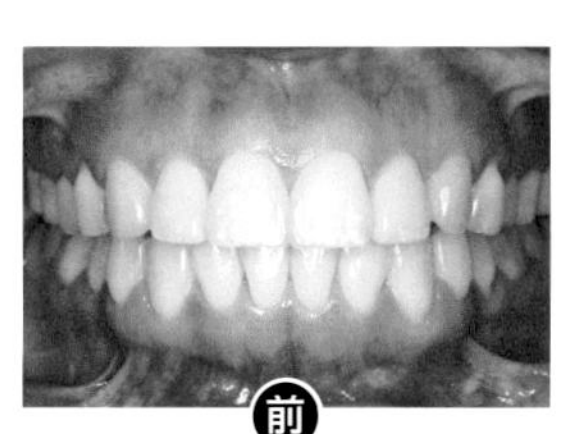

前

右

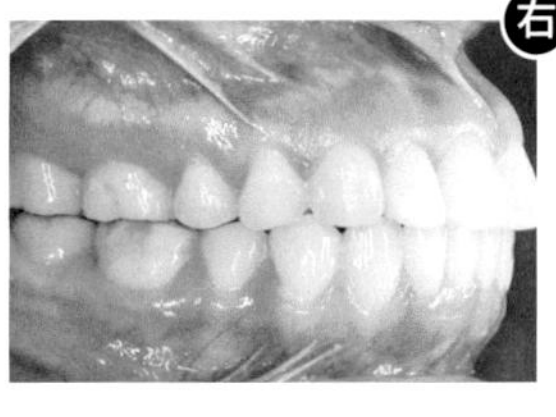

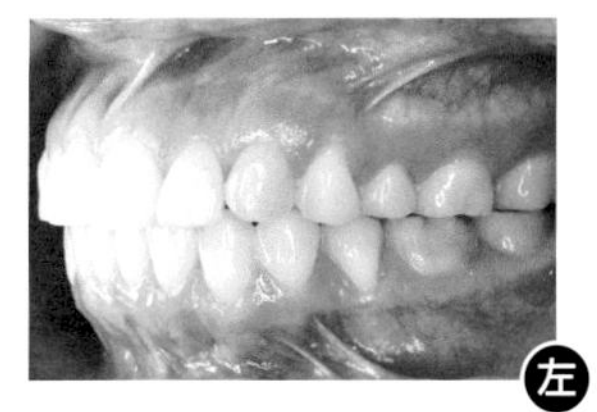

左

progress

**犬歯・前歯の配列**
Canine, Anterior (Alignment)

**前歯部トルクコントロール**
Torque Control

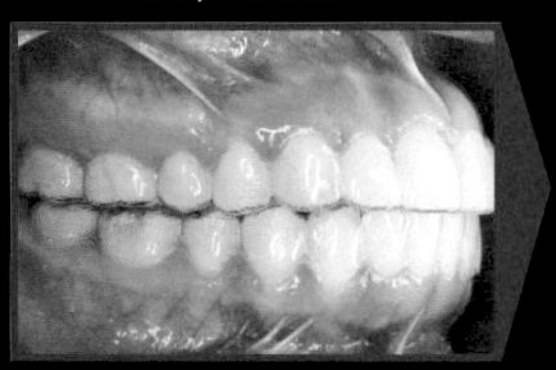

※トルクコントロール＝回転移動・調整

**最終時**
Final

case
08

# 開咬・出っ歯

Openbite / TADs

▶20代 女性 Female

KARTE

前歯が閉じない、上の前歯が前に出ている状態を、矯正用ミニインプラントを用いて治療しました。

QR コードを読み込むと、動画がご覧いただけます。

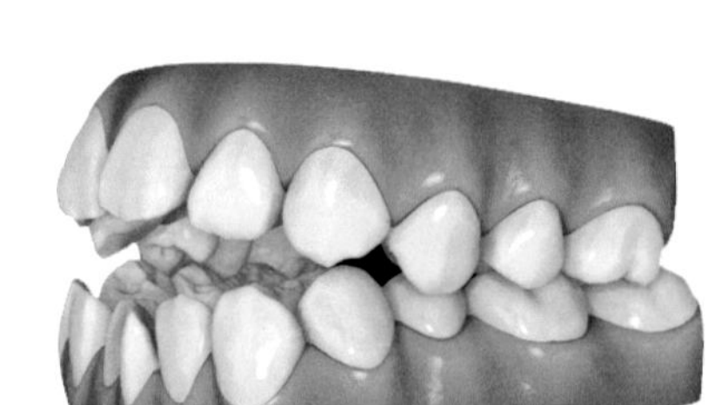

## 治療前

INITIAL

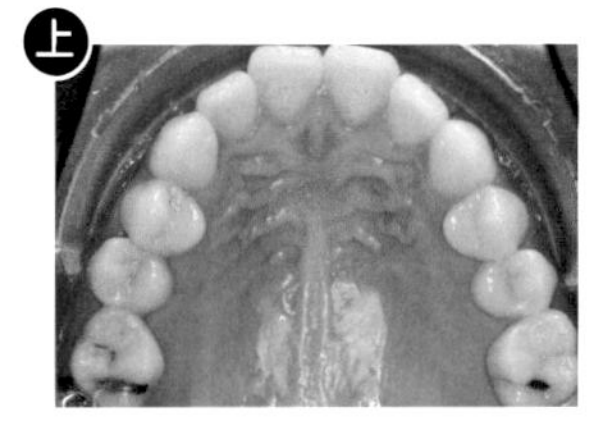
上

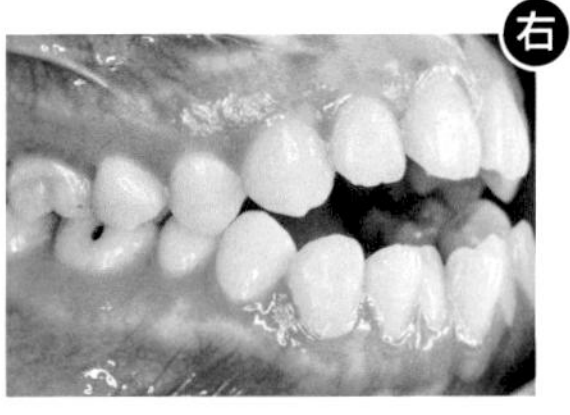
右

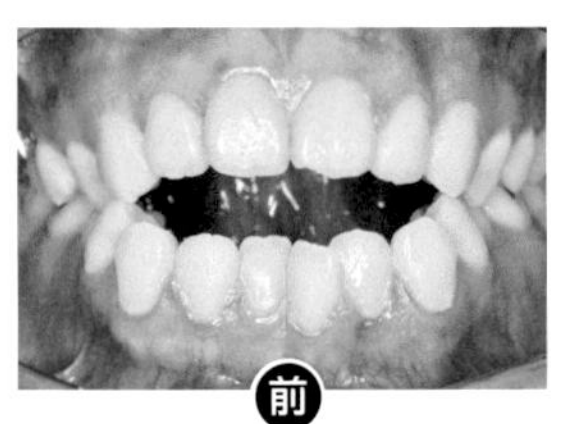
前

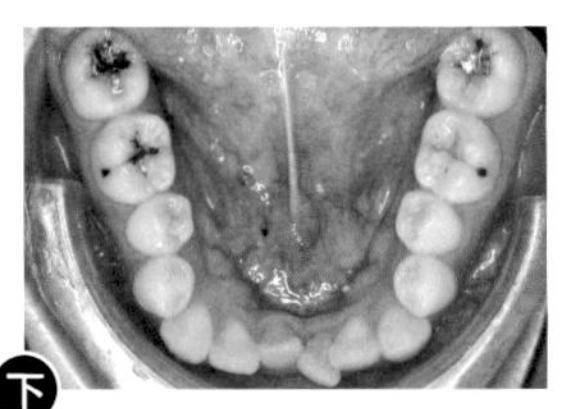
下

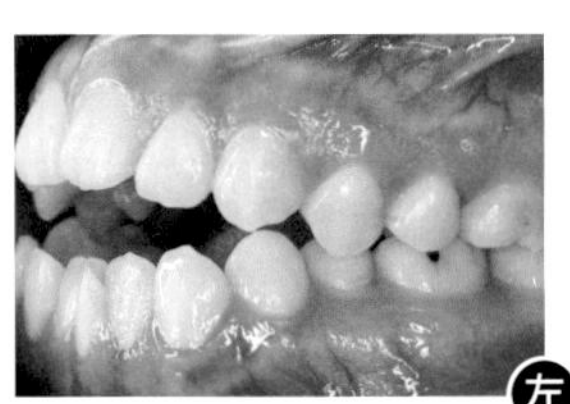
左

## 「インビザライン」による矯正の経過

大臼歯遠心移動＋圧下
Lower Molar, Intrusion

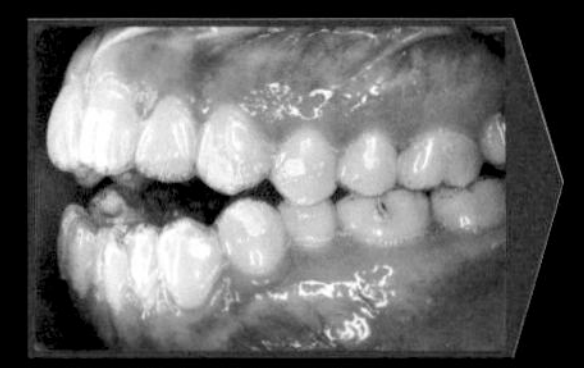

小臼歯遠心移動＋圧下
Lower Premolar, Intrusion

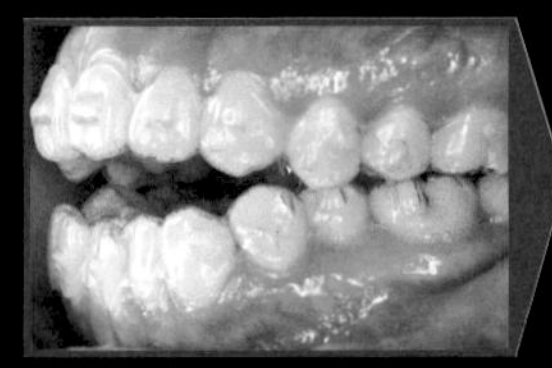

垂直的移動コントロール
Verticul Control

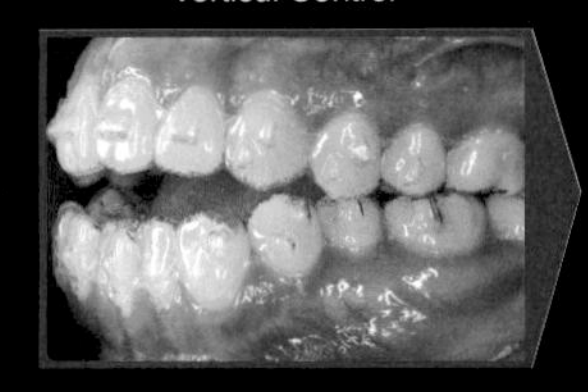

※遠心移動、リトラクション≒後方への移動　※圧下＝押し込む

## 治療のポイント

- 非抜歯
- 下顎大臼歯圧下（押し込む）
- 前歯のアタッチメントによるトルクコントロール（回転移動）
- エラスティック（ゴム）を TADs（矯正用ミニインプラント）から牽引

前歯部の開咬の改善の垂直的コントロールと、下顎大臼歯の遠心移動を、TADs を用いて行いました。

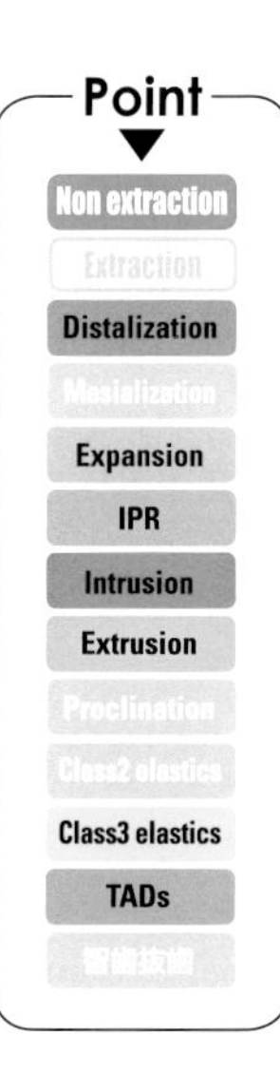


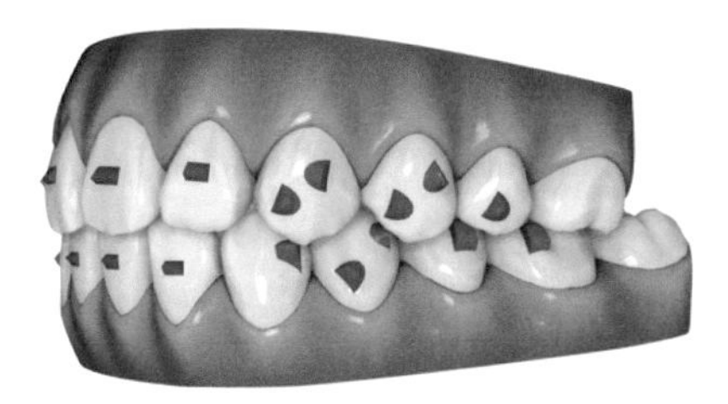

# 治療後

FINAL

上

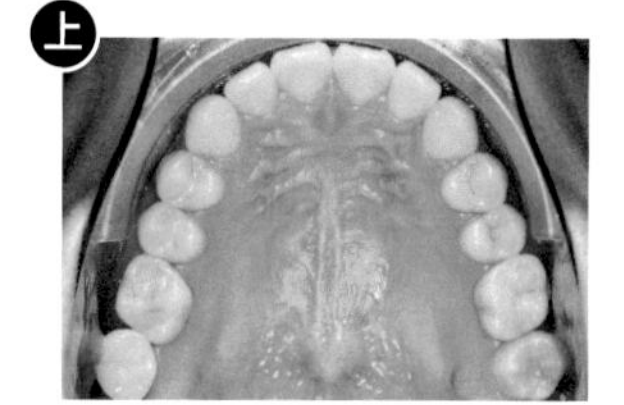

右

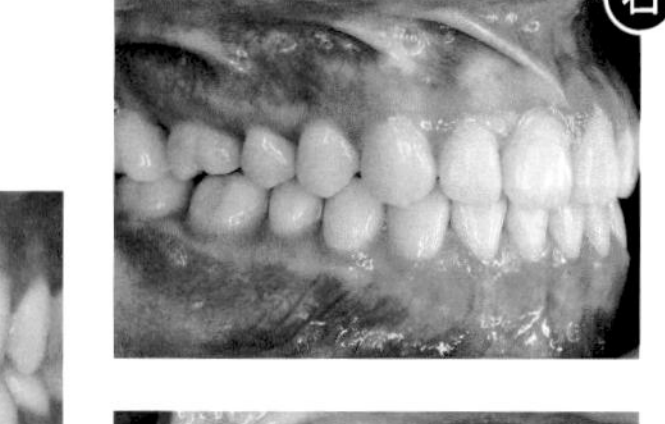

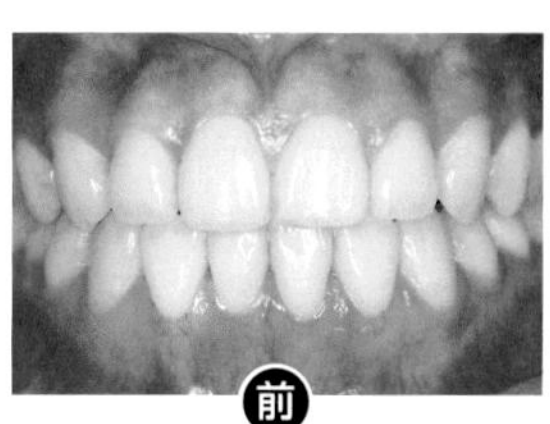

前

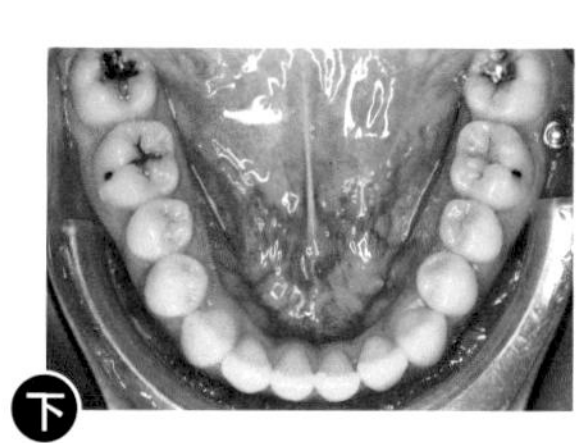

下

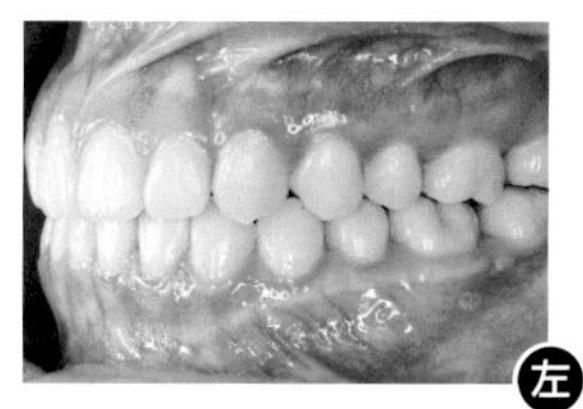

左

progress

### 犬歯・前歯リトラクション

Lower anterior retroction with TADs

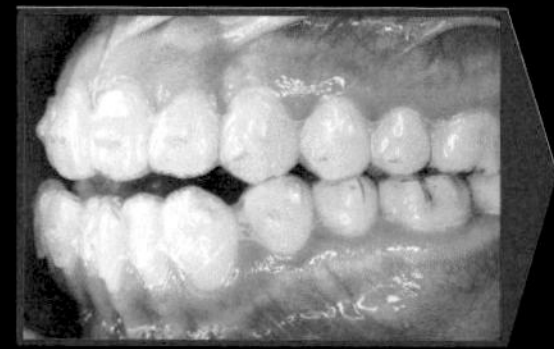

※矯正用ミニインプラント使用

### 仕上げ・微調整

Ditailing

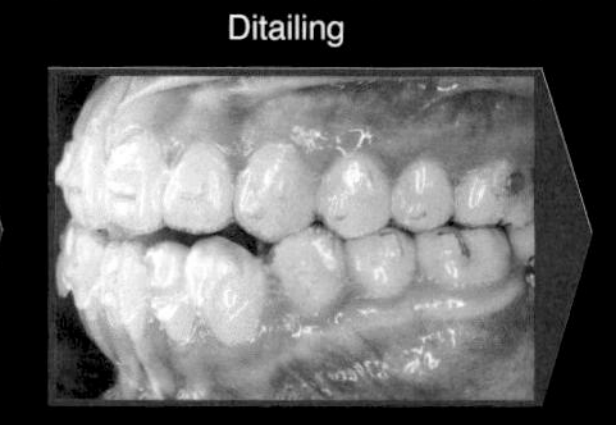

### 最終時

Final

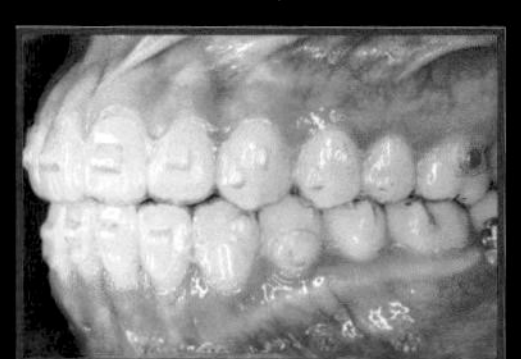

case 09

KARTE

# 開咬・出っ歯
（かいこう・でっぱ）

Openbite

▶20代 女性 Female

前歯が閉じない、上の前歯が前に出ている状態です。

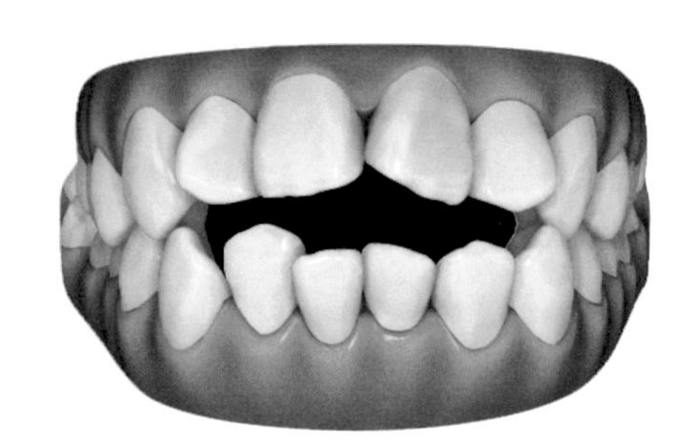

## 治療前

INITIAL

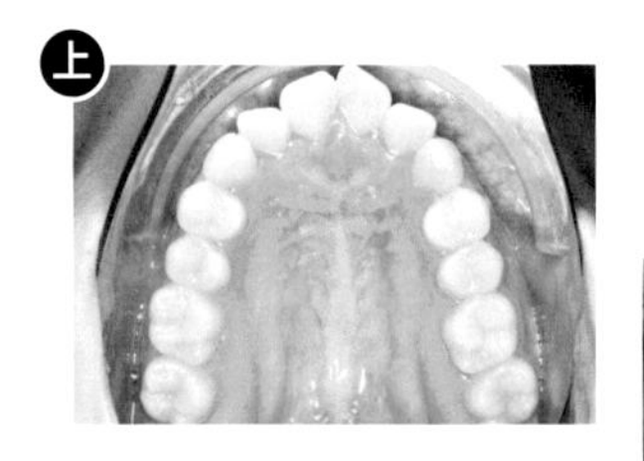

上

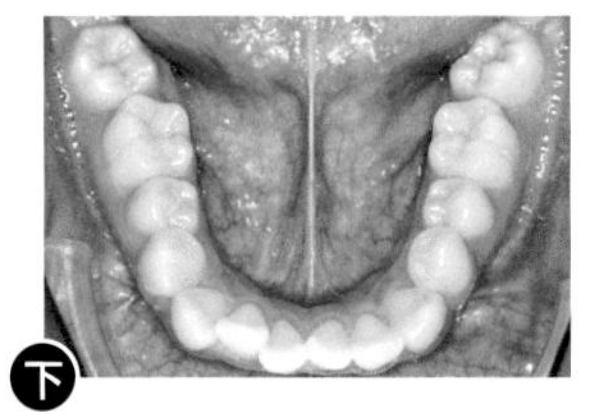

下

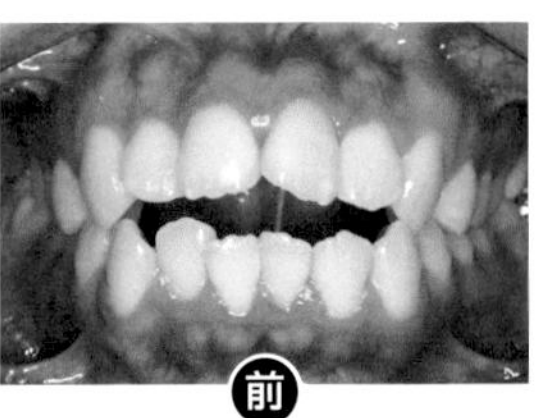

前

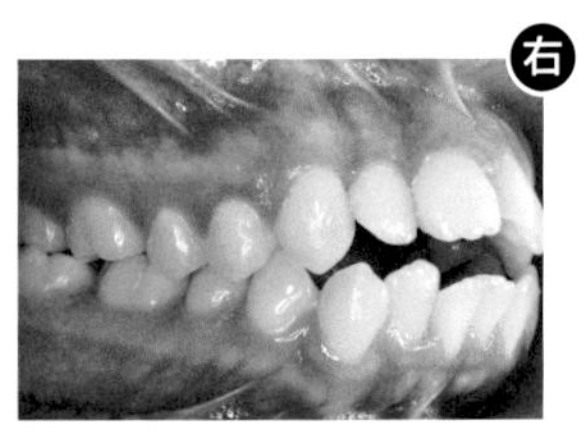

右

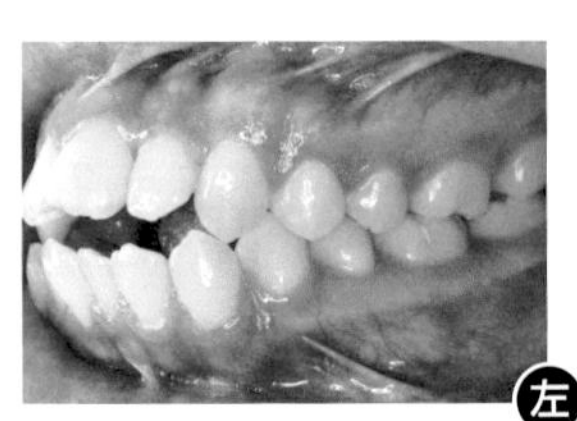

左

## 「インビザライン」による矯正の経過

最初のアライナー

1st aligner set

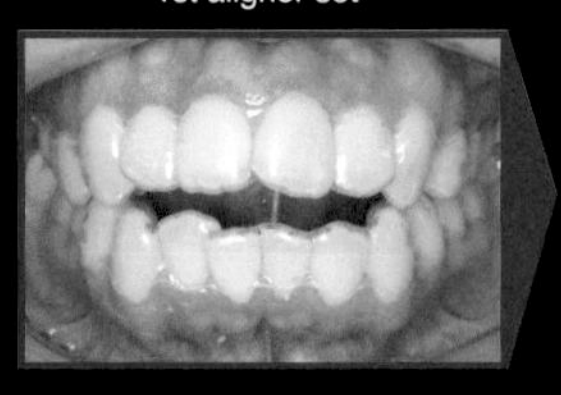

アタッチメント装着

Attachment On

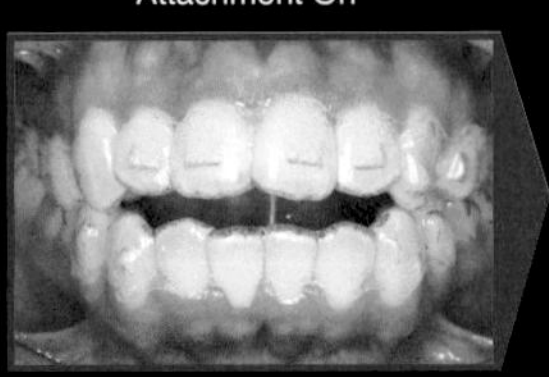

前歯の挺出

Auterior Extrusion

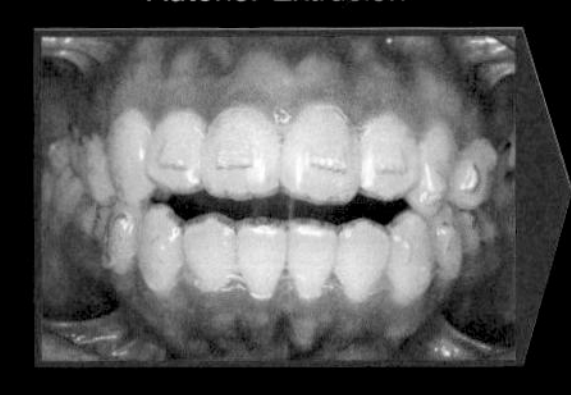

## 治療のポイント

- 非抜歯
- 臼歯の側方拡大
- 前歯の挺出(引き出す)
- IPR(隣接面削合)
- 智歯抜歯

前歯を歯を押し出さないように、
舌のトレーニングをマウスピースで行い、
前歯の垂直的コントロールを行いました。

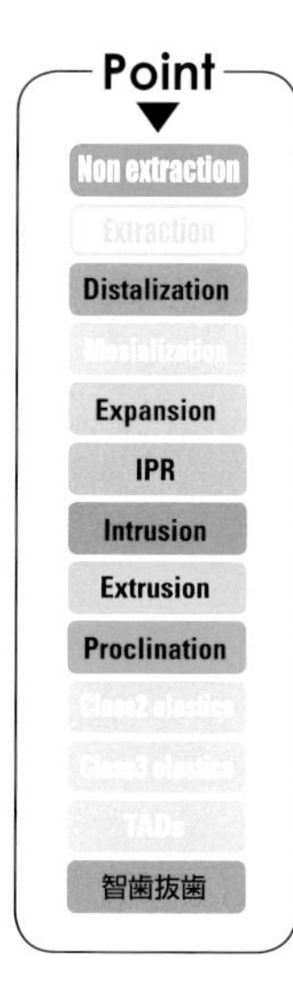


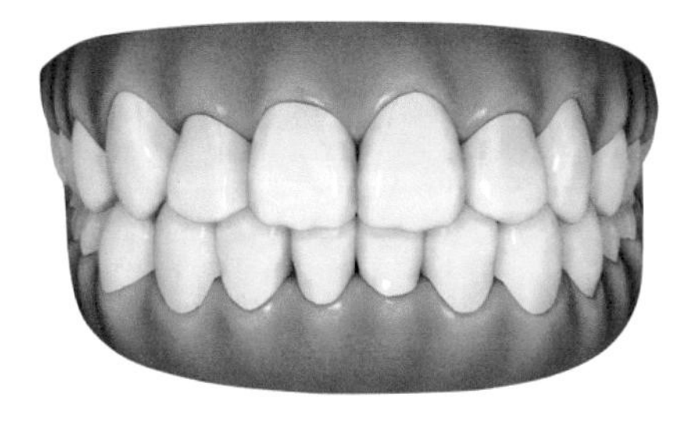

# 治療後

FINAL

上

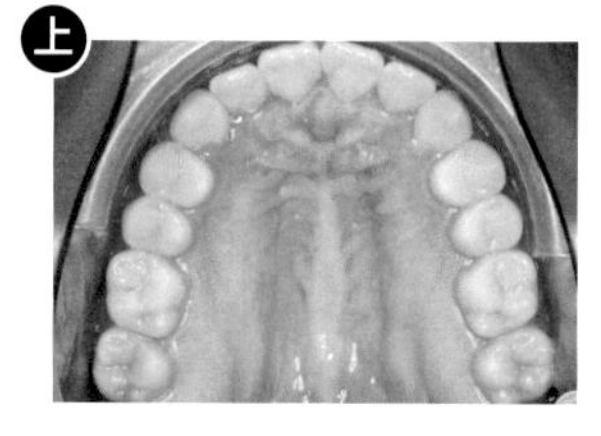

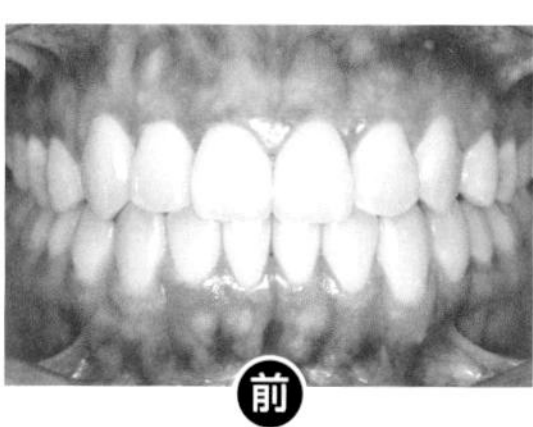

前

右

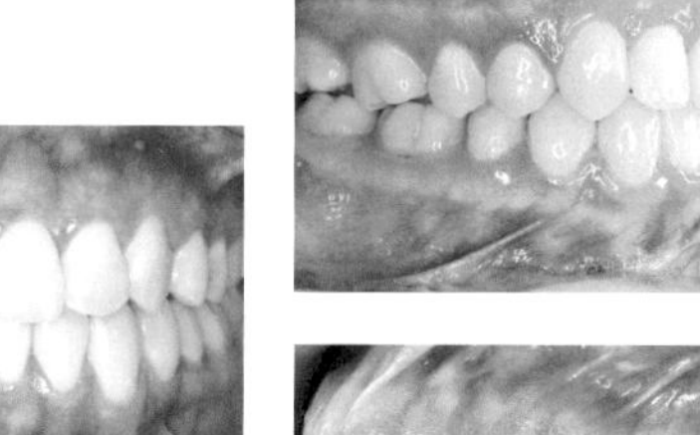

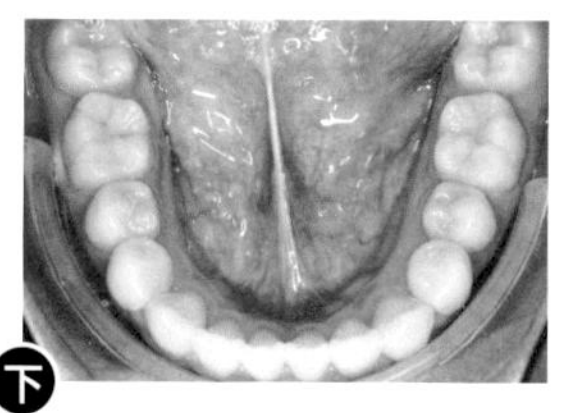

下

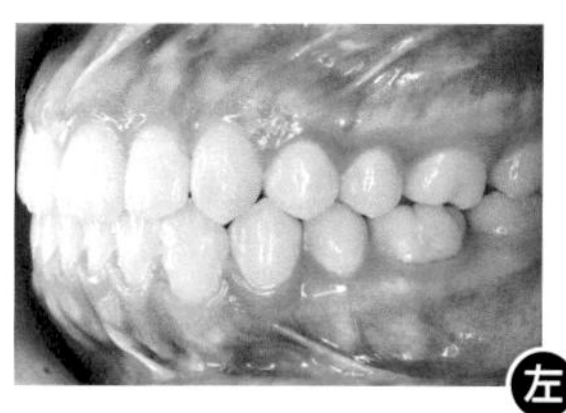

左

progress

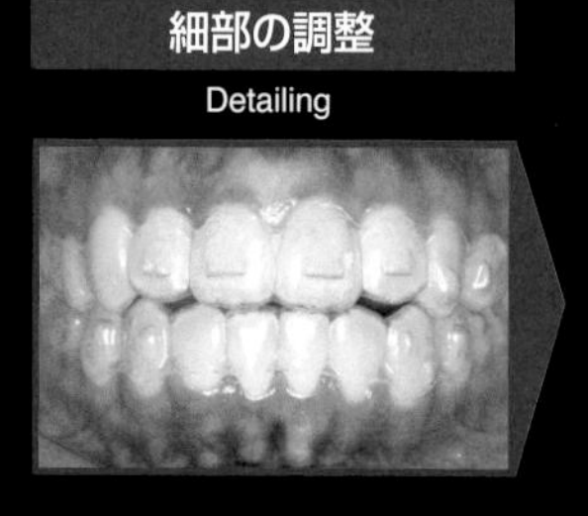

細部の調整

Detailing

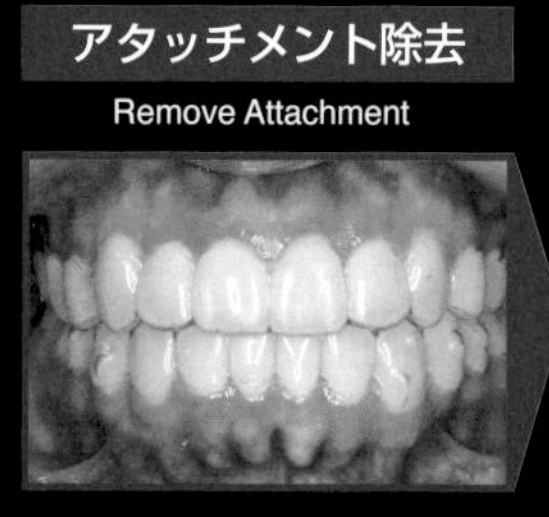

アタッチメント除去

Remove Attachment

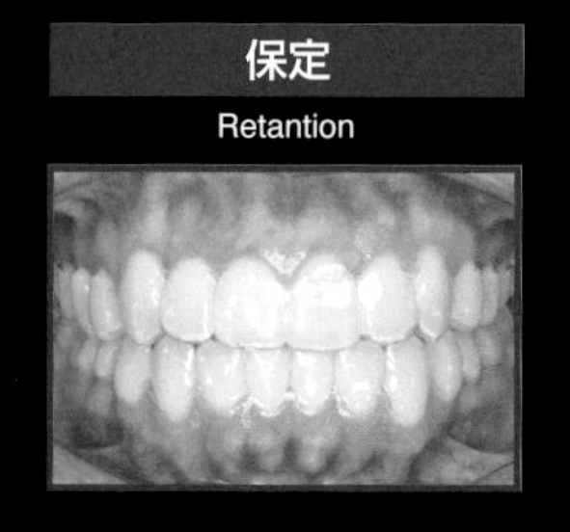

保定

Retantion

case 10

# 開咬（かいこう）

Openbite crowding

▶20代 女性 Female

KARTE

前歯が閉じず、ガタガタな状態です。

QR コードを読み込むと、動画がご覧いただけます。

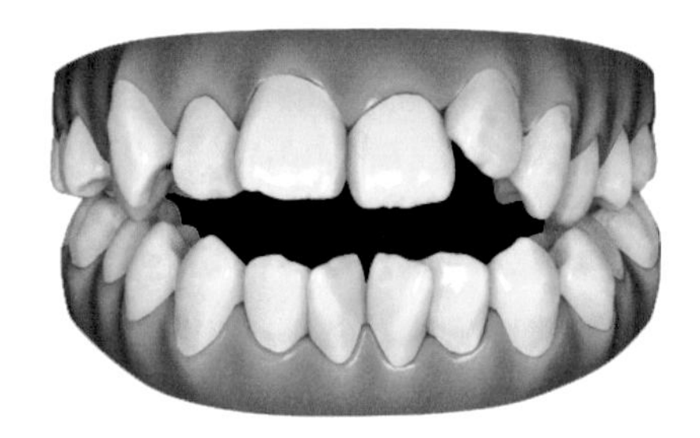

## 治療前

INITIAL

上

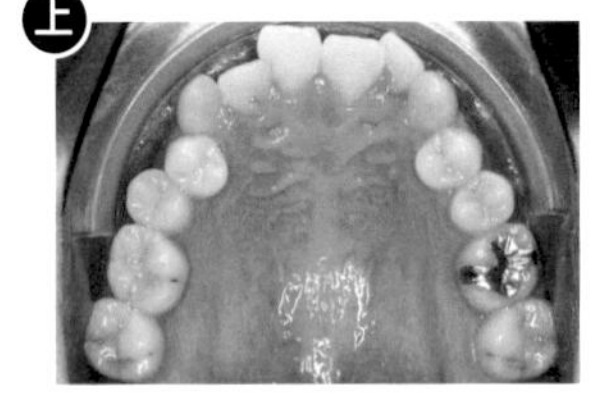

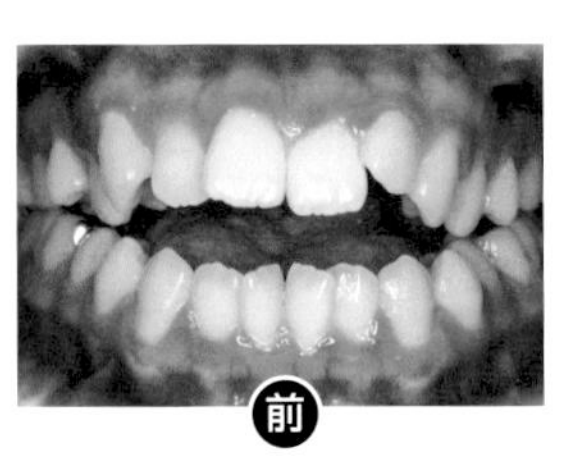

前

右

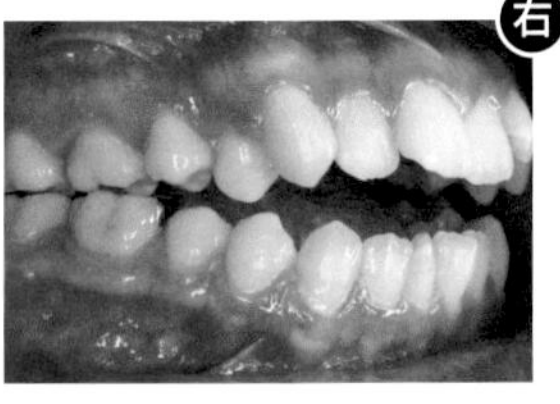

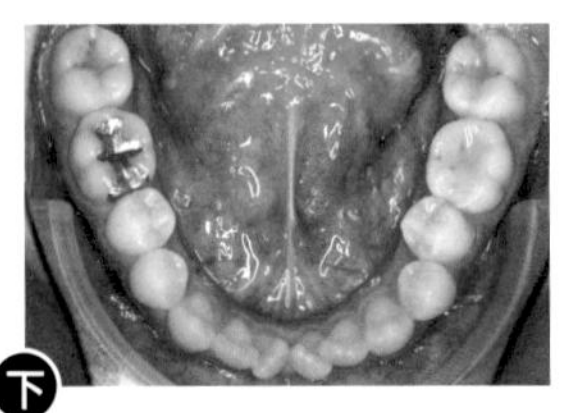

下

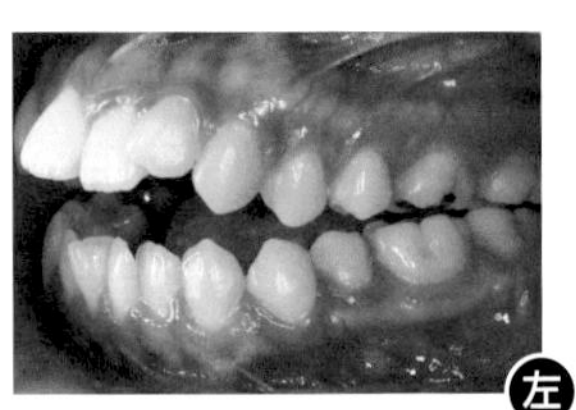

左

## 「インビザライン」による矯正の経過

**大臼歯の圧下**

Molars Intrusion

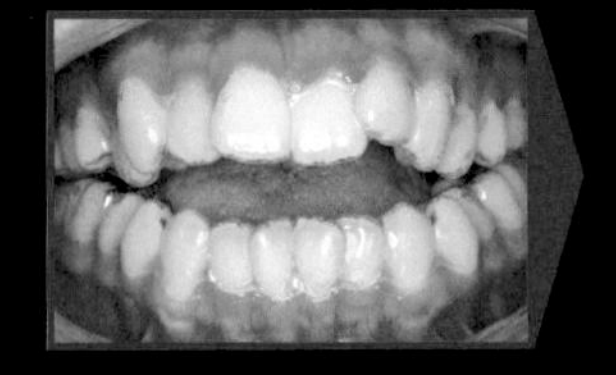

**小臼歯の圧下**

Pre Molars Intrusion

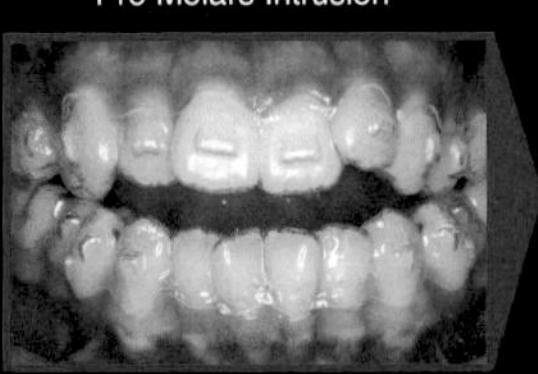

**前歯の配列**

Anterior Alignment

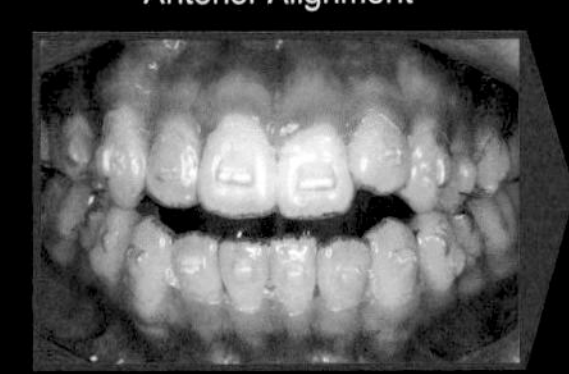

## 治療のポイント

- 非抜歯
- 大臼歯圧下（押し込む）
- 前歯部挺出（引き出す）
- IPR（隣接面削合）
- 智歯抜歯

前歯の垂直的コントロールと大臼歯の圧下を同時に行って、開咬を改善しました。

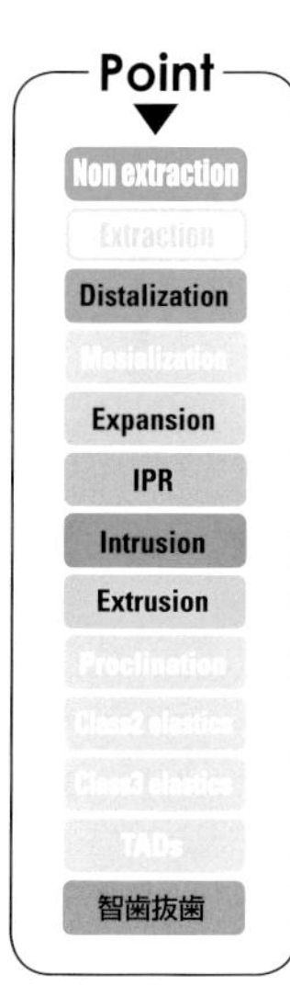


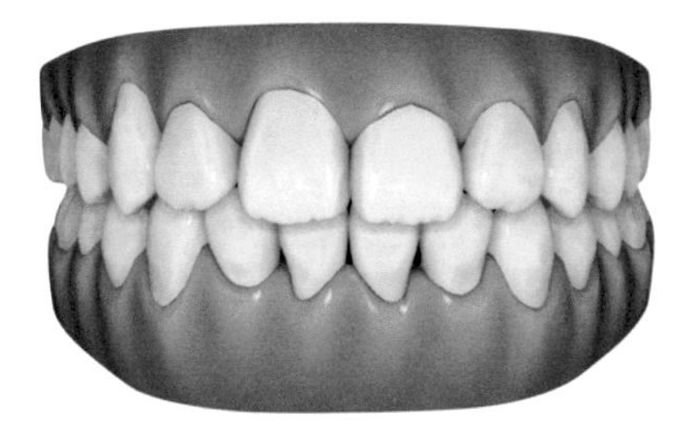

## 治療後

FINAL

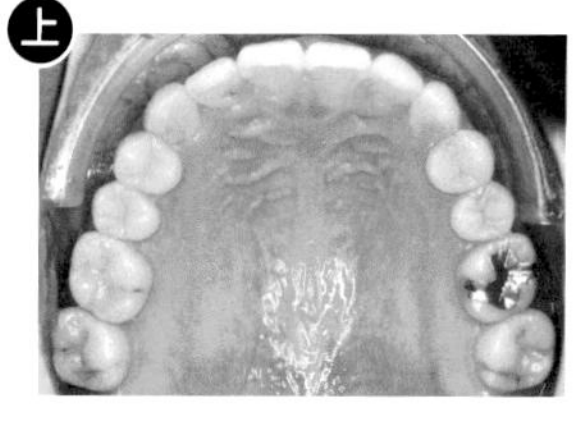

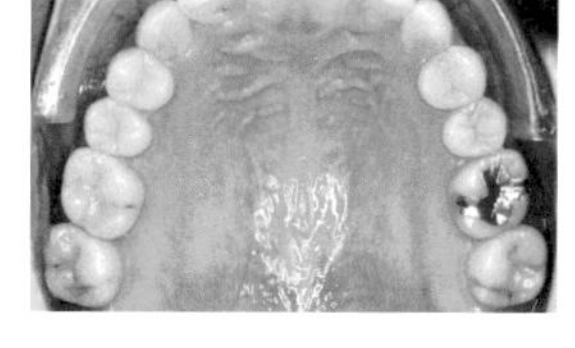

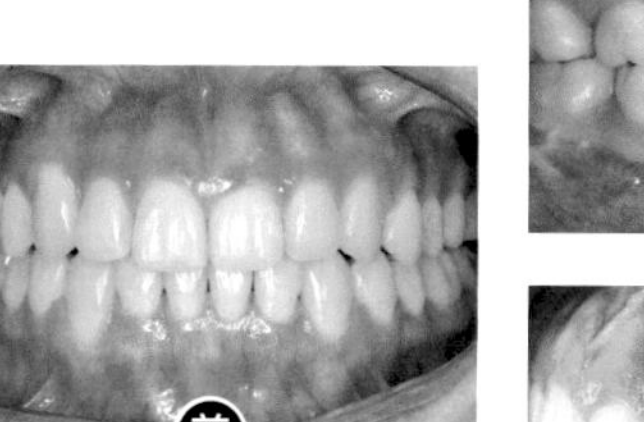

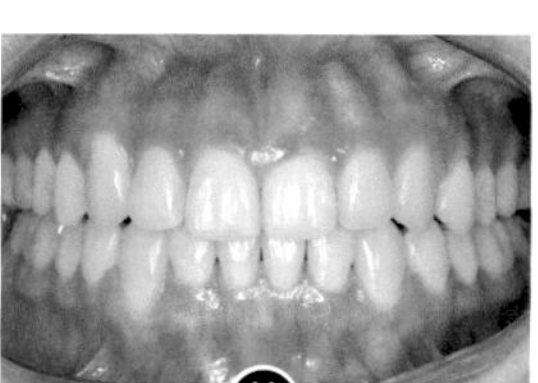

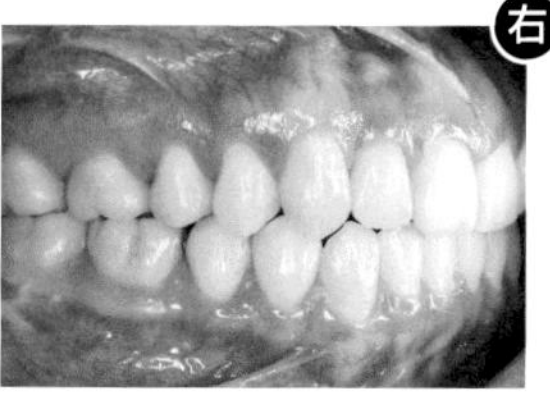


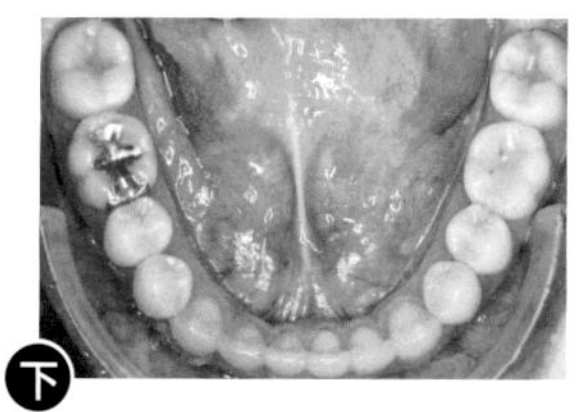


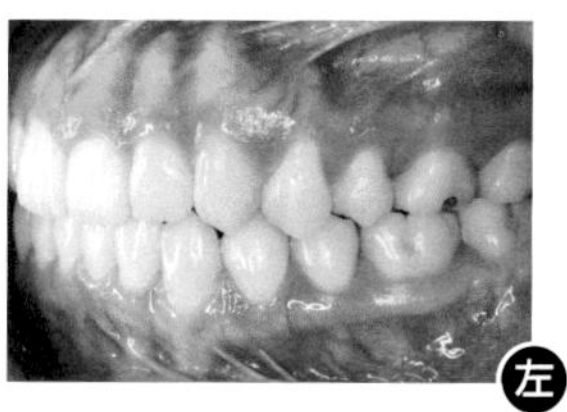


progress

犬歯・前歯の挺出
Canine, Anterior Extrusion

前歯部トルクコントロール
Torque Control

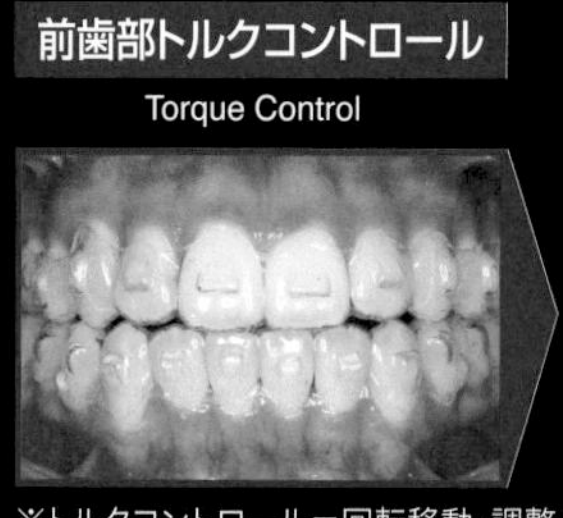

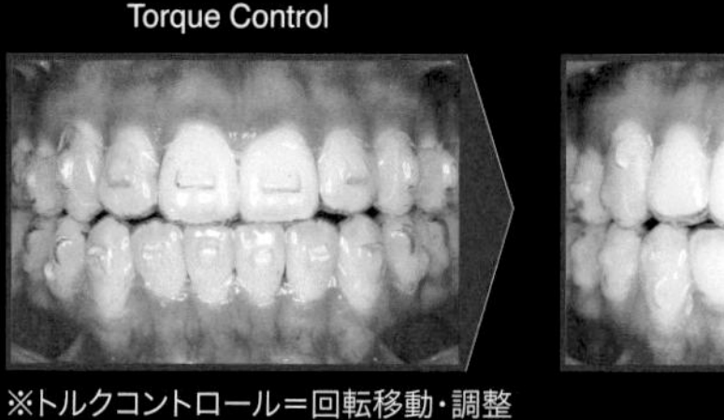

※トルクコントロール＝回転移動・調整

最終時
Final

case 11

KARTE

犬歯のスペースがなく、八重歯になっている状態です。

# 八重歯（やえば）

High canine crowding

▶20代 男性 Male

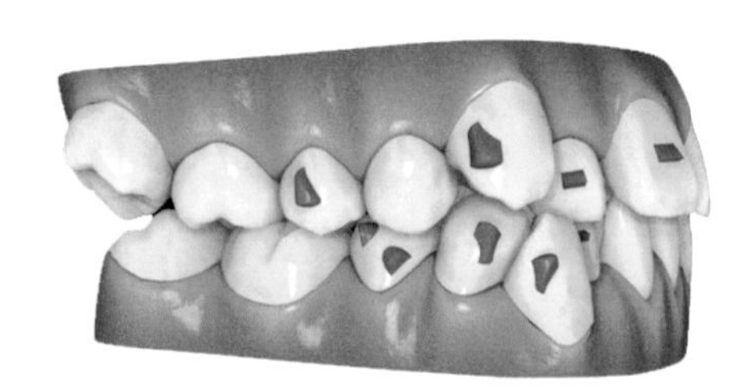

## 治療前

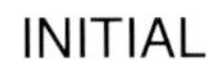

INITIAL

上

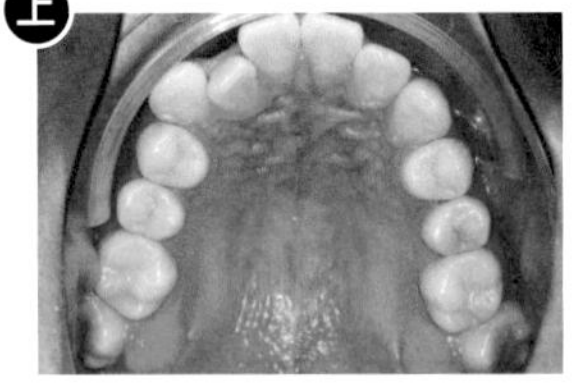

右

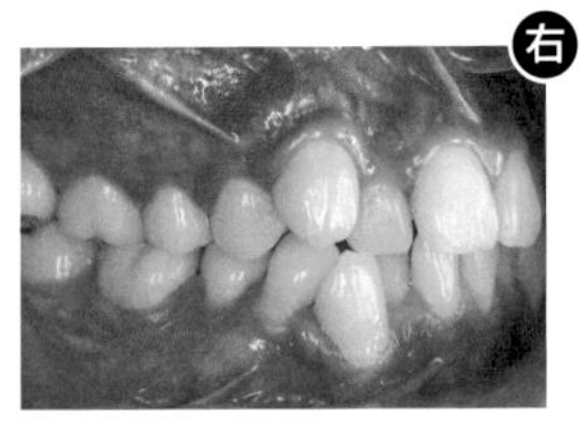

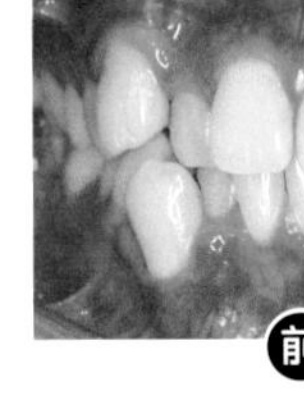

前

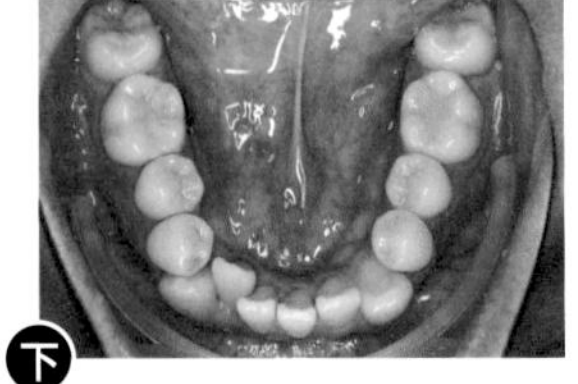

下

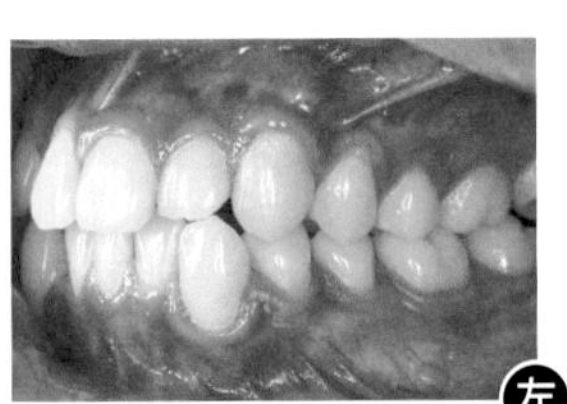

左

## 「インビザライン」による矯正の経過

**大臼歯遠心移動**

Molars Distalization

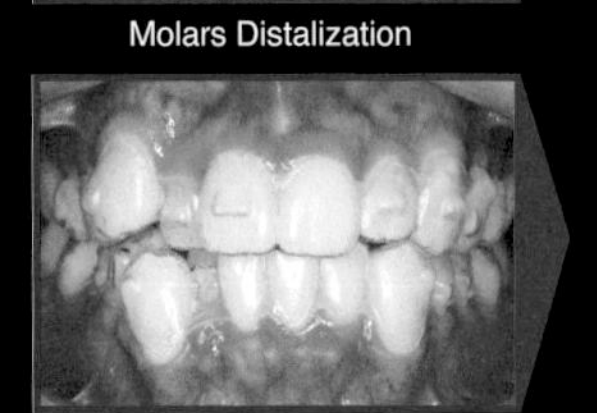

**小臼歯遠心移動**

Pre Molars Distalization

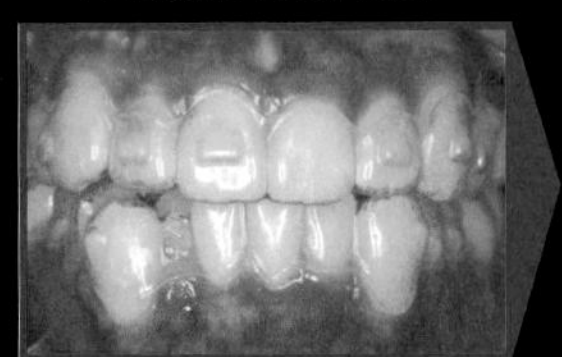

**犬歯リトラクション**

Canine Retraction

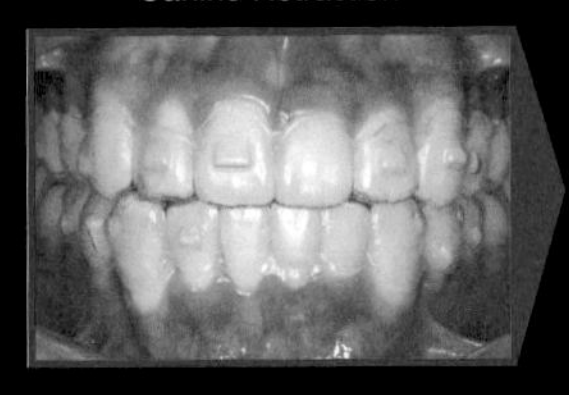

※遠心移動、リトラクション≒後方への移動

## 治療のポイント

- 非抜歯
- 下顎大臼歯遠心移動
- 側方拡大
- 智歯抜歯

下顎大臼歯の遠心移動（後方）を行って、非抜歯にて治療を行いました。

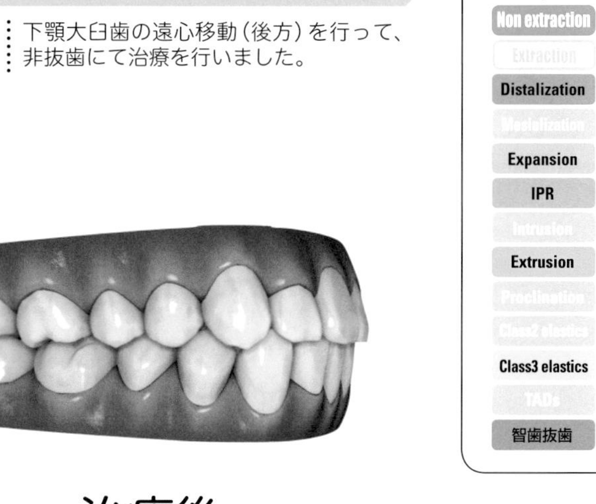


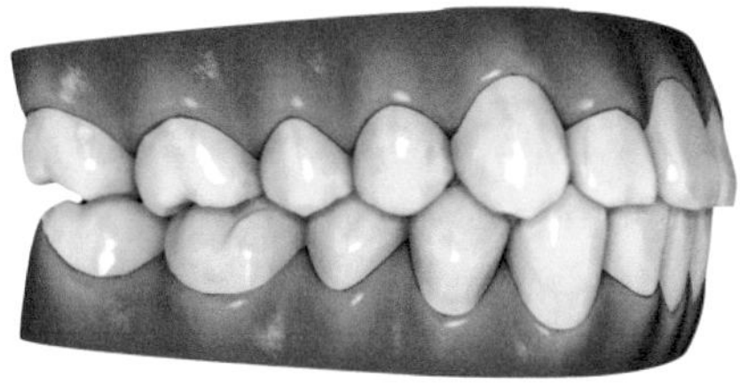

## 治療後
FINAL

上

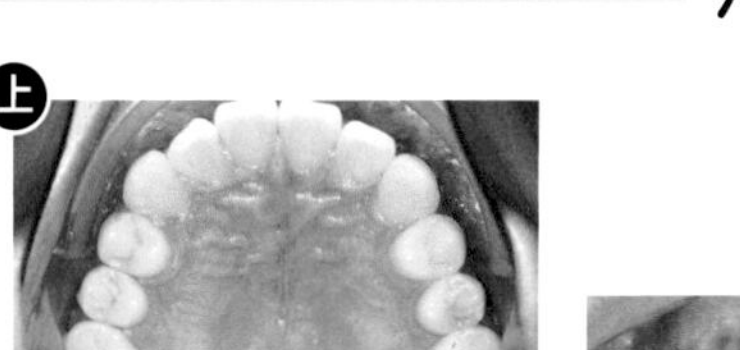

下

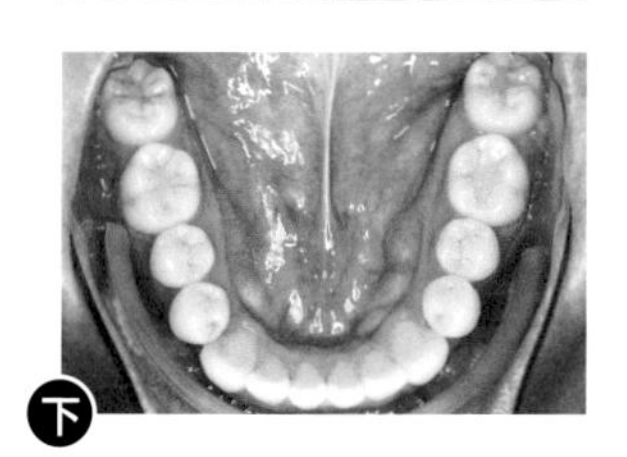

前

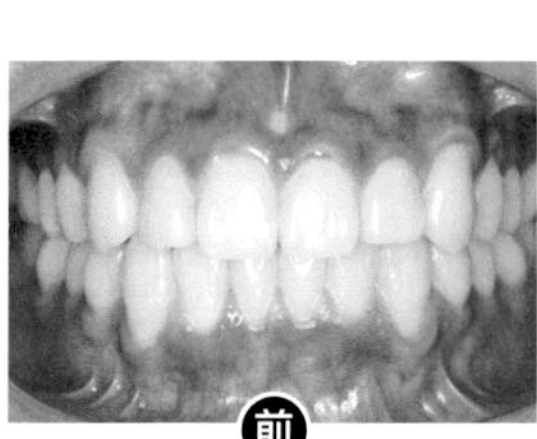

右

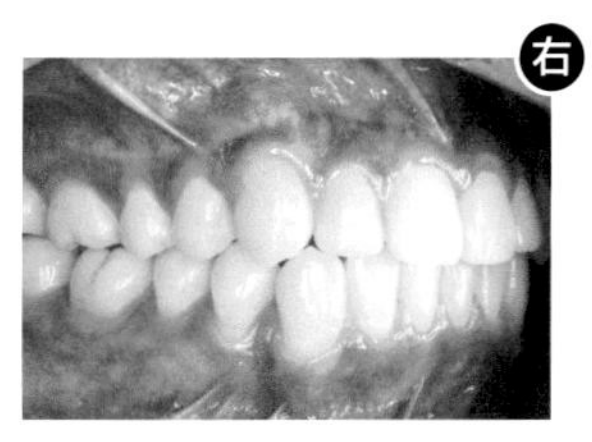

左

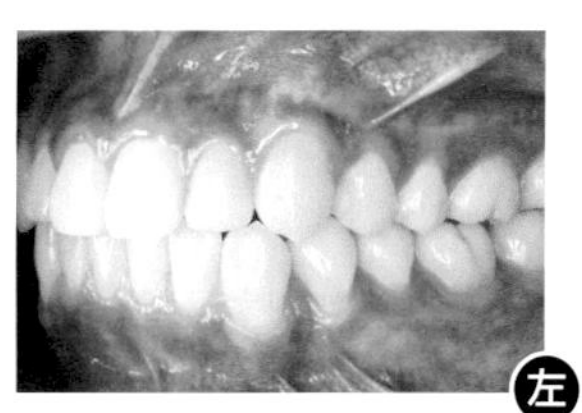

progress

**犬歯・前歯リトラクション**
Canine, Anterior Retraction

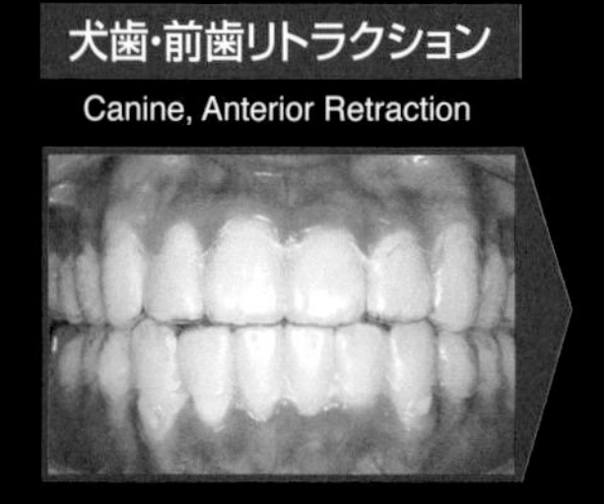

**前歯部トルクコントロール**
Torque Control

※トルクコントロール＝回転移動・調整

**最終時**
Final

case 12

# 下顎前歯叢生(かがくぜんしそうせい)・出っ歯(でっぱ)

Anterior crowding / Over jet

▶20代 女性 Female

KARTE

下の前歯がガタガタで、上の前歯の先が前に出ている状態です。

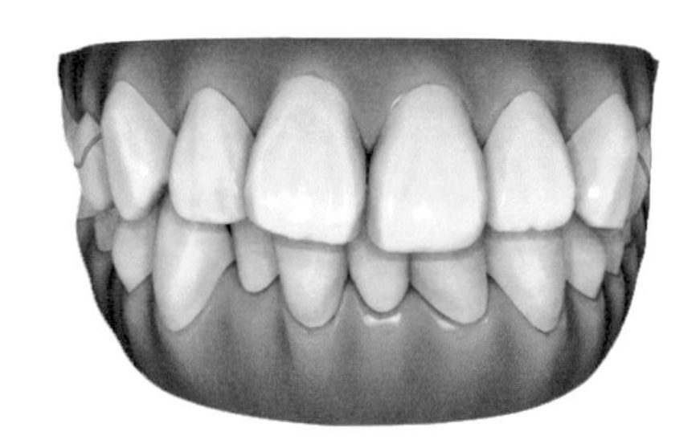

## 治療前

INITIAL

上

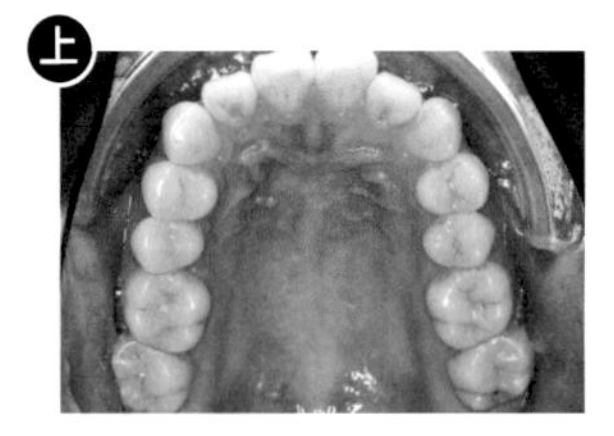

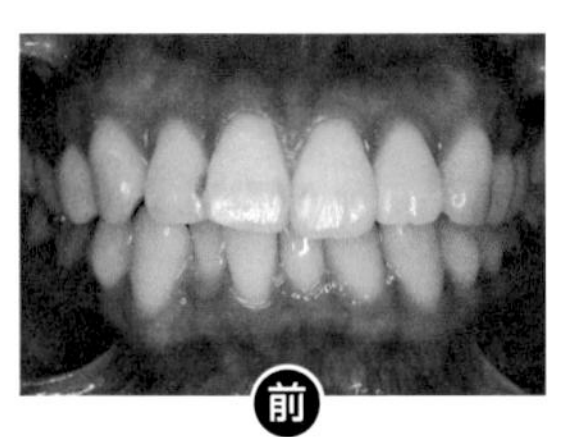

前

右

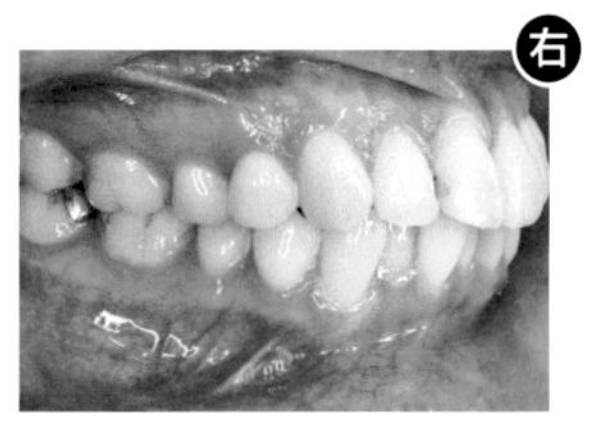

下

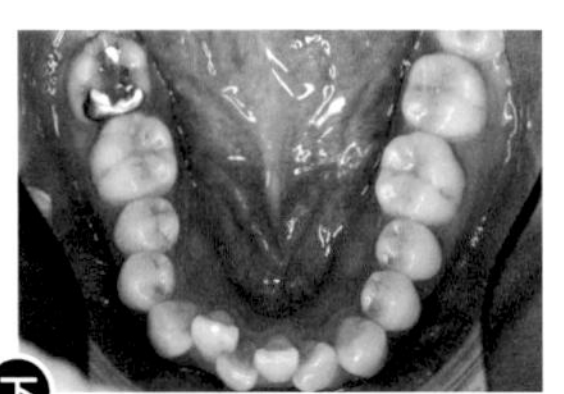

左

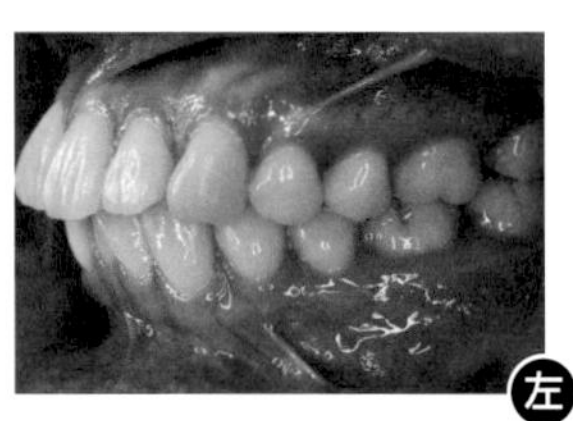

## 「インビザライン」による矯正の経過

大臼歯遠心移動

Molars Distalization

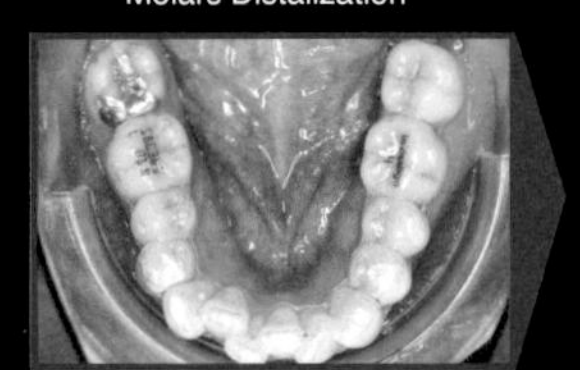

小臼歯遠心移動

Pre Molars Distalization

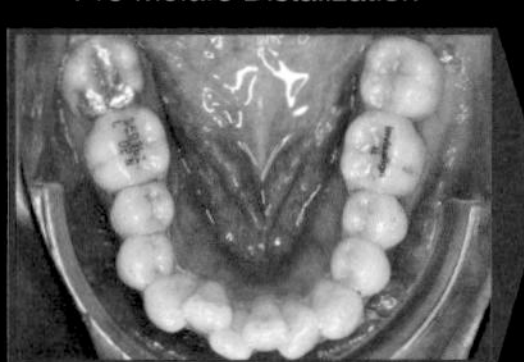

犬歯リトラクション

Canine Retraction

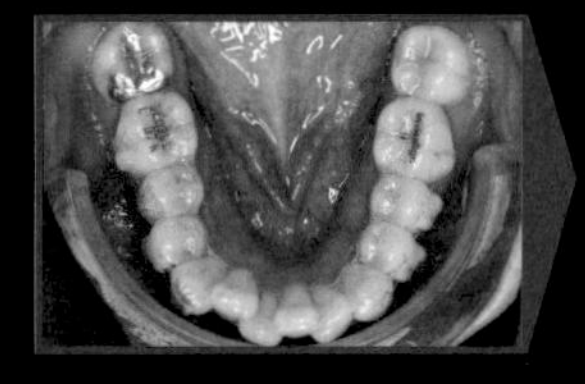

※遠心移動、リトラクション≒後方への移動

## 治療のポイント

- 非抜歯
- 上下歯列側方拡大
- 智歯抜歯

前歯のガタガタを、上下歯列の側方拡大と前歯列の配列を行って改善しました。

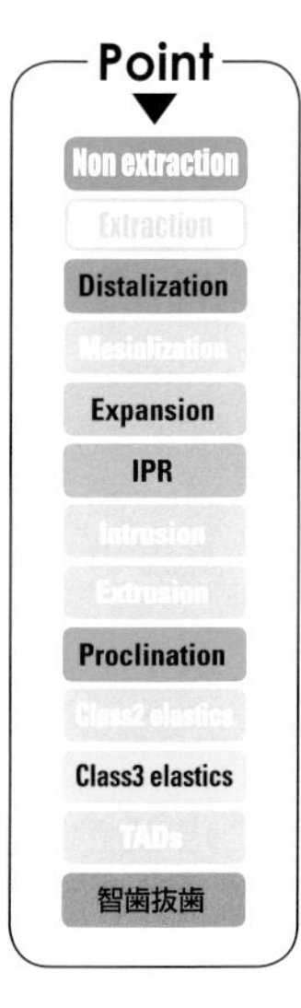


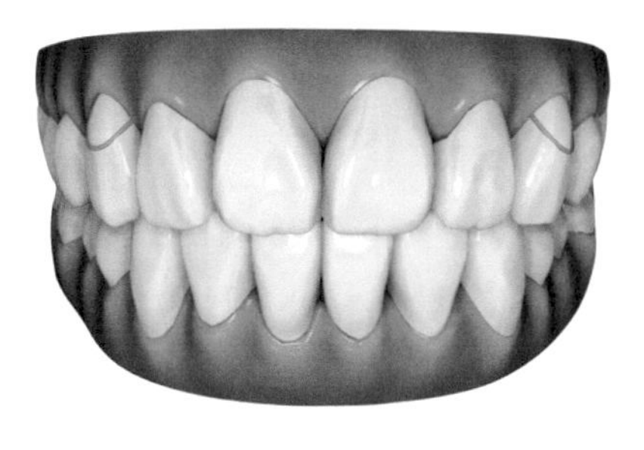

# 治療後

FINAL

上

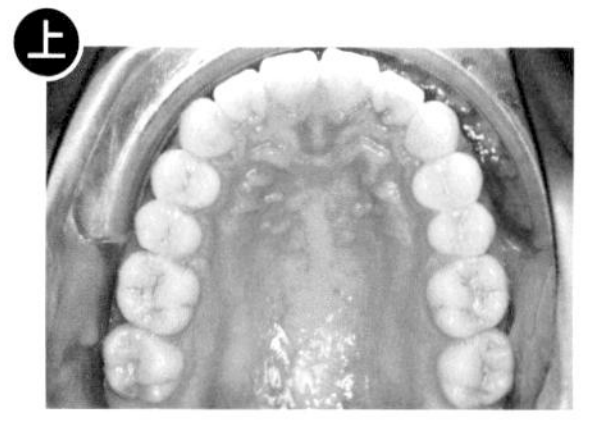

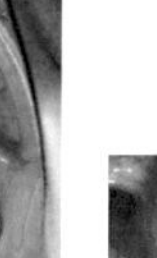

右

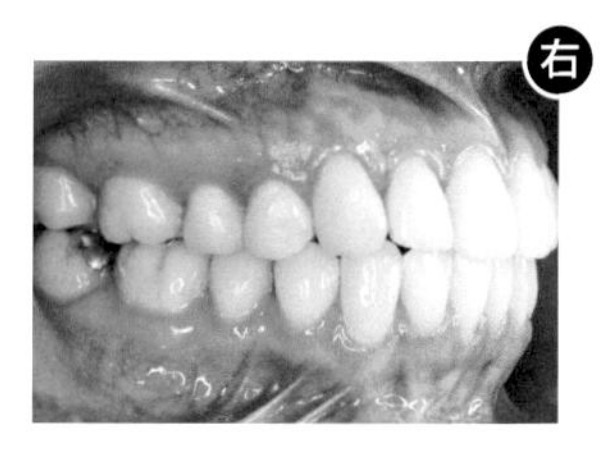

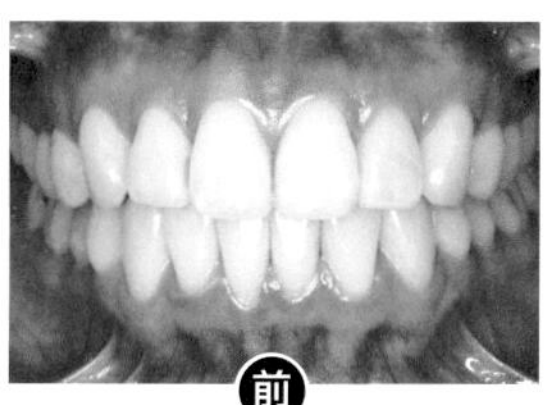

前

下

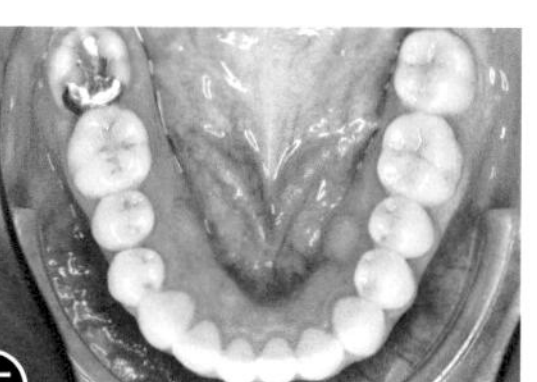

左

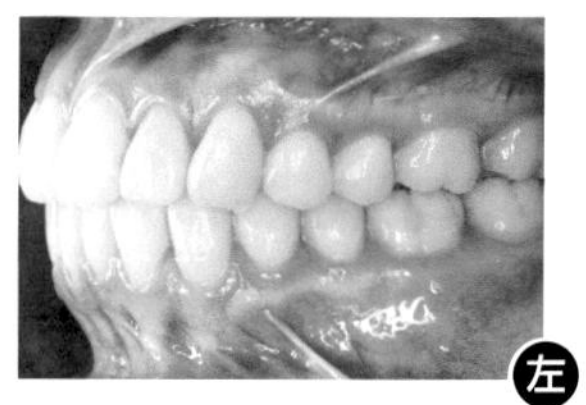

## progress

### 犬歯・前歯リトラクション

Canine, Anterior Retraction

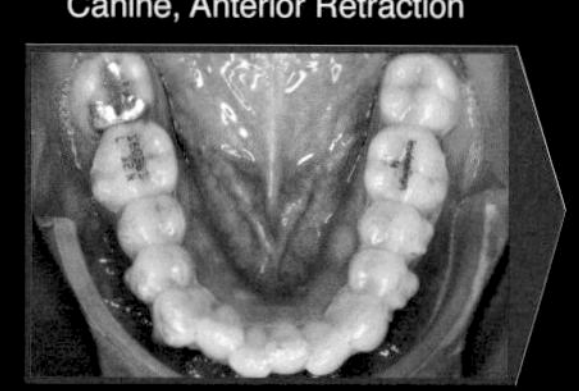

### 前歯部トルクコントロール

Torque Control

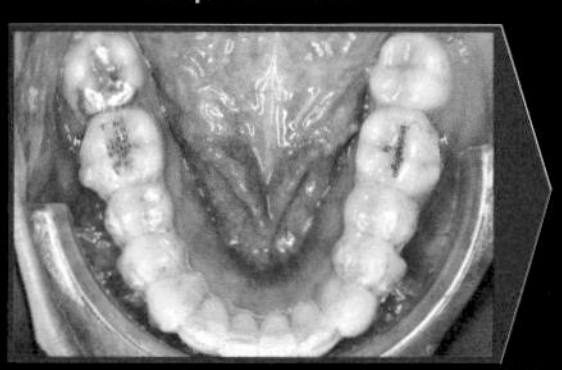

※トルクコントロール＝回転移動・調整

### 最終時

Final

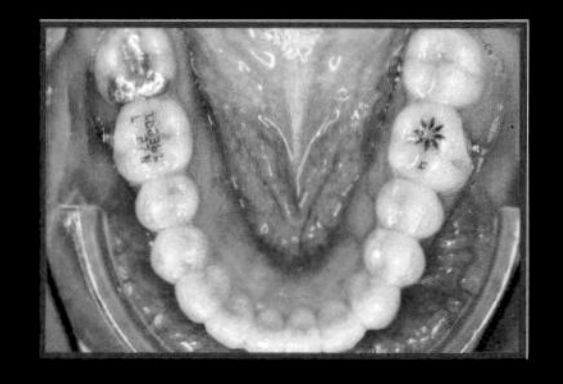

case 13

# 上下前歯叢生（じょうげぜんしそうせい）

Anterion crowding

▶30代 女性 Female

KARTE

上下の前歯がガタガタしている状態です。

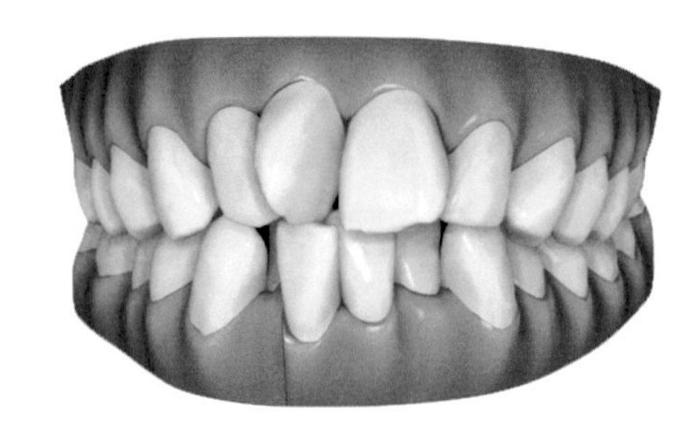

## 治療前

INITIAL

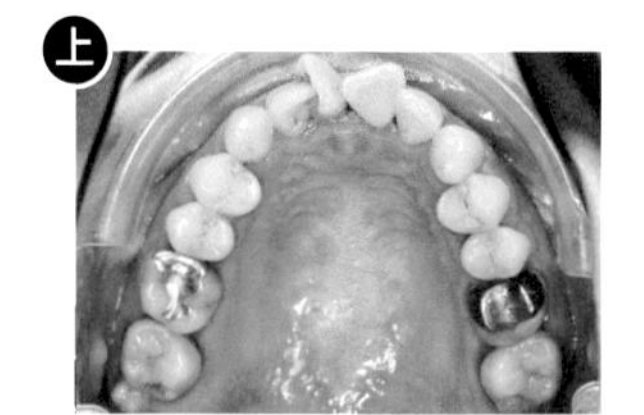

上

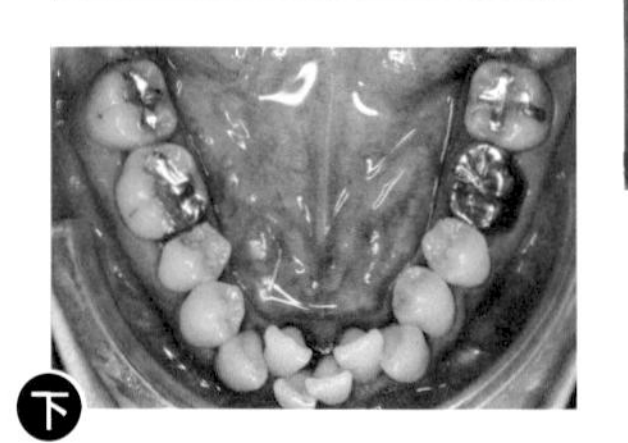

下

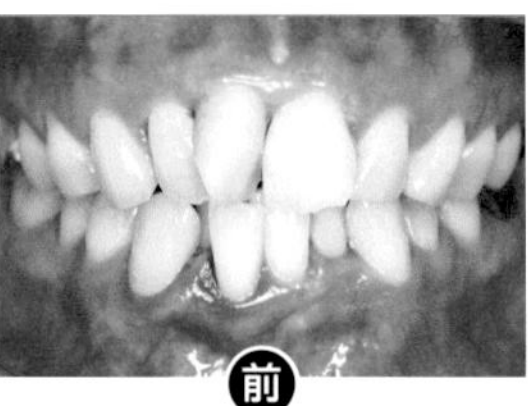

前

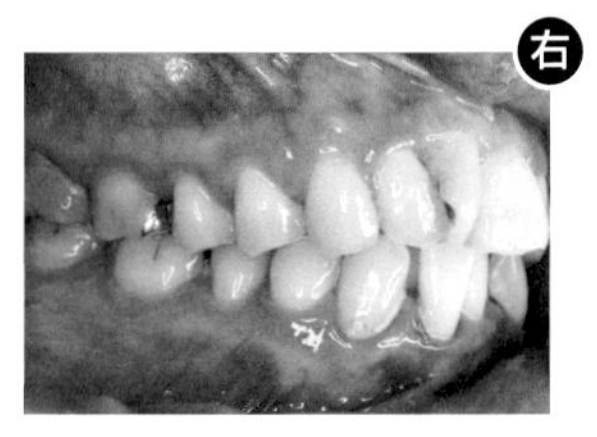

右

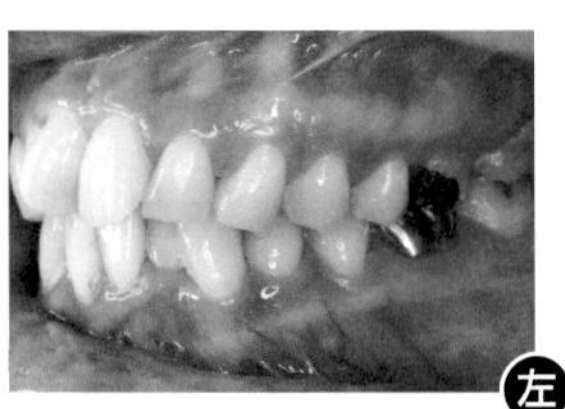

左

## 「インビザライン」による矯正の経過

### 大臼歯遠心移動

Molars Distalization

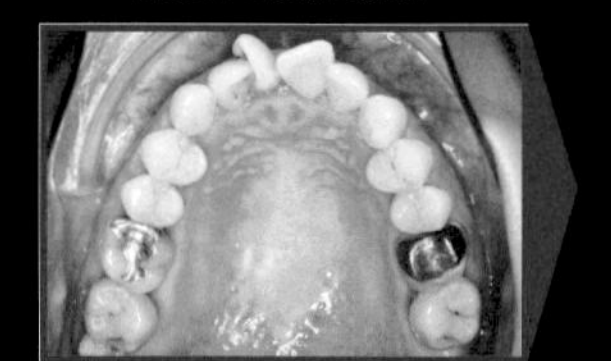

### 小臼歯遠心移動

Pre Molars Distalization

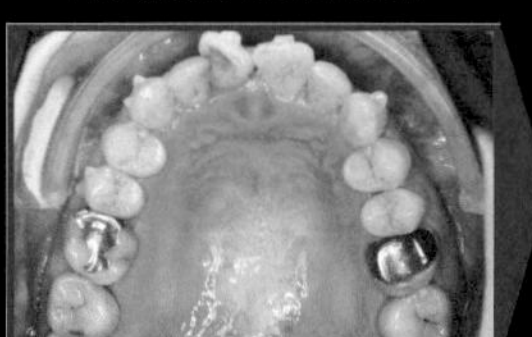

### 犬歯リトラクション

Canine Retraction

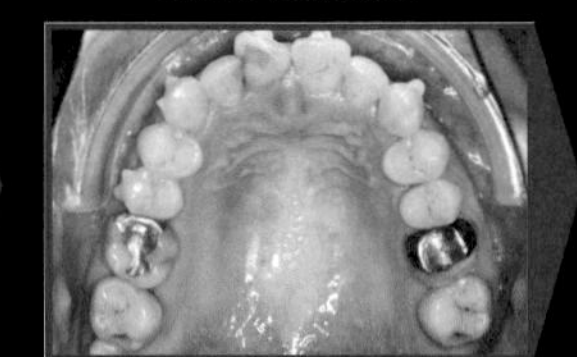

※遠心移動、リトラクション≒後方への移動

## 治療のポイント

- 非抜歯
- 上下臼歯の側方拡大
- IPR（隣接面削合）
- 智歯抜歯

回転している前歯を配列するためのスペースをつくるために上下歯列の側方拡大を行って、非抜歯にて治療を行いました。

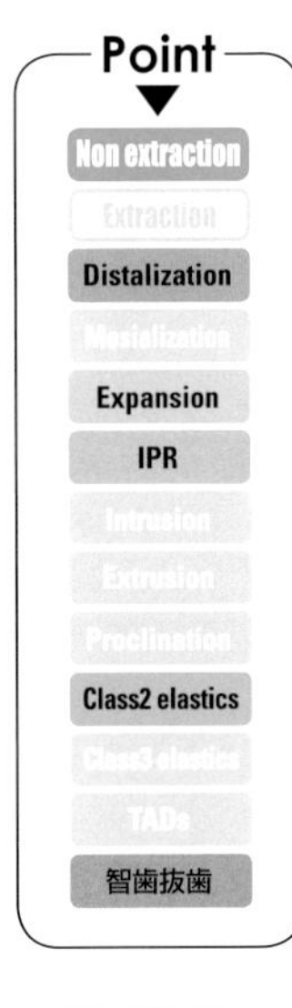


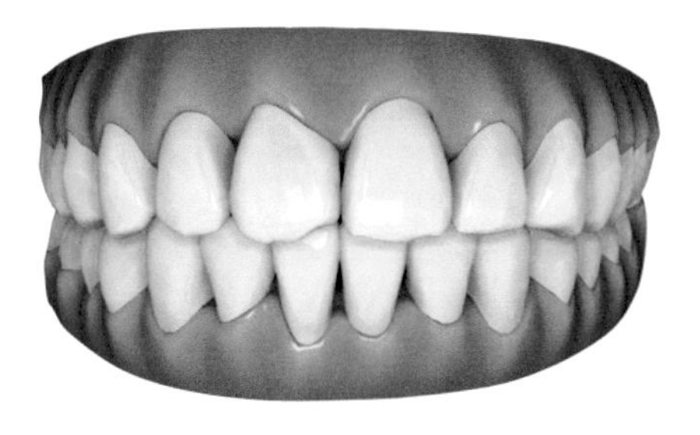

## 治療後

FINAL

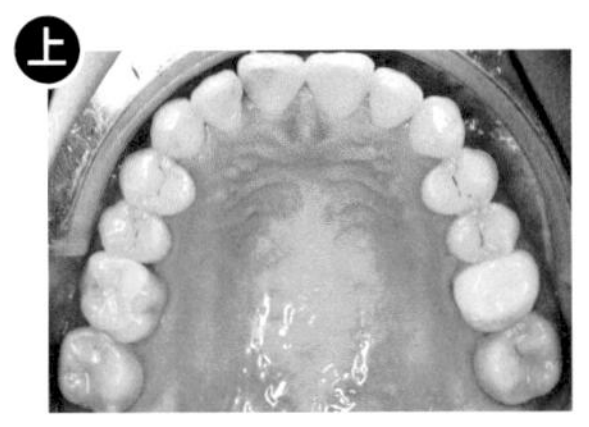
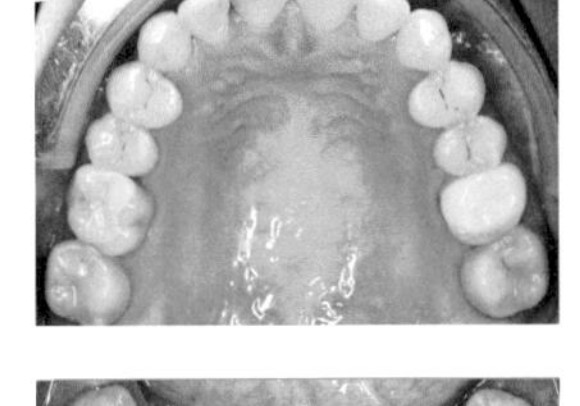
上

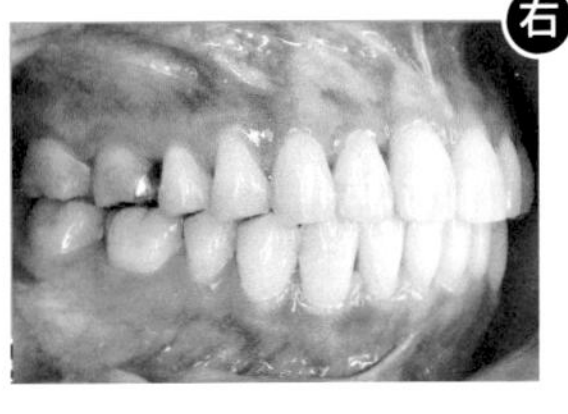
右

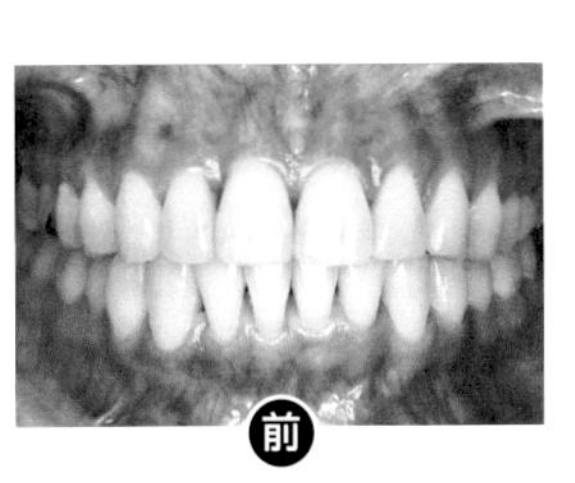
前

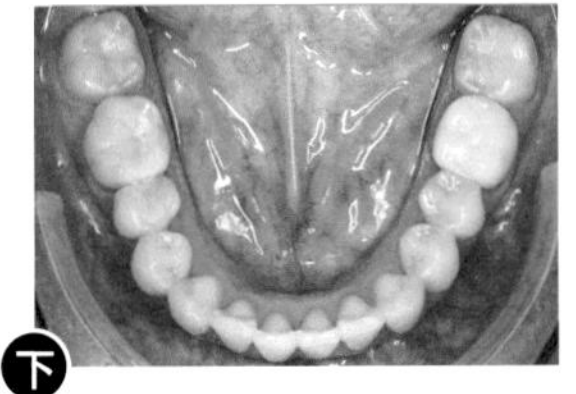
下

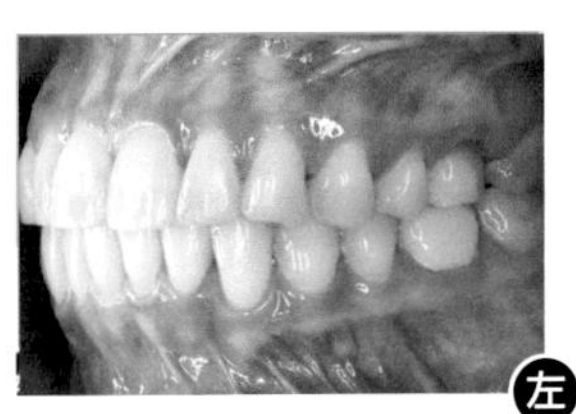
左

### progress

**犬歯・前歯リトラクション**
Canine, Anterior Retraction

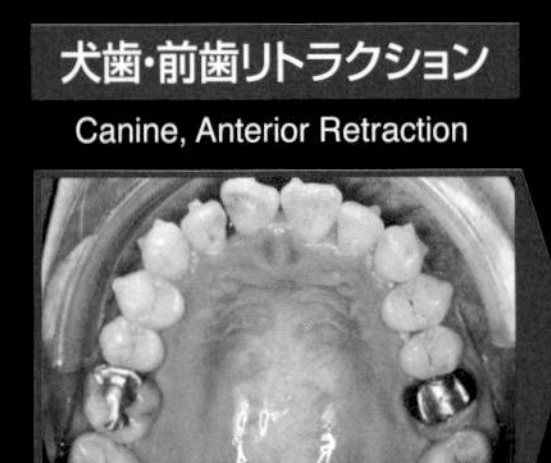

**前歯部トルクコントロール**
Torque Control

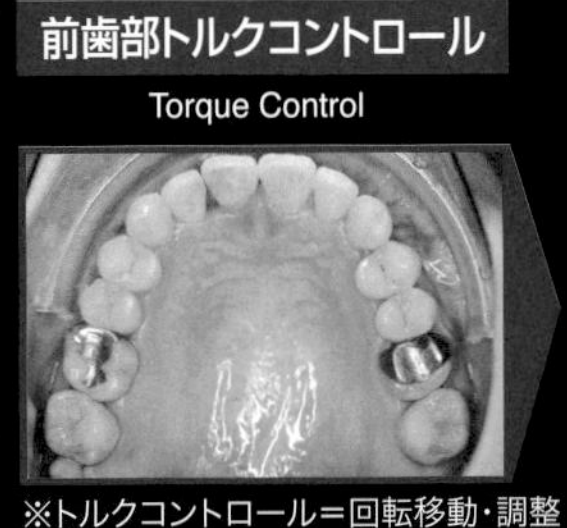

※トルクコントロール＝回転移動・調整

**最終時**
Final

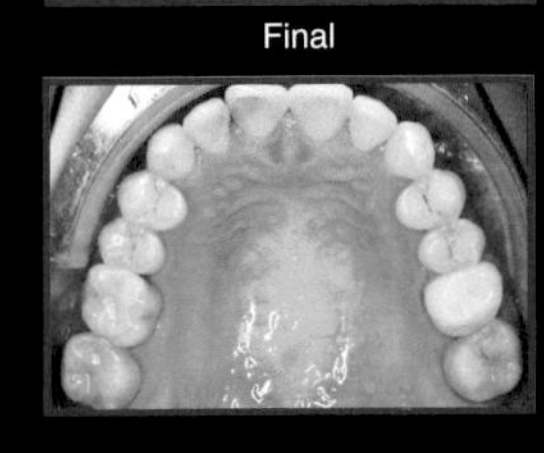

case 14

KARTE

# 上顎前歯叢生・過蓋咬合

Upper Anterior crowding deep bite

▶40代 女性 Female

上の前歯がガタガタで、さらに下の前歯に深くかぶさっている状態です。

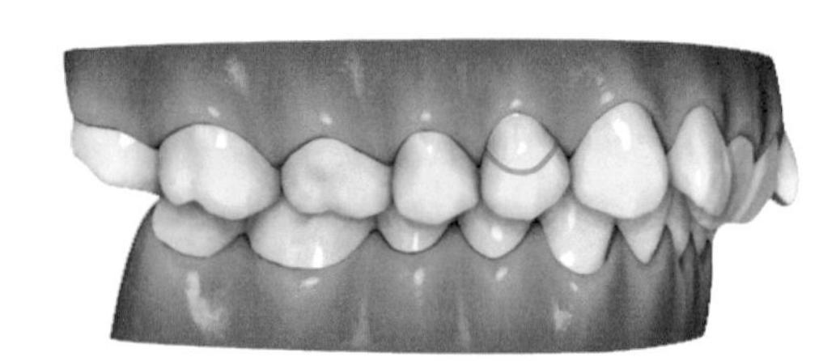

## 治療前

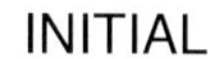

INITIAL

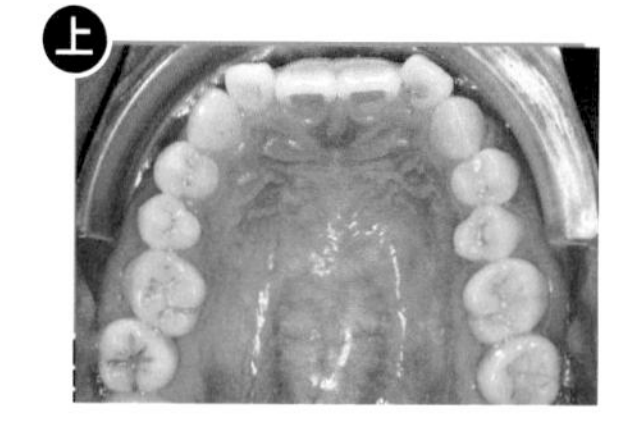

上

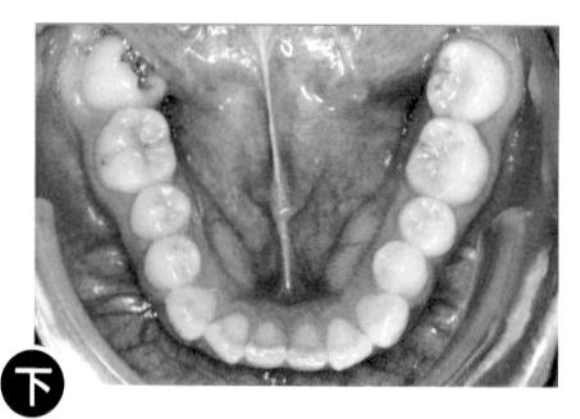

下

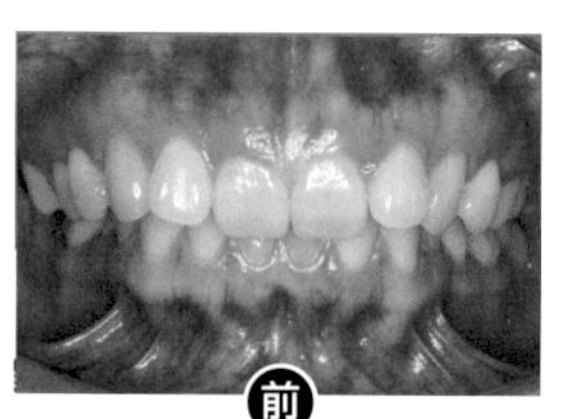

前

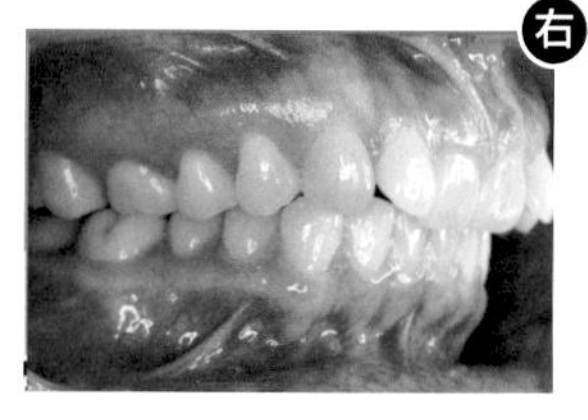

右

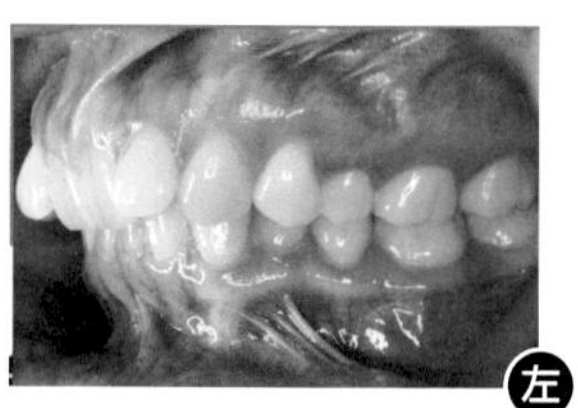

左

## 「インビザライン」による矯正の経過

大臼歯遠心移動

Molars Distalization

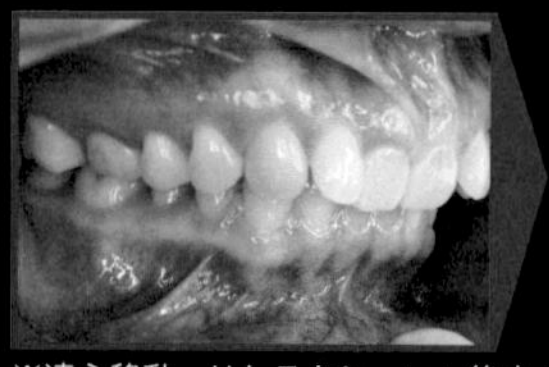

小臼歯遠心移動

Pre Molars Distalization

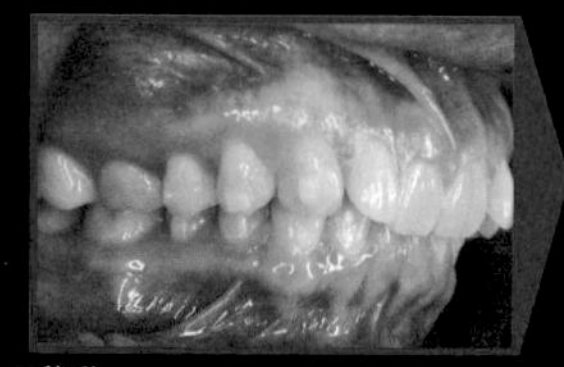

犬歯リトラクション

Canine Retraction

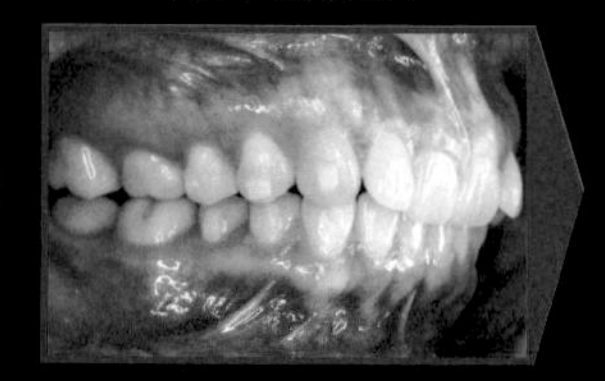

※遠心移動、リトラクション≒後方への移動

## 治療のポイント

- 非抜歯
- 上顎前歯の唇側傾斜
- 上顎大臼歯遠心移動（後方に下げる）
- 矯正用エラスティック（ゴム）使用
- 智歯抜歯

上顎前歯の角度の改善を行い、上顎大臼歯の遠心移動を行って非抜歯にて治療を行いました。

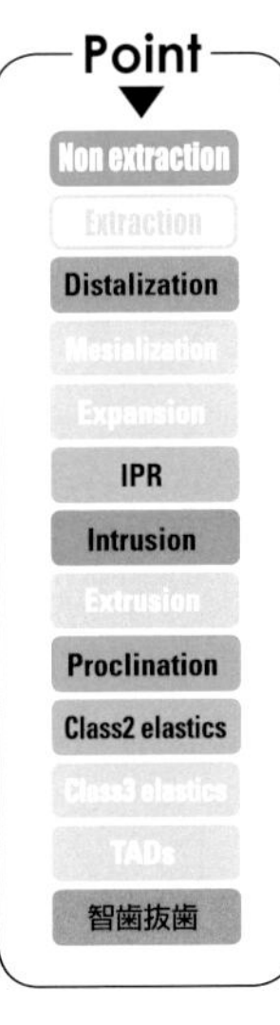


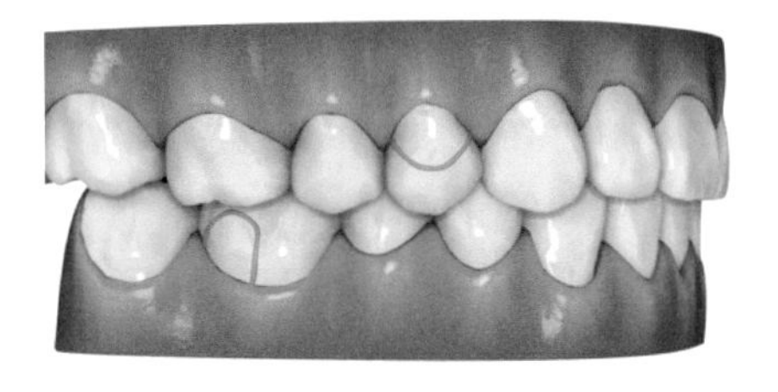

## 治療後

FINAL

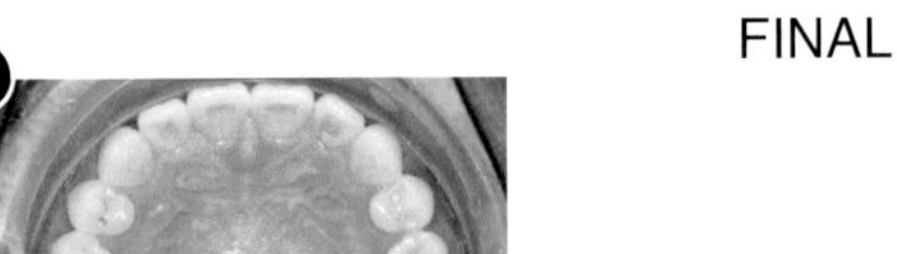

上

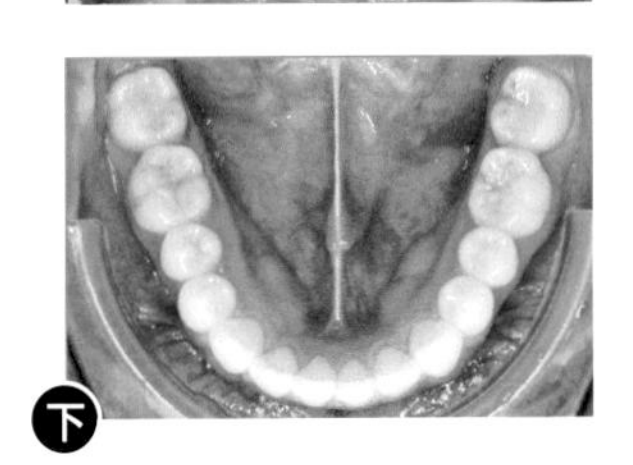

下

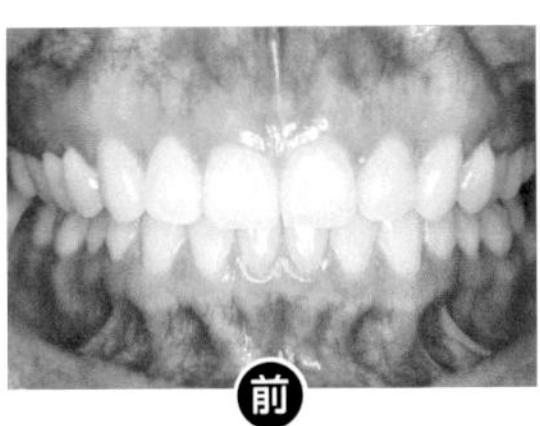

前

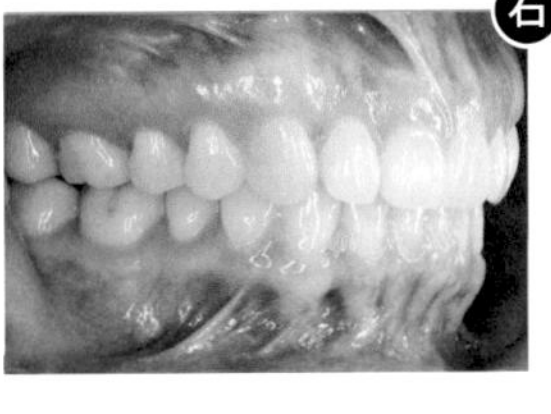

右

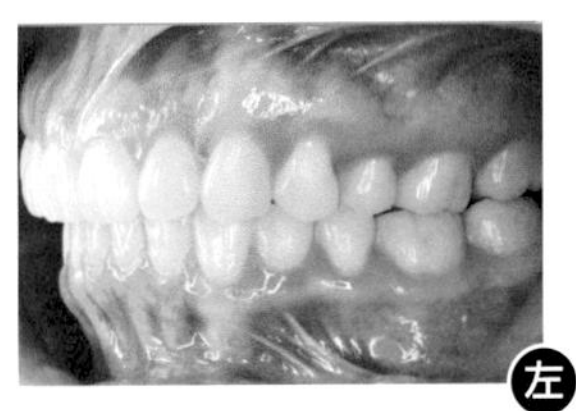

左

progress

### 犬歯・前歯リトラクション＋圧下

Canine, Anterior Retraction,Intrusion

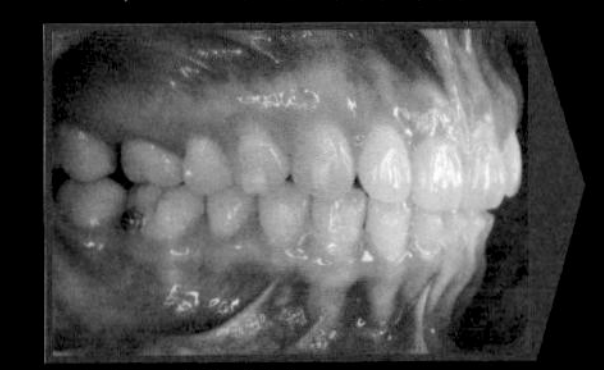

※圧下＝押し込む

### 前歯部トルクコントロール

Torque Control

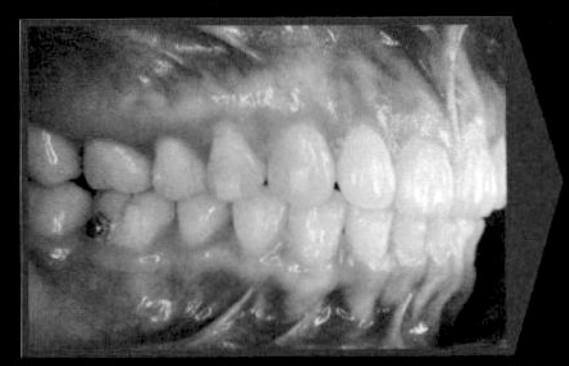

※トルクコントロール＝回転移動・調整

### 最終時

Final

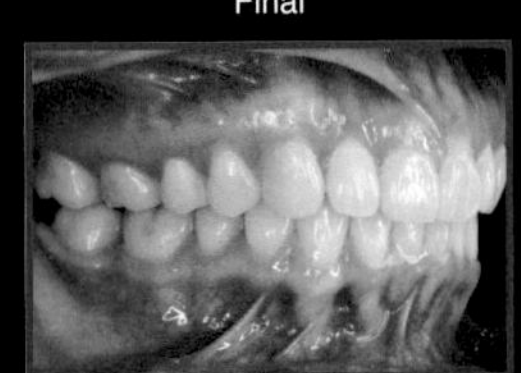

case 15

# 2級2類 過蓋咬合

Class2, div2 deep bite

▶10代 男性 Male

KARTE

上の前歯が下の前歯に深くかぶさっている状態。上の前歯の先は内側に入っています。

QR コードを読み込むと、動画がご覧いただけます。

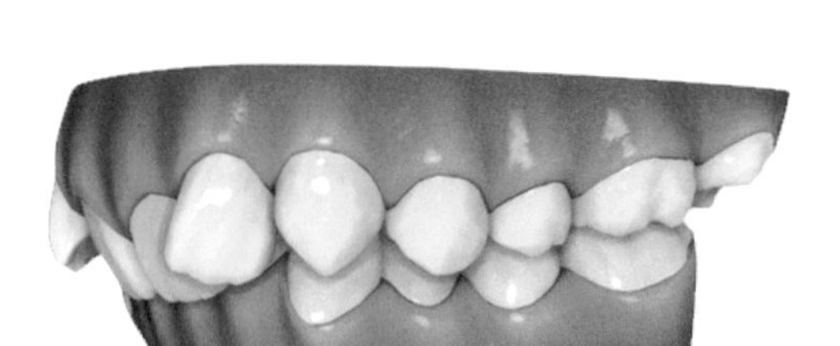

## 治療前

INITIAL

上

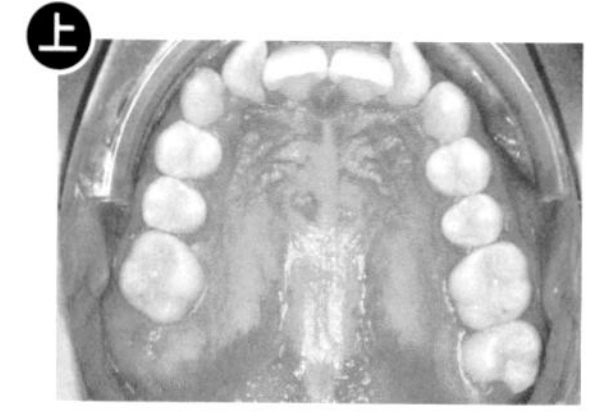

下

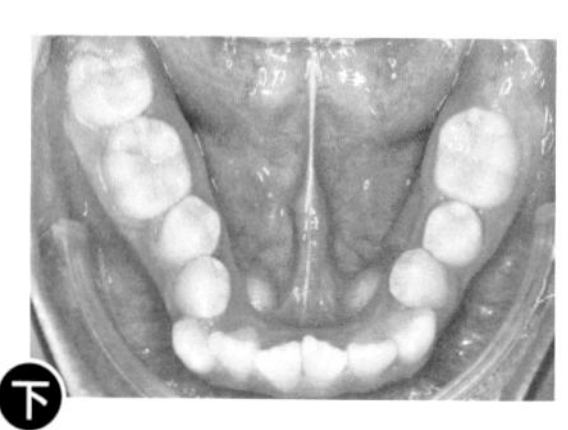

前

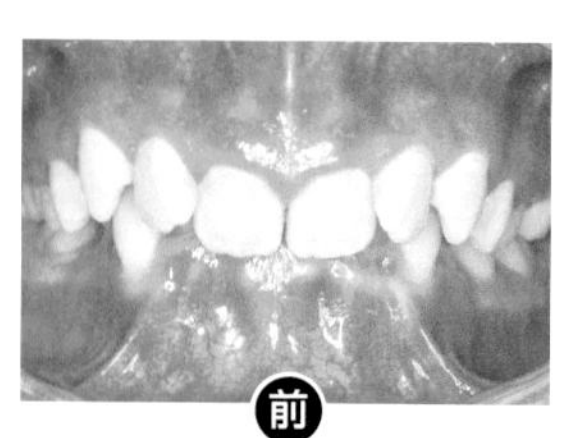

右

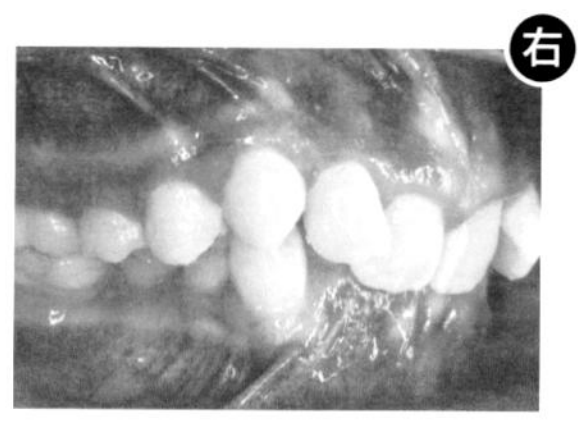

左

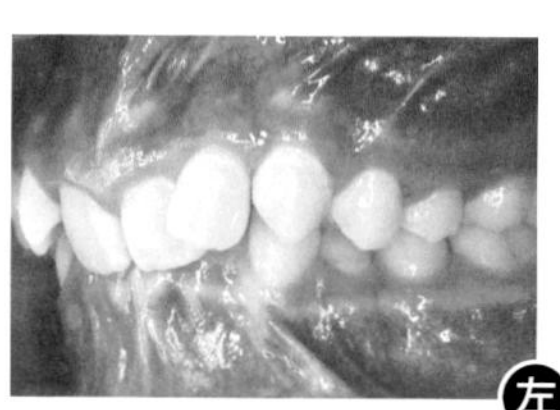

## 「インビザライン」による矯正の経過

大臼歯遠心移動

Molars Distalization

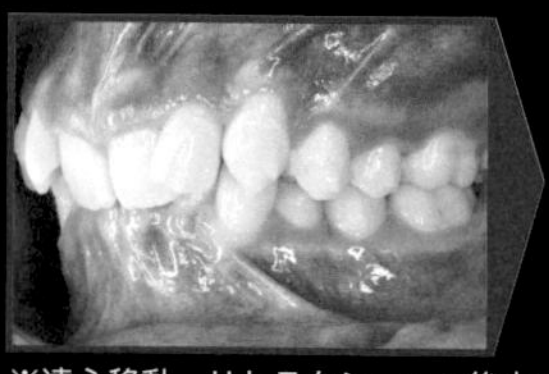

小臼歯遠心移動

Pre Molars Distalization

犬歯リトラクション

Canine Retraction

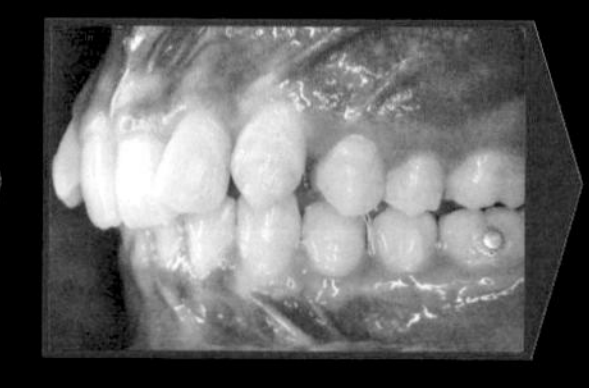

※遠心移動、リトラクション≒後方への移動

## 治療のポイント

- 非抜歯
- 上顎大臼歯遠心移動（後方に下げる）
- 前歯部圧下（押し込む）

上顎前歯の角度の改善を行ったのち、垂直的な移動を行いました。早い時期に治療を開始したので、非抜歯にての治療となりました。

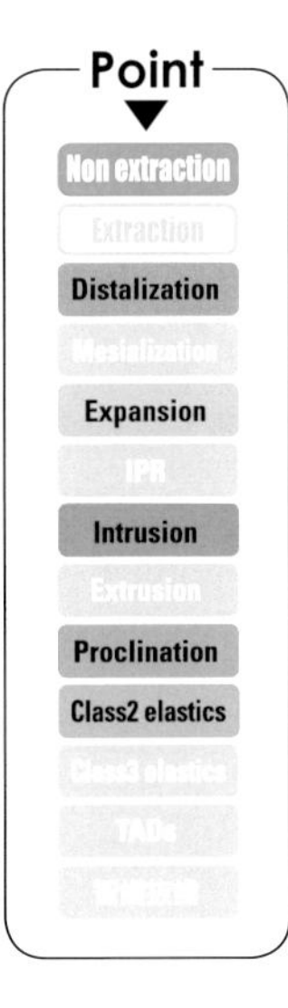


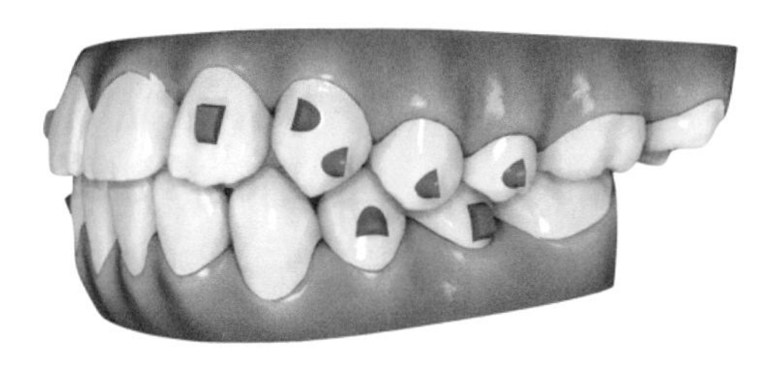

# 治療後

FINAL

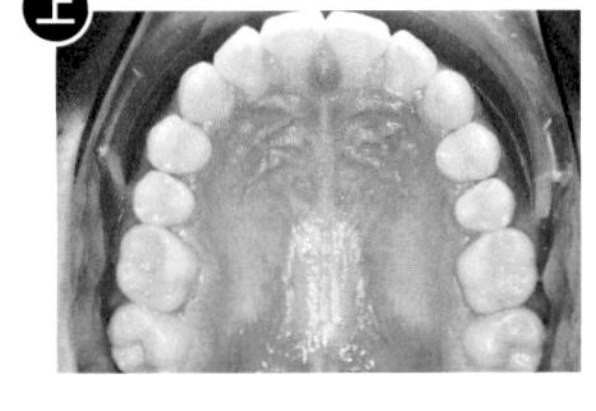


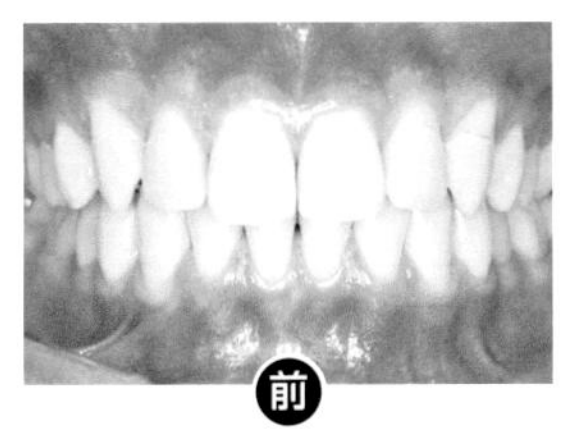


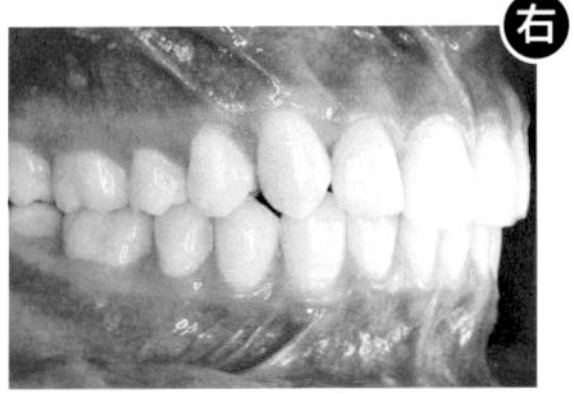


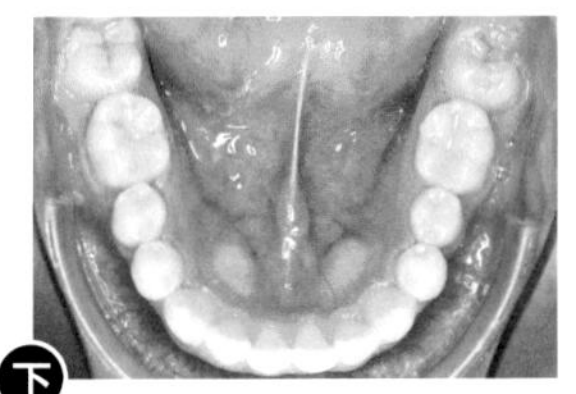


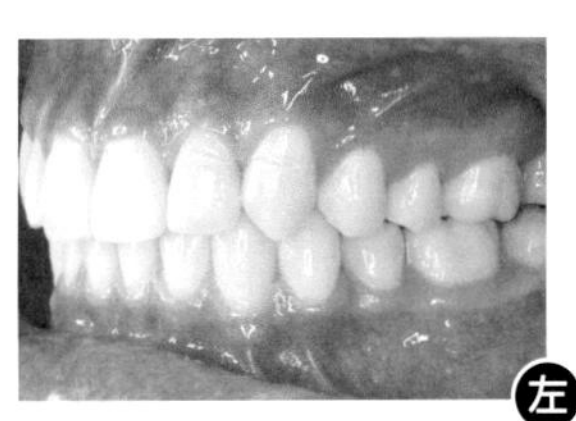


progress

**犬歯・前歯リトラクション**

Canine, Anterior Retraction

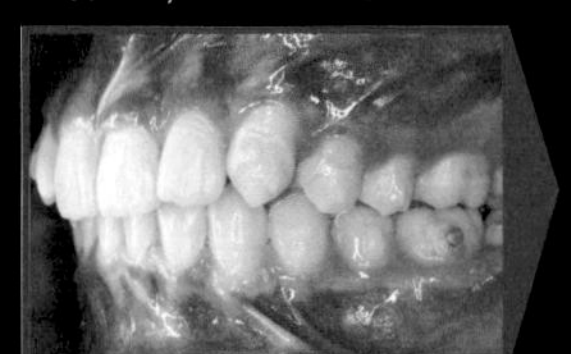

**前歯部トルクコントロール**

Torque Control

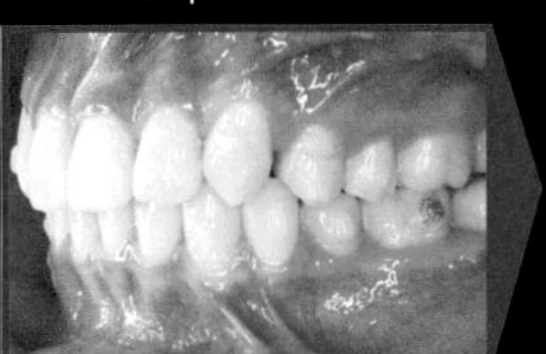

**最終時**

Final

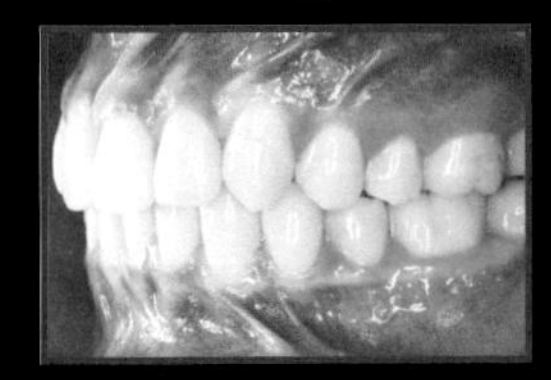

※トルクコントロール＝回転移動・調整

case 16

# 反対咬合・正中線不一致・右下6番 欠損

Class 3

▶40代 女性 Female

KARTE

受け口で、上下歯列の中心がずれています。右下の第1大臼歯がない状態です。

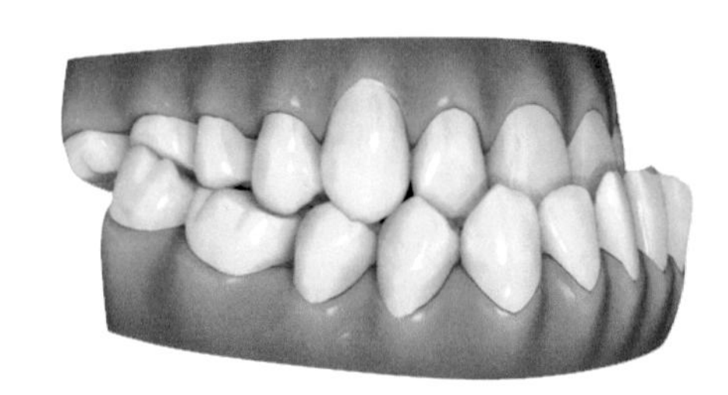

## 治療前

INITIAL

上

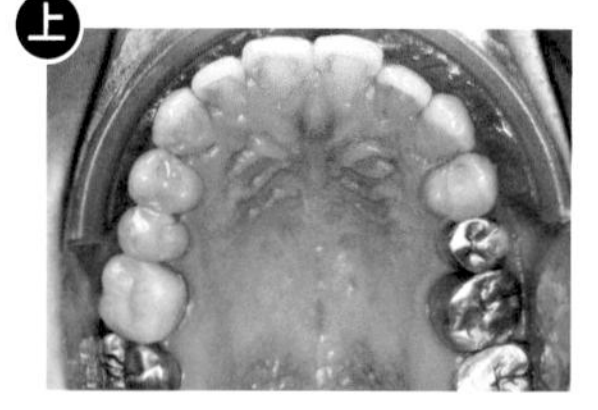

下

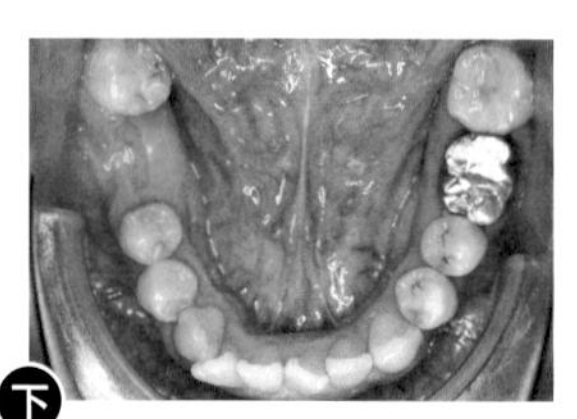

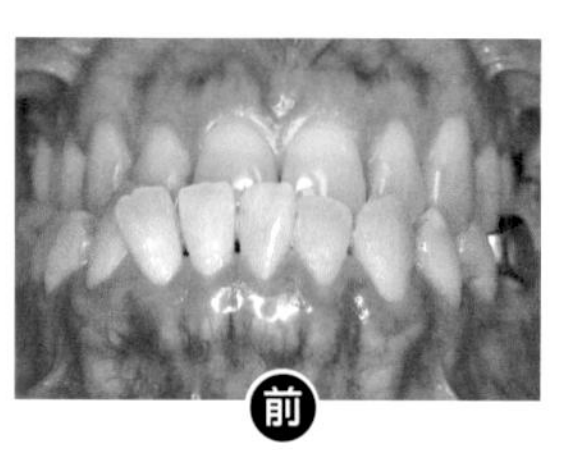

前

右

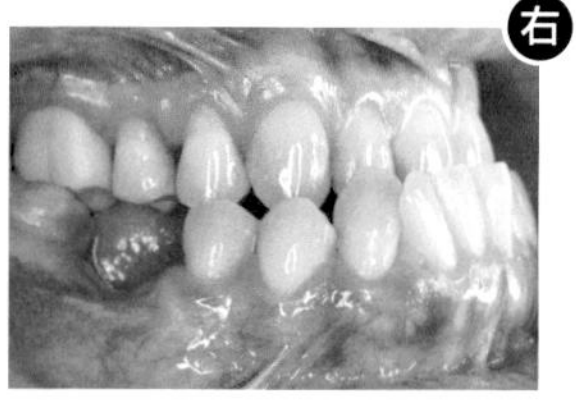

左

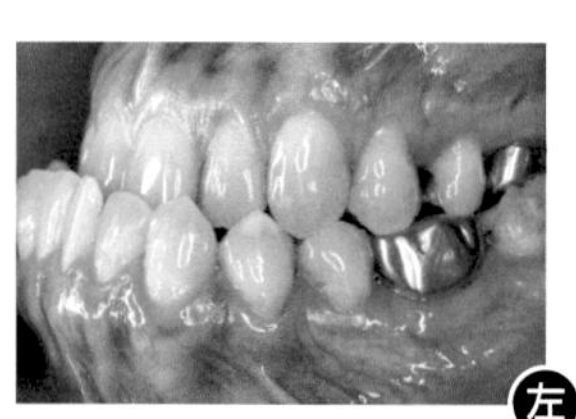

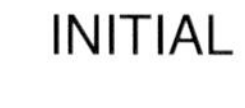

## 「サージェリーファースト法 +インビザライン」による矯正の経過

手術前

Pre Ope

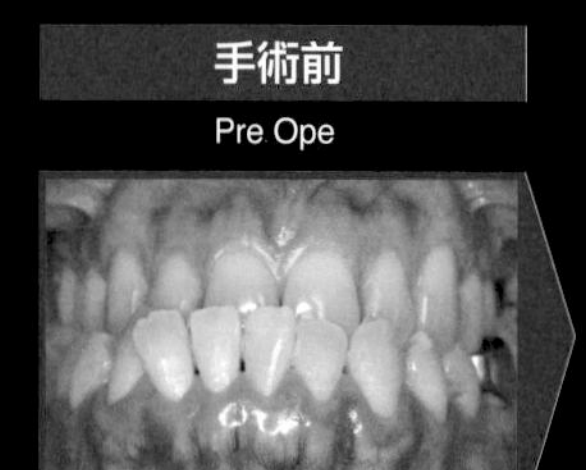

手術後

Post Ope

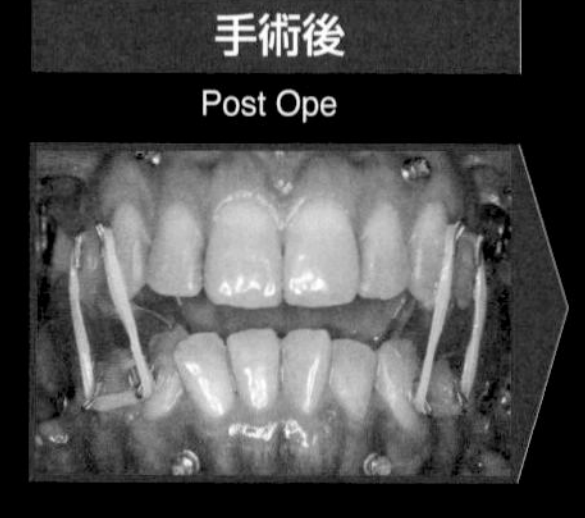

上顎大臼歯遠心移動

Upper Molar Distalization

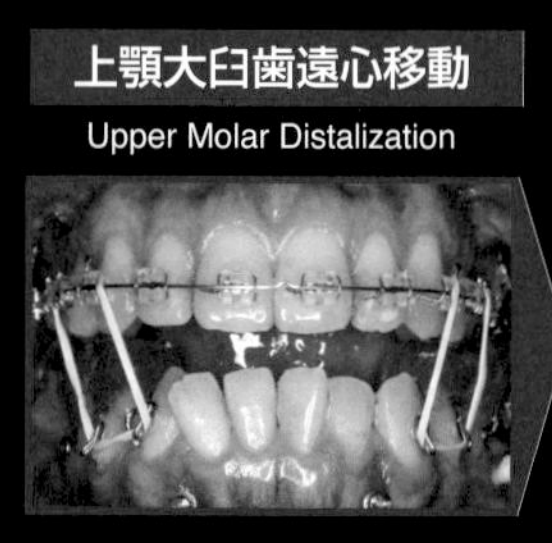

## 治療のポイント

- サージェリーファースト法（外科矯正）
- TADs（矯正用ミニインプラント）
- 非抜歯

骨格的反対咬合の改善のため、外科的手術（サージェリーファースト）を行ったのち、3ヵ月間、固定式の矯正装置にて歯の配列を行いました。その後、インビザラインにて最終仕上げを行っています。

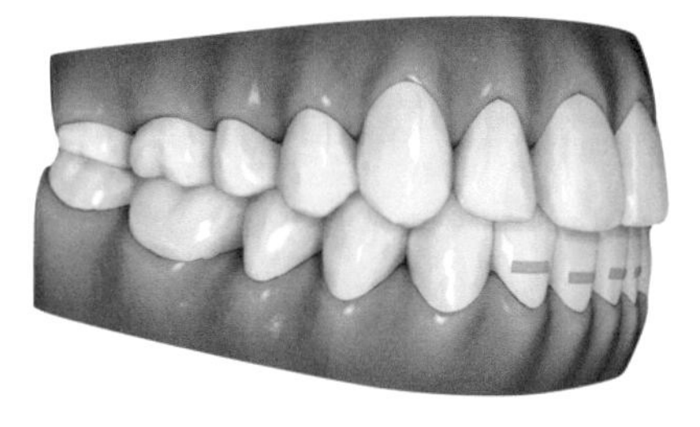

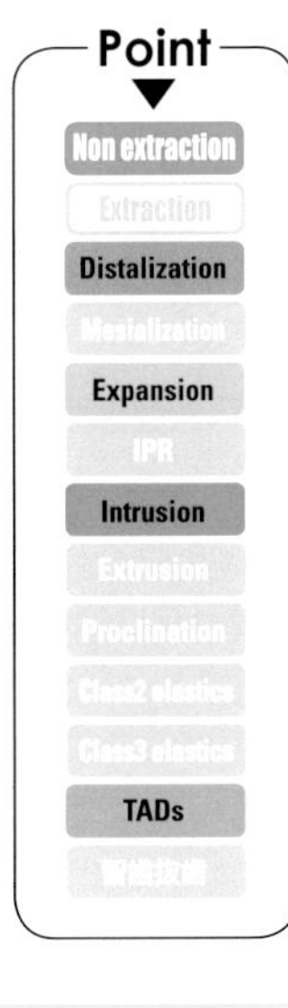


## 治療後

FINAL

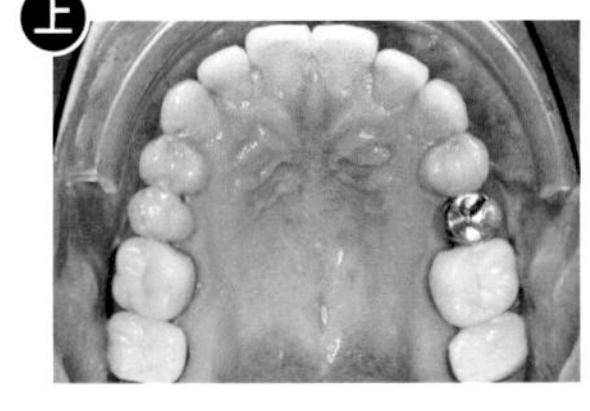


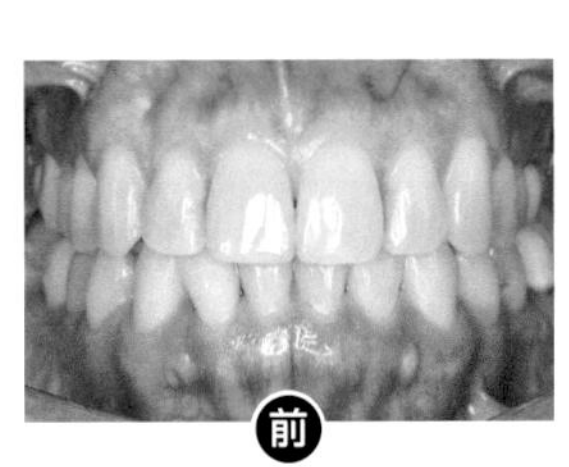


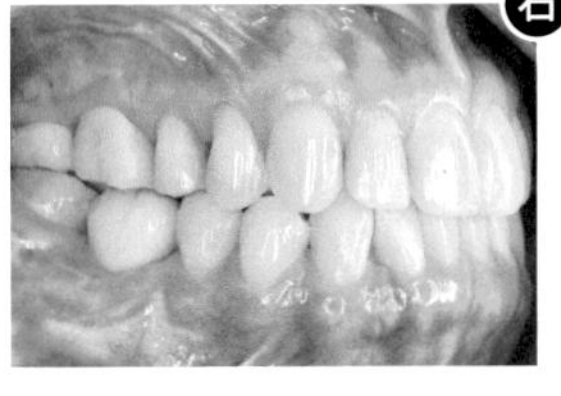


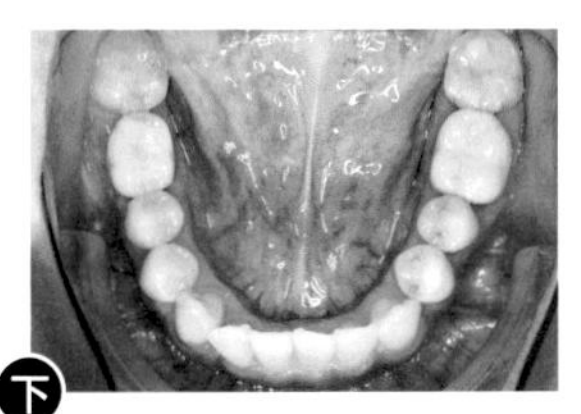


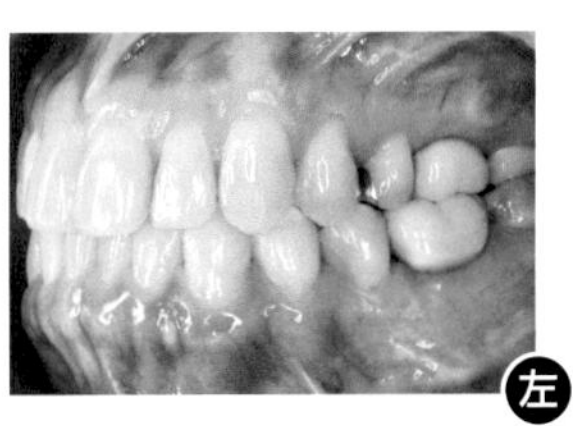


progress

スプリント（あごの位置を安定させる装置）除去

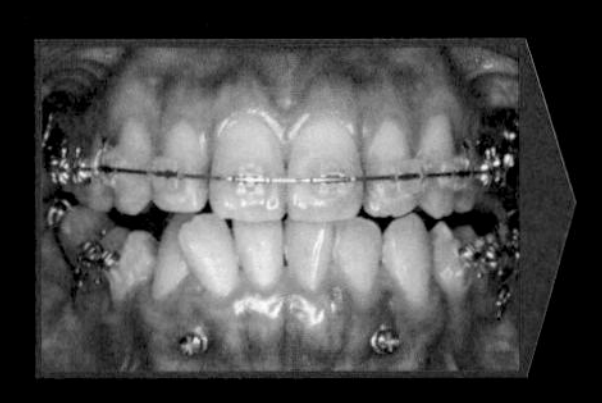

インビザライン治療

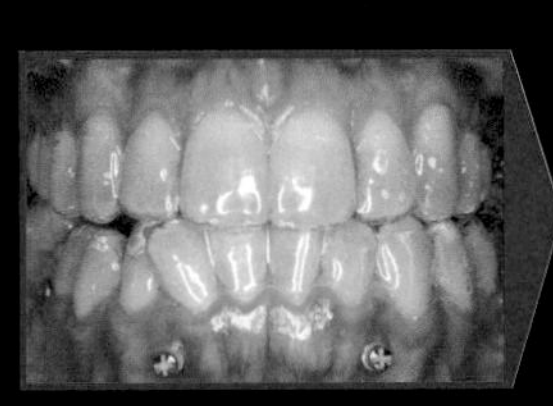

最終時

Final

case 17

# 2級1類 上下顎前突

Upper lower protrusion

▶20代 女性 Female

KARTE

上下の前歯が前に出ています。とくに上の前歯の先が前に出ている状態です。

QRコードを読み込むと、動画がご覧いただけます。

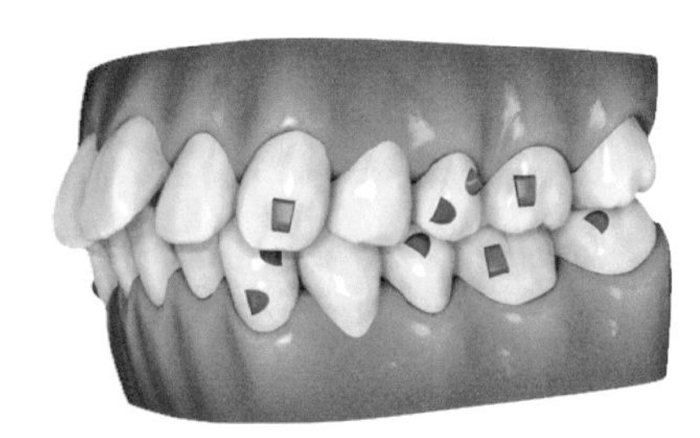

## 治療前
INITIAL

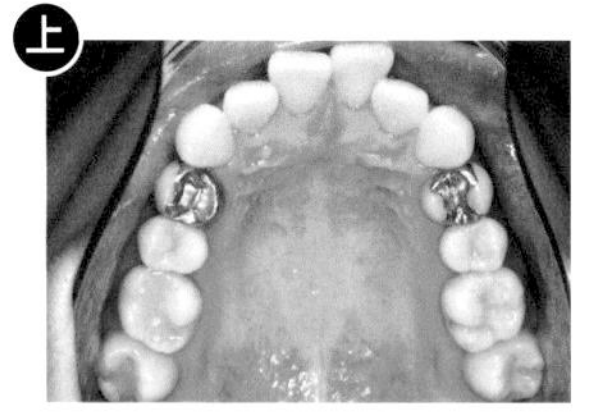
上

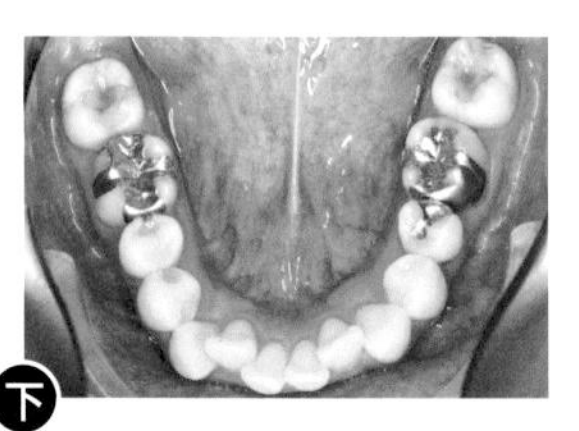
下

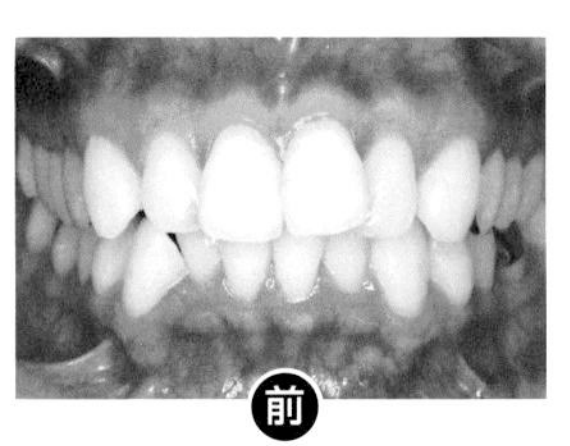
前

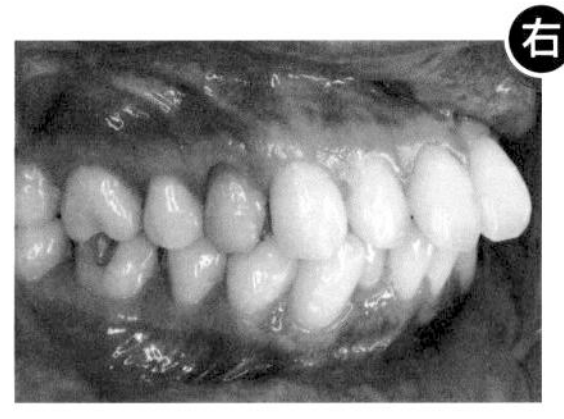
右

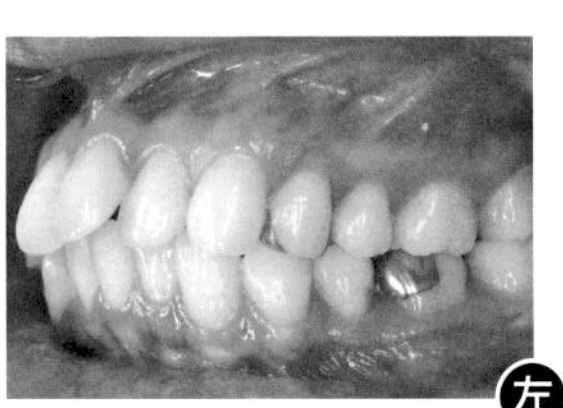
左

## 「インビザライン」による矯正の経過

**大臼歯リトラクション**
Molars Retraction

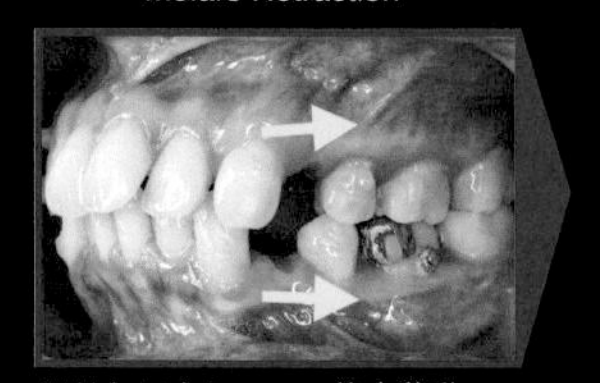

**前歯のリトラクション**
Anterior Retraction

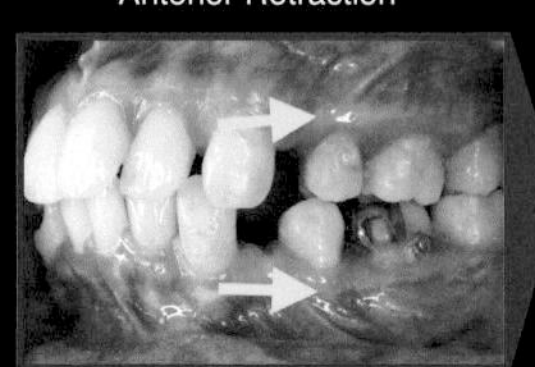

**犬歯リトラクション**
Canine Retraction

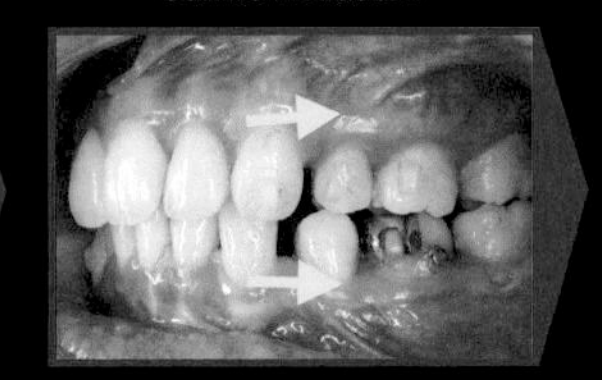

※リトラクション＝後方移動

## 治療のポイント

- 第１小臼歯４本抜歯
- 前歯部圧下（押し込む）
- マキシマムアンカレッジ
（抜歯のスペースを一切無駄にしない後方移動）
- 矯正用エラスティック（ゴム）使用

前歯の突出している口が閉じづらい状態を、上下左右の小臼歯を抜歯し、前歯の突出を改善しました。

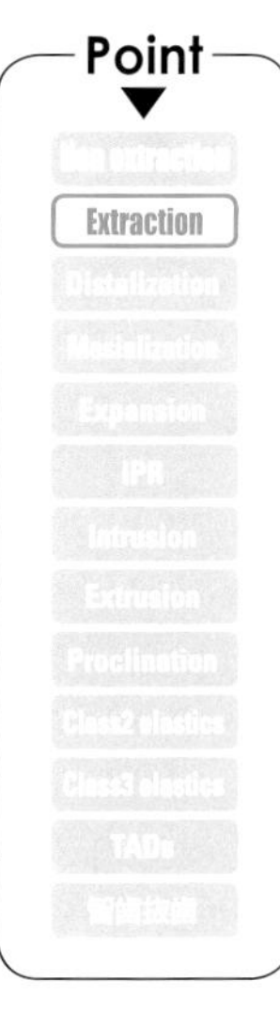


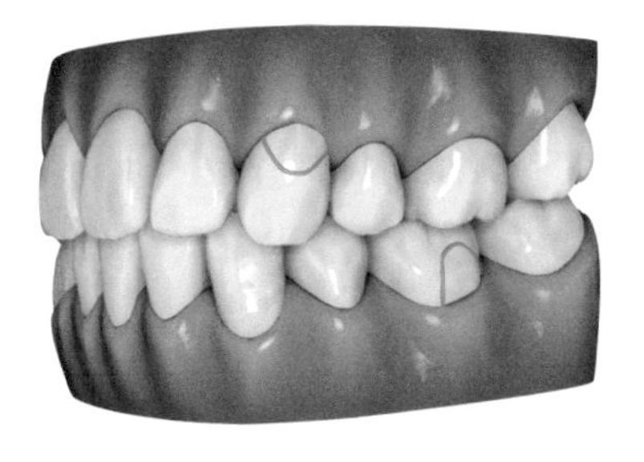

## 治療後

FINAL

上

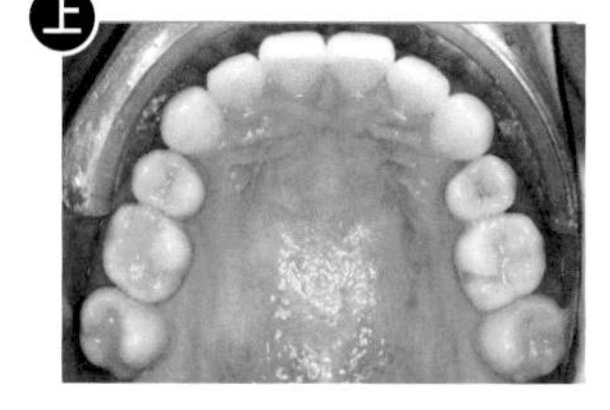

下

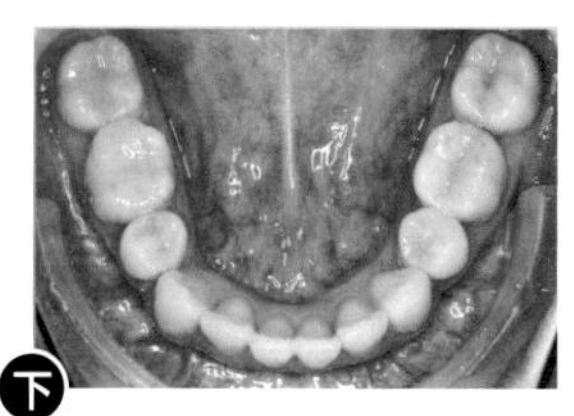

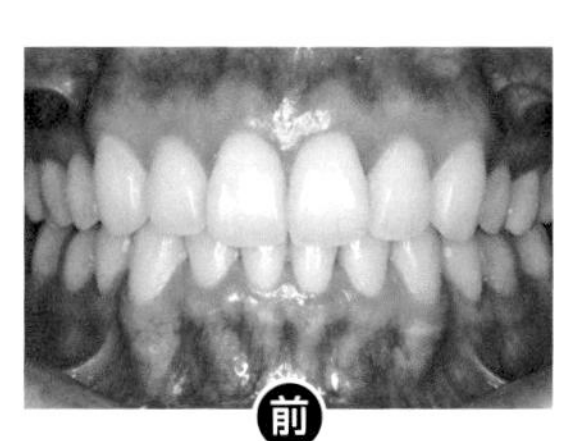

前

右

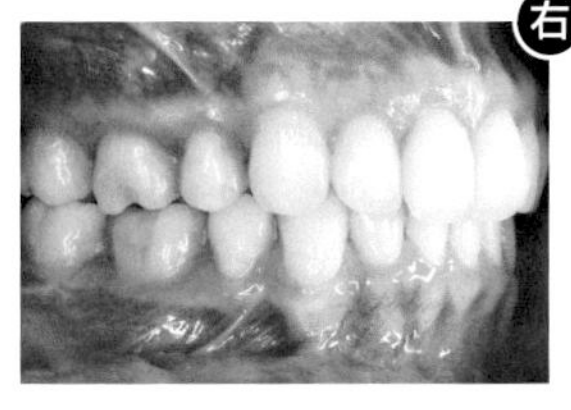

左

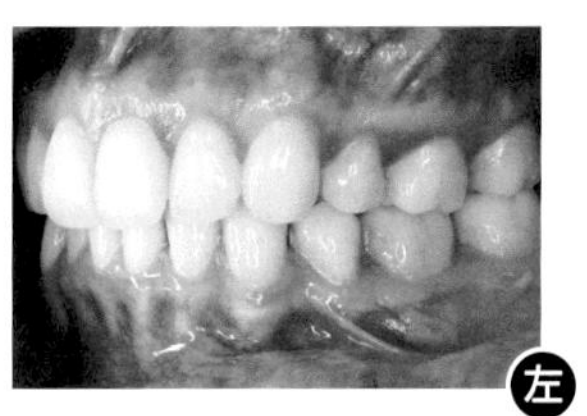

### progress

**犬歯・前歯リトラクション**
Canine, Anterior Retraction

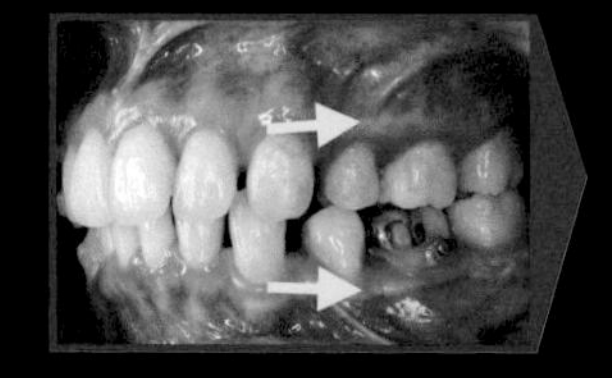

**前歯部トルクコントロール**
Torque Control

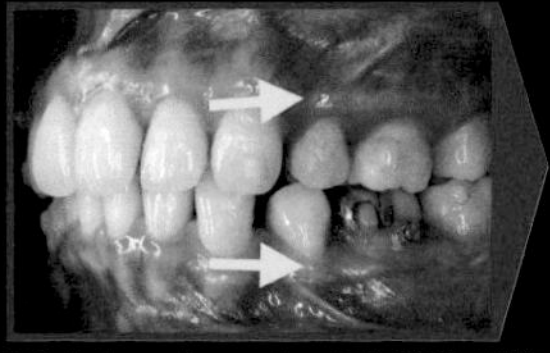

※トルクコントロール＝回転移動・調整

**最終時**
Final

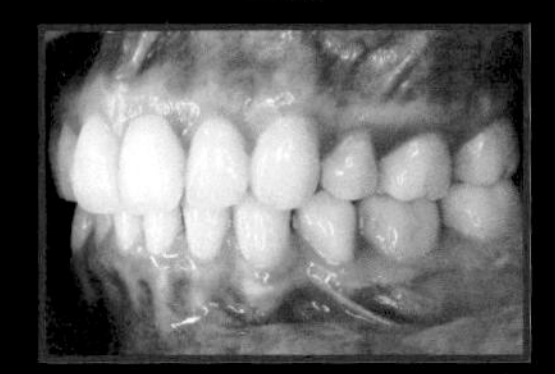

case 18

# 八重歯(やえば)・叢生(そうせい) 2級(きゅう)

Class 2, div1 bimax

KARTE

上の八重歯が前に出ている状態です。上下の前歯がガタガタで、全体的に前に傾いています。

## ▶20代 女性 Female

QRコードを読み込むと、動画がご覧いただけます。

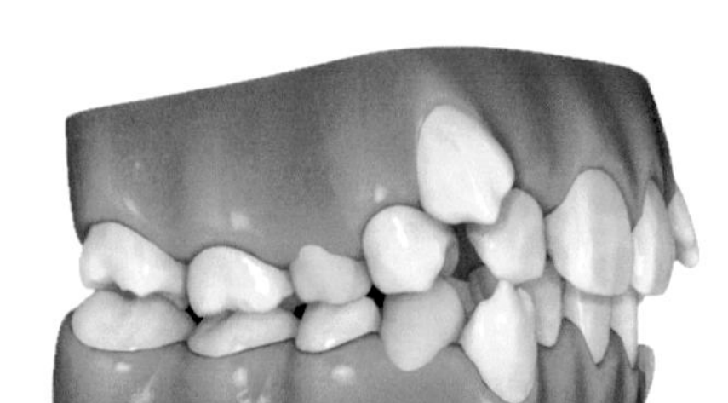

## 治療前

INITIAL

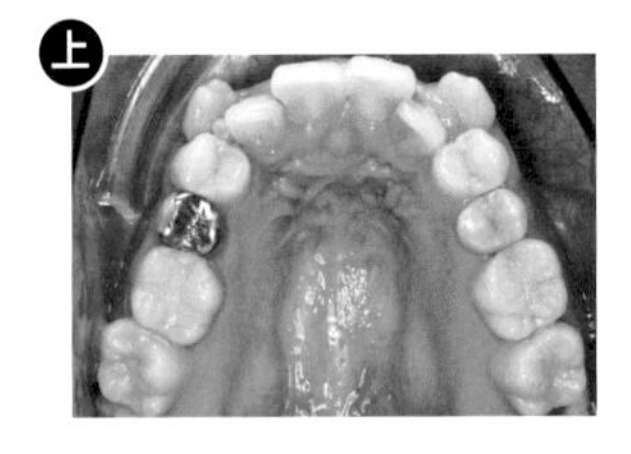

上

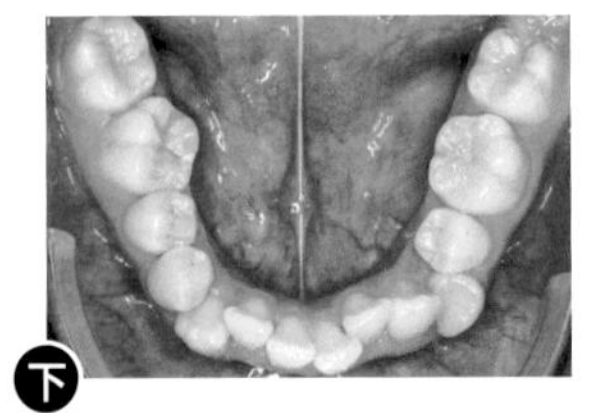

下

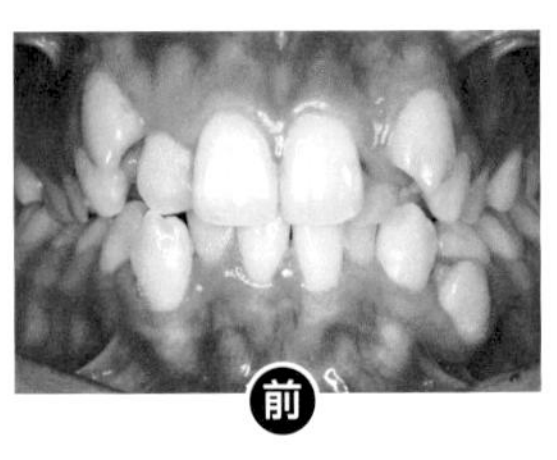

前

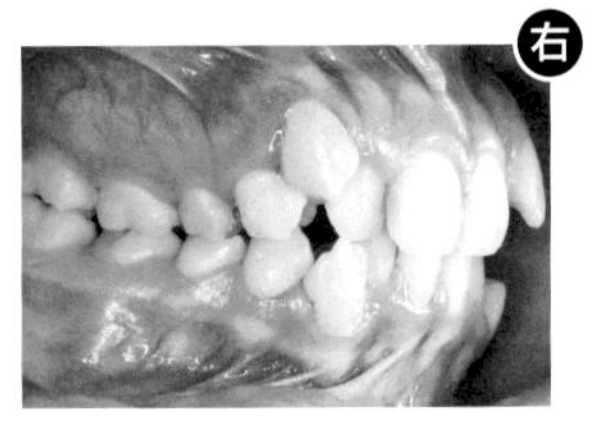

右

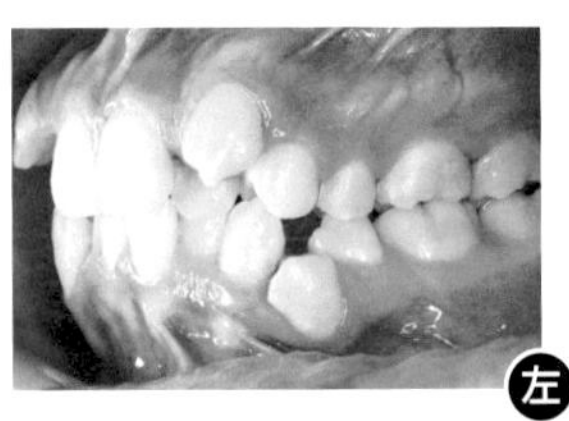

左

## 「インビザライン」による矯正の経過

### 抜歯後

After Extraction

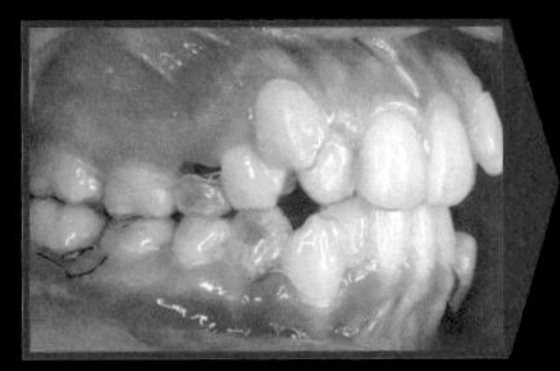

### アタッチメント装着

Attachment On

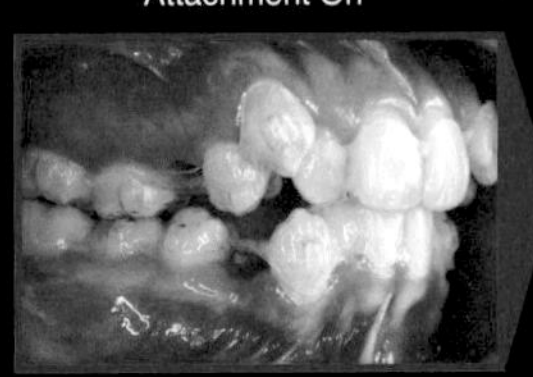

### 犬歯リトラクション

Canine Retraction

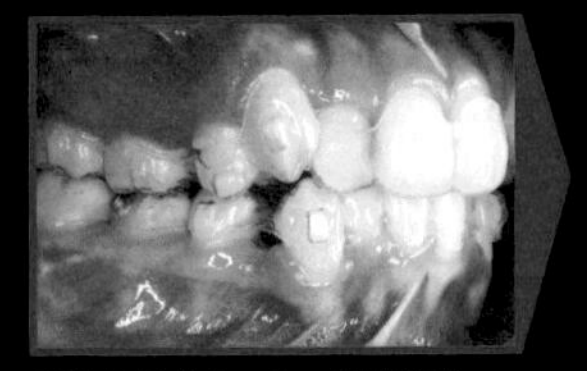

※リトラクション＝後方移動

## 治療のポイント

- 上顎第２小臼歯２本抜歯
- 下顎第１小臼歯２本抜歯
- 矯正用エラスティック（ゴム）使用

上顎第２小臼歯に金属のかぶせ物の入っている歯を選択的に抜歯し、八重歯等の改善を行いました。

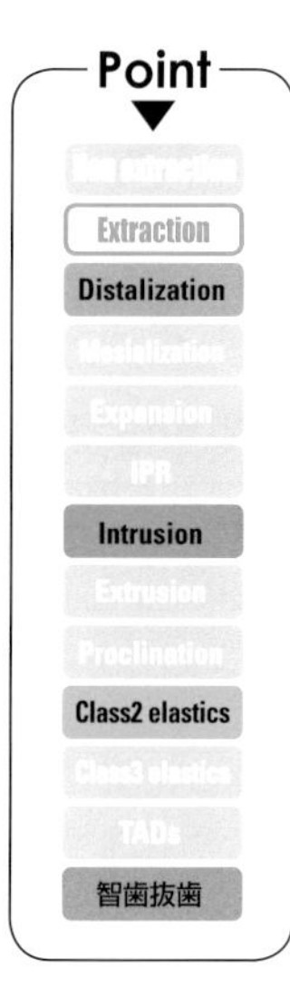


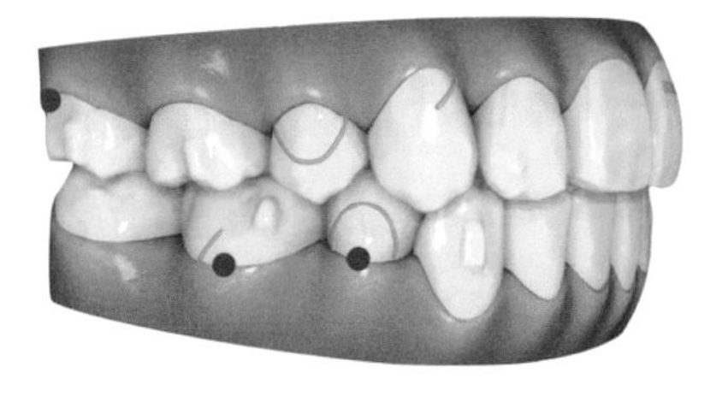

# 治療後

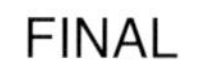


上

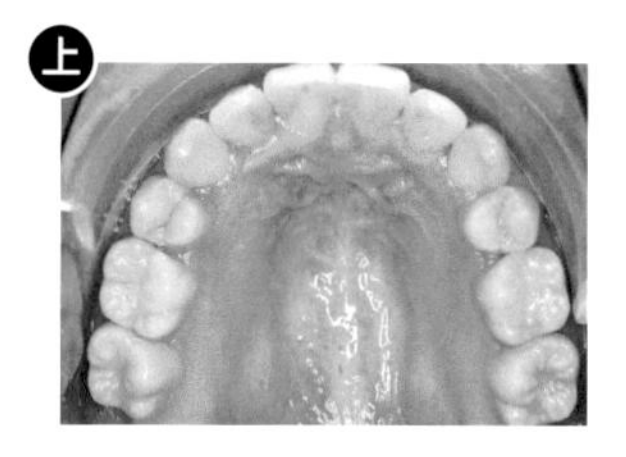

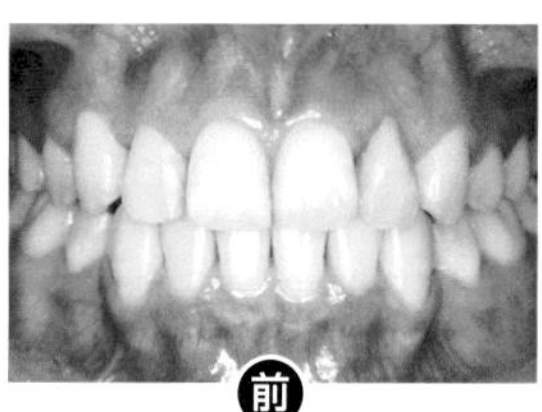

前

右

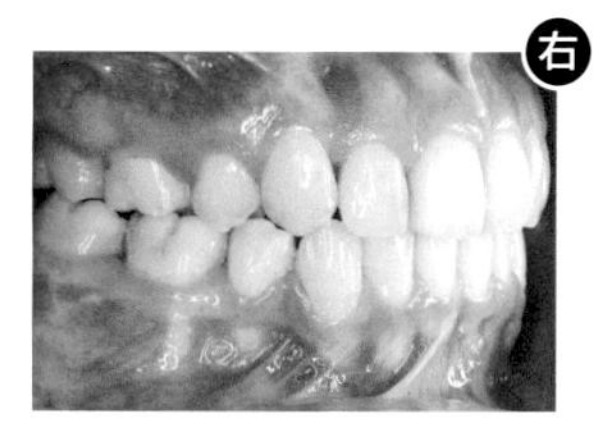

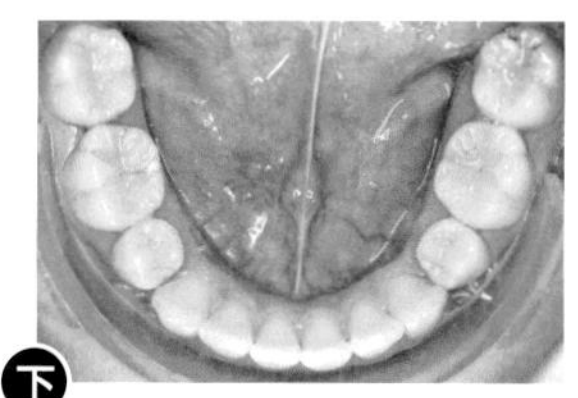

下

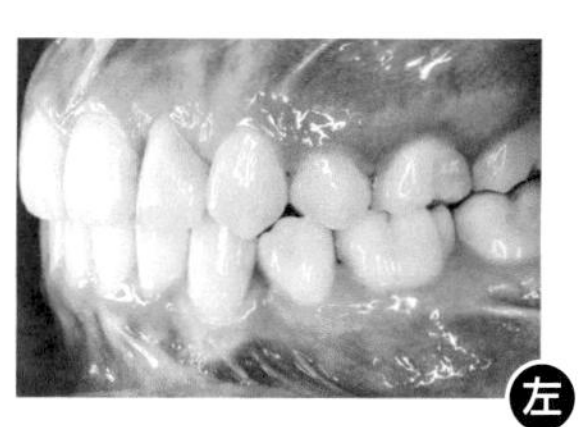

左

progress

**犬歯・前歯リトラクション**
Canine, Anterior Retraction

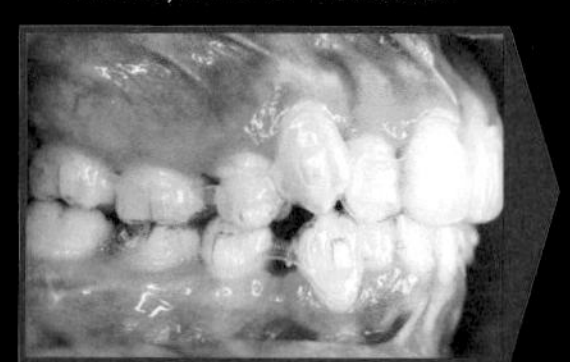

**前歯部トルクコントロール**
Torque Control

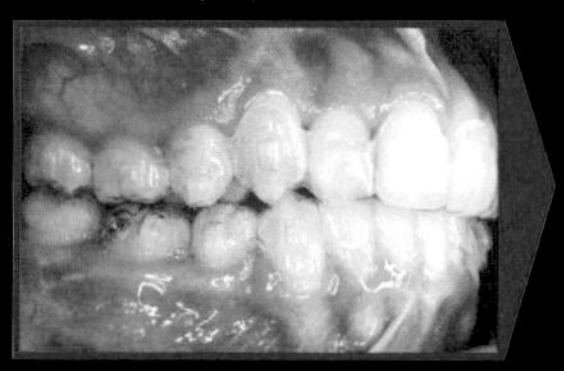

※トルクコントロール＝回転移動・調整

**最終時**
Final

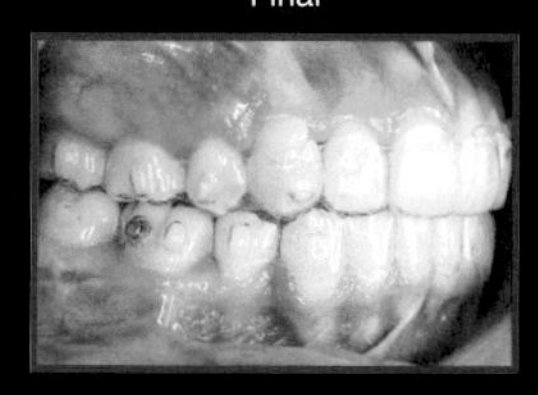

case
# 19

KARTE

# 上下前突・叢生・八重歯
じょうげぜんとつ・そうせい・やえば

High canine crowding

▶30代 女性 Female

上下の前歯がガタガタで前に突き出ています。八重歯も目立ちます。

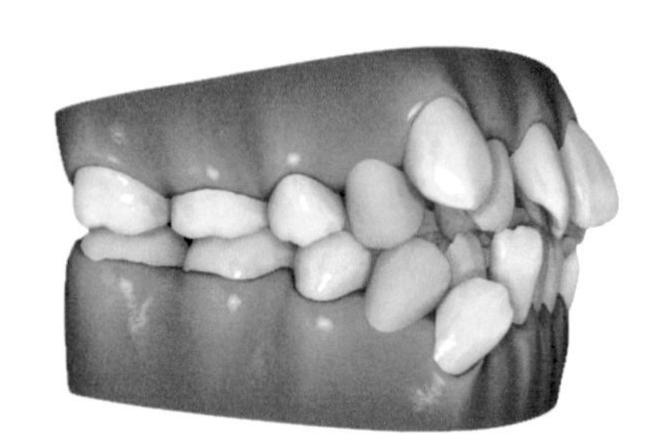

## 治療前
INITIAL

上

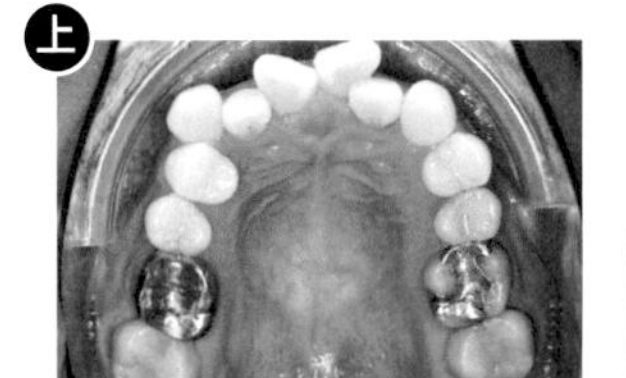

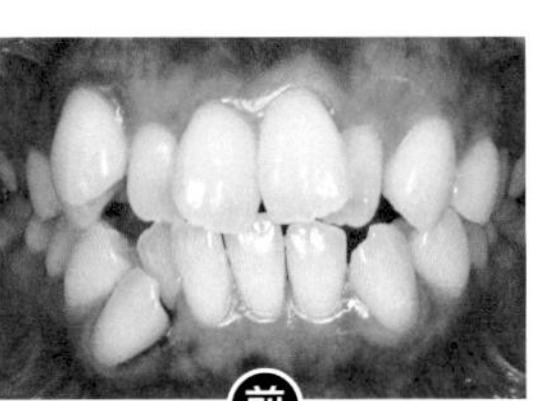

前

右

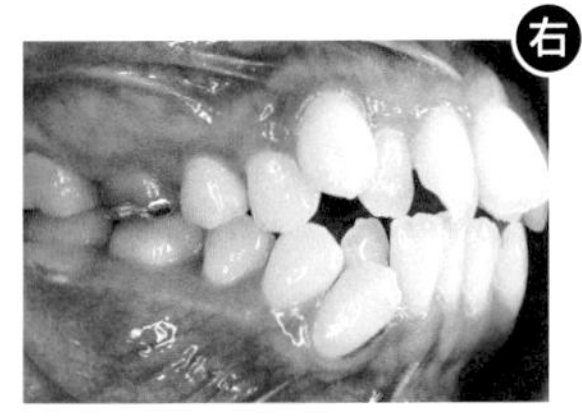

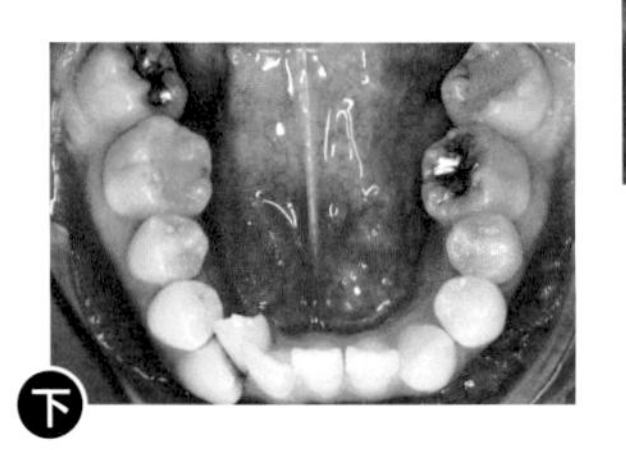

下

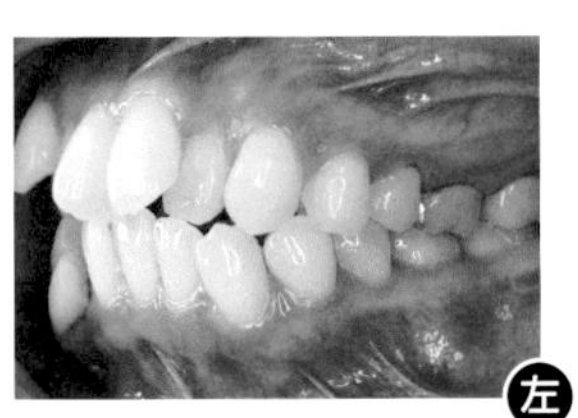

左

## 「インビザライン」による矯正の経過

抜歯前
Pre Molars Extraction

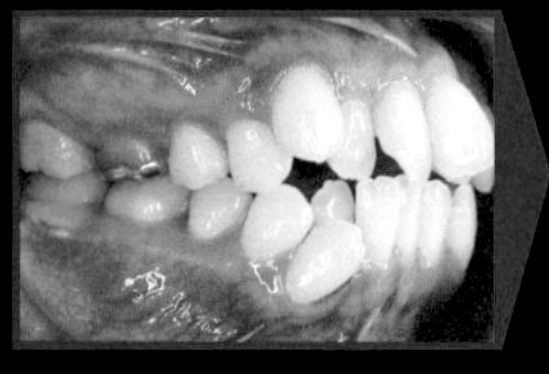

抜歯後アタッチメント装着
Attachment On

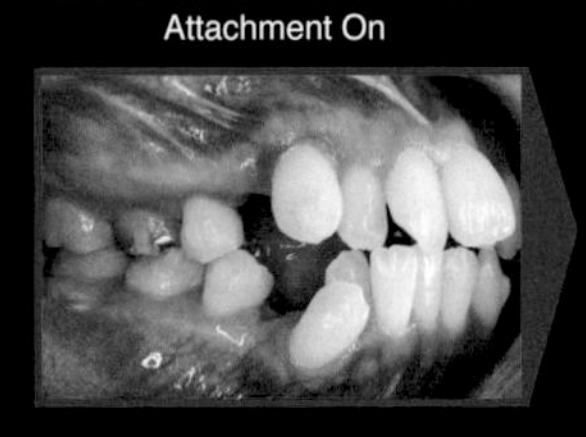

犬歯リトラクション
Canine Retraction

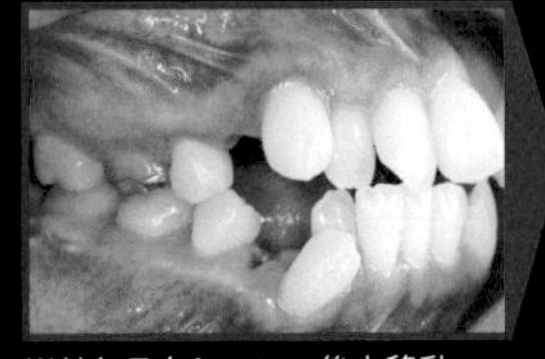

※リトラクション＝後方移動

## 治療のポイント

- 第１小臼歯４本抜歯
- 矯正用エラスティック（ゴム）使用
- ルートコントロール（歯の根の移動）

上下、左右の第１小臼歯を抜歯してスペースをつくり、犬歯（八重歯）と前歯部のガタガタの改善を行いました。

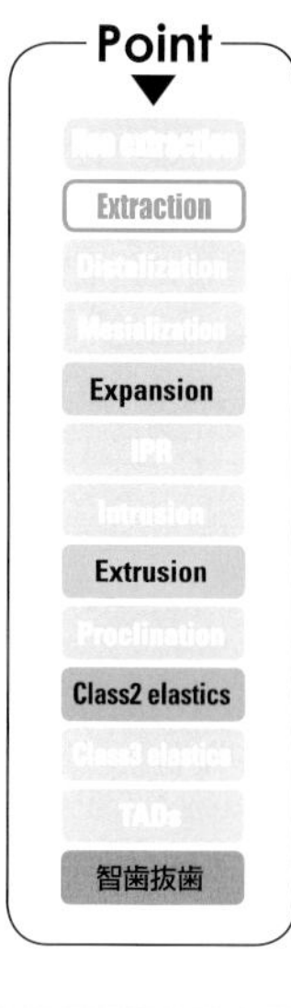


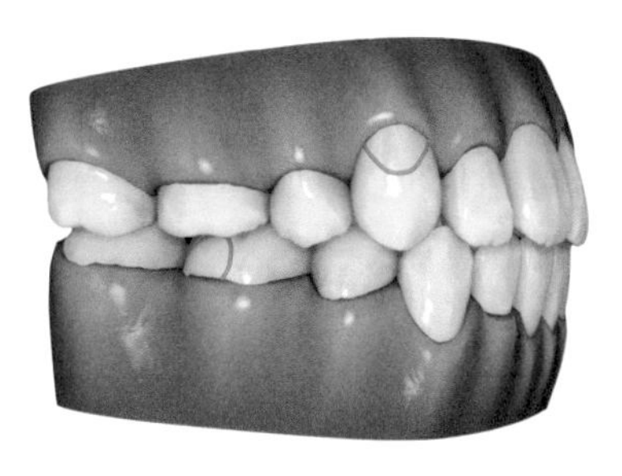

## 治療後

FINAL

上

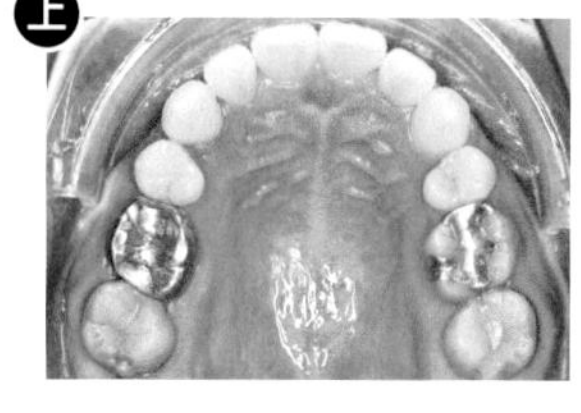

下

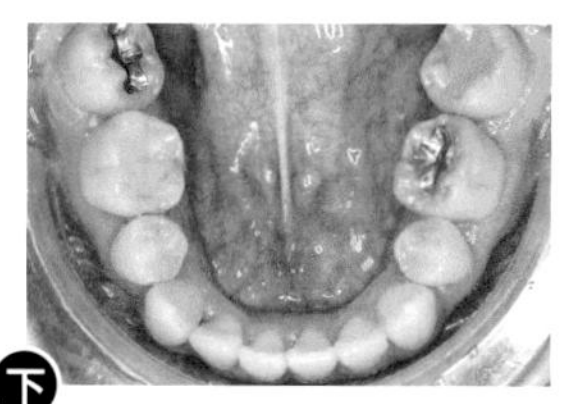

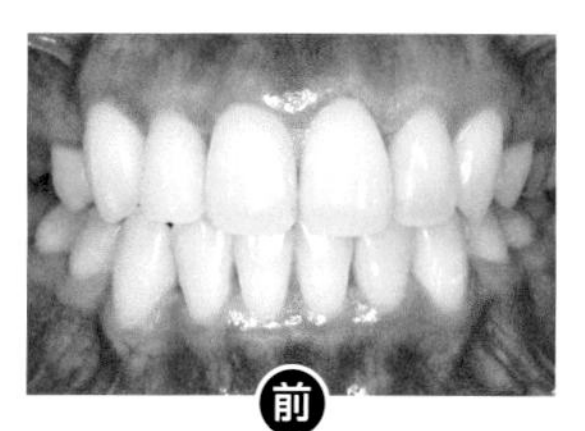

前

右

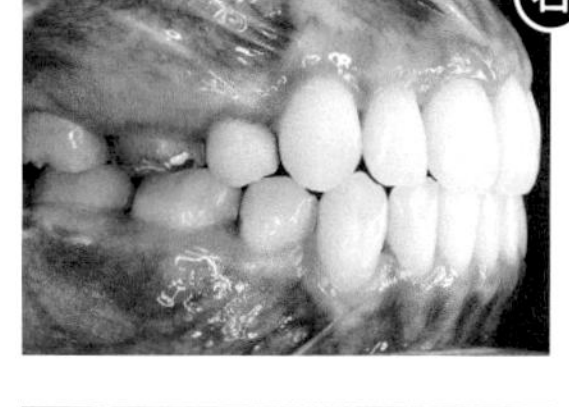

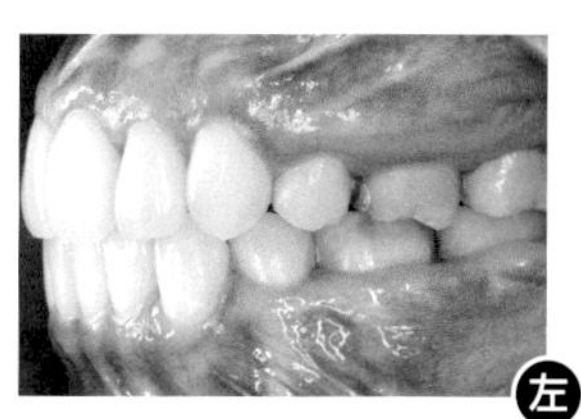

左

progress

**犬歯・前歯リトラクション**
Canine, Anterior Retraction

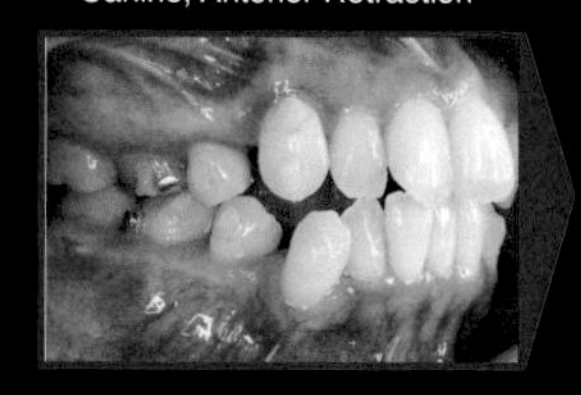

**前歯部トルクコントロール**
Torque Control

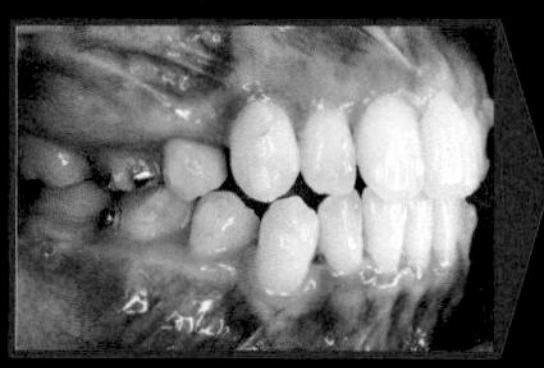

※トルクコントロール＝回転移動・調整

**最終時**
Final

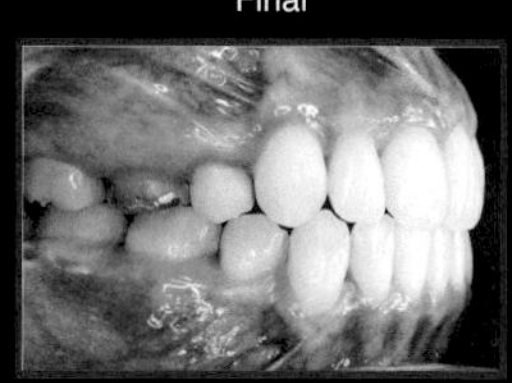

case 20

# 反対咬合・正中線不一致

Upper protrusion deep bite

## ▶40代 女性 Female

KARTE

下顎前突（受け口）で、かみ合わせが上下逆になっている反対咬合の状態です。上下の歯列の中心もずれています。

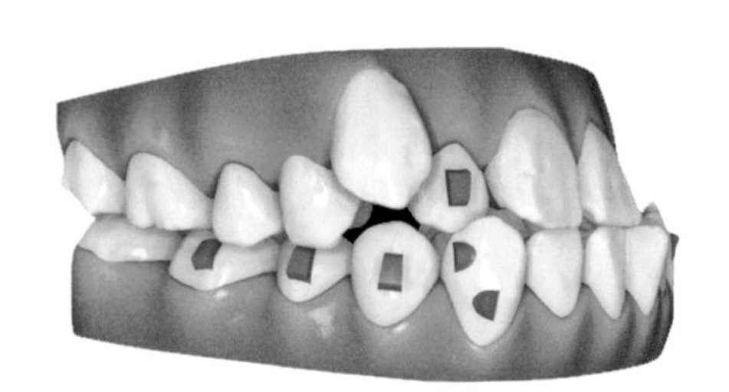

## 治療前

INITIAL

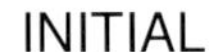

上

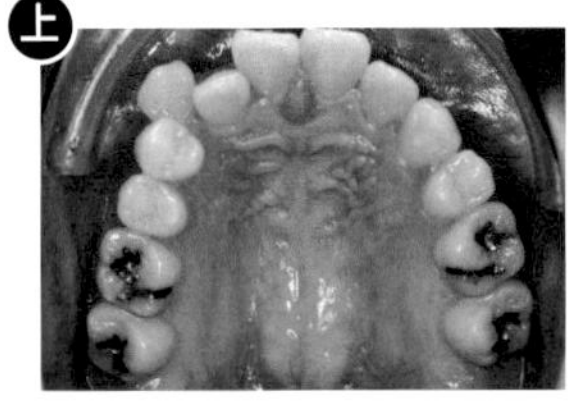

右

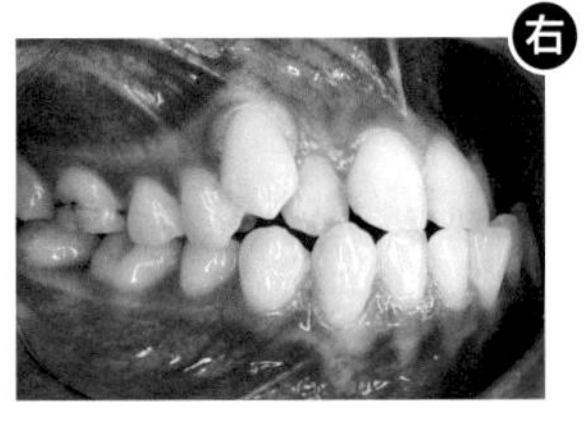

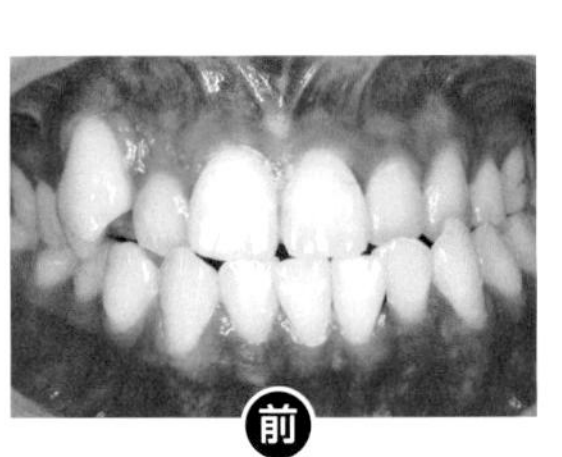

前

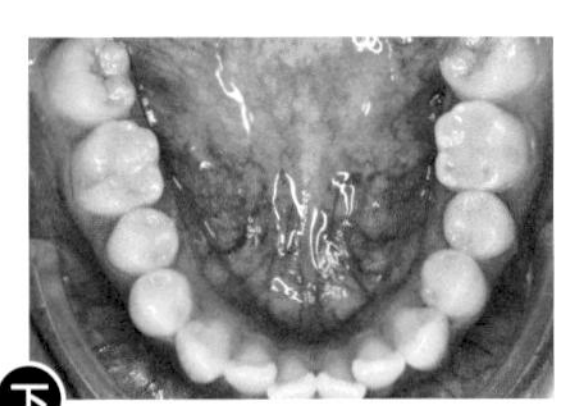

下

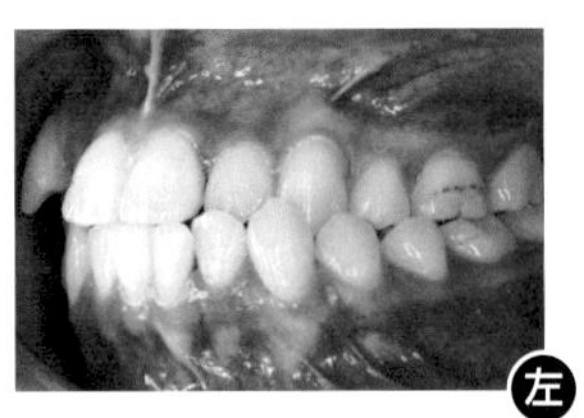

左

## 「サージェリーファースト法 +インビザライン」による矯正の経過

手術前
Pre Ope

手術後
Post Ope

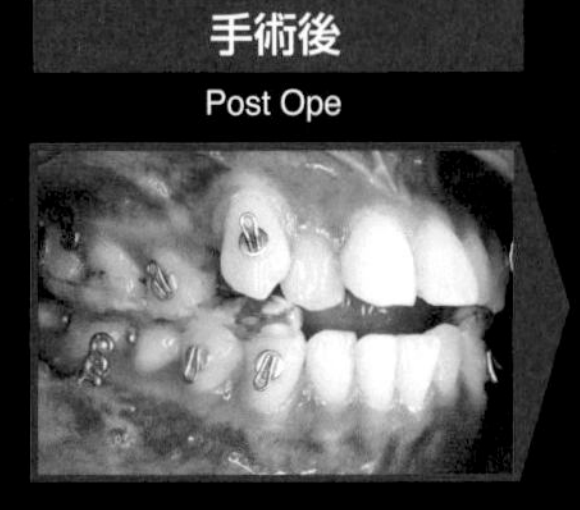

犬歯リトラクション
Canine Retraction

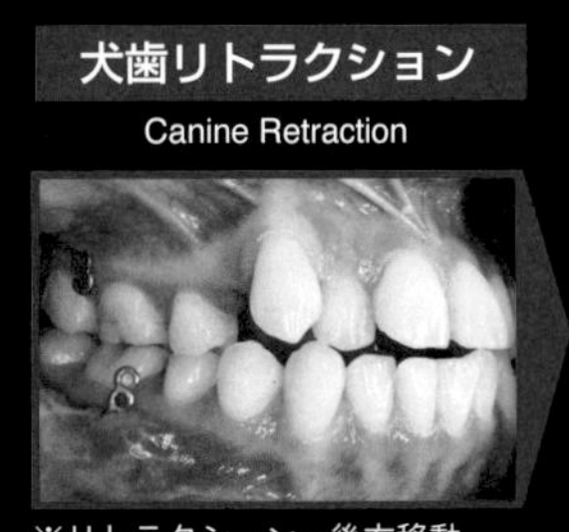

※リトラクション＝後方移動

## 治療のポイント

- 外科的骨切り手術
（サージェリーファースト法）
- 上顎第１小臼歯１本抜歯

学生時代に左上小臼歯を1本抜歯されていました。反対の咬合とあごが曲がっているのを改善するために、外科的手術（サージェリーファースト法）を行ったのち、インビザラインで矯正治療を行いました。

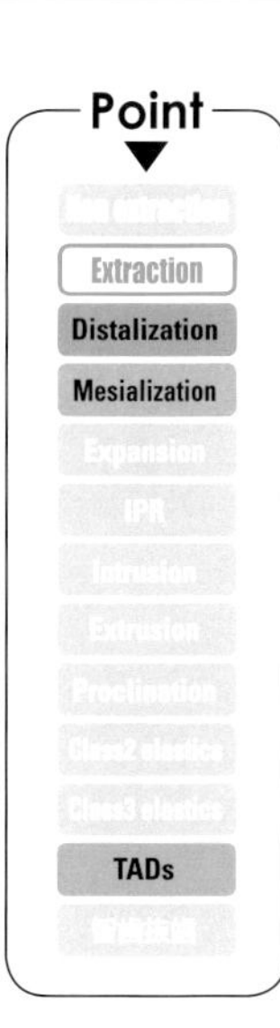


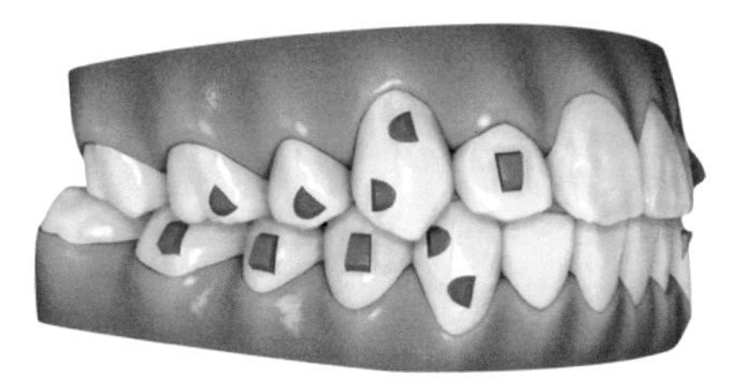

## 治療後

FINAL

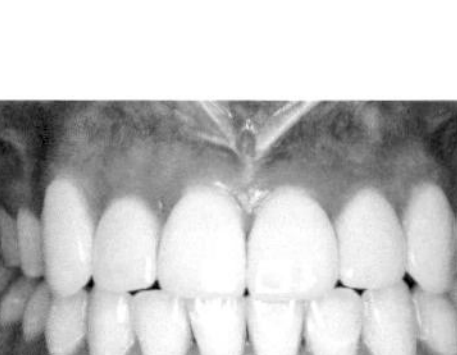

上

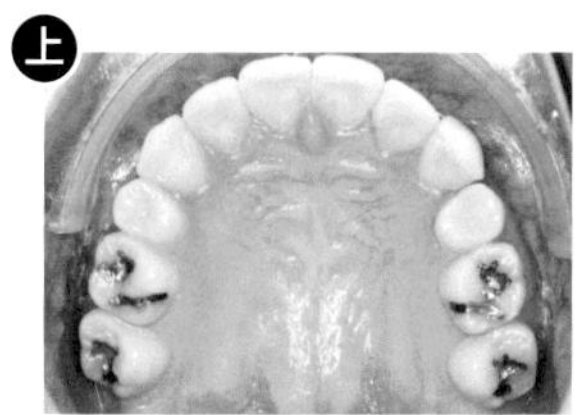

下

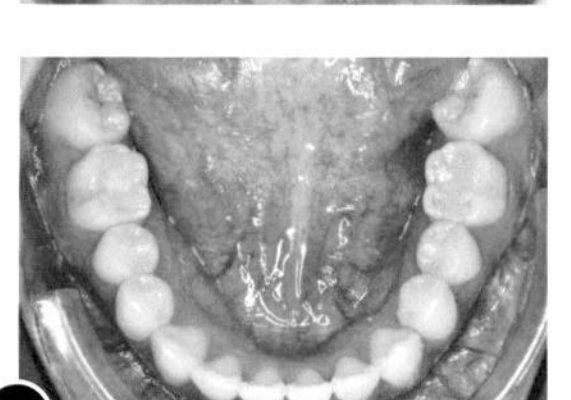

前

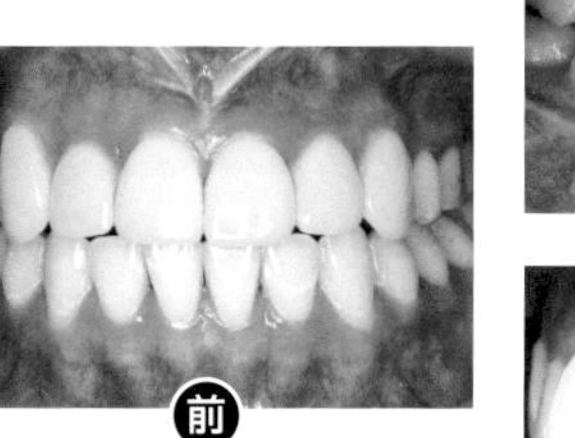

右

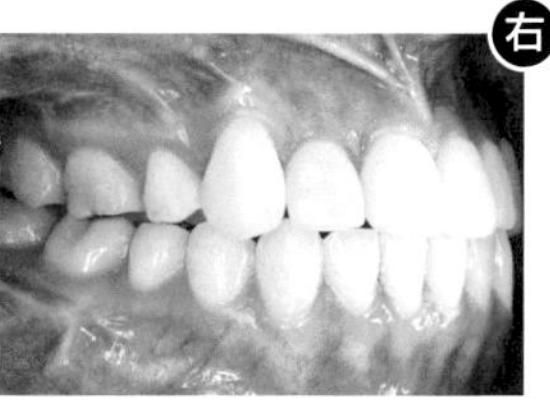

左

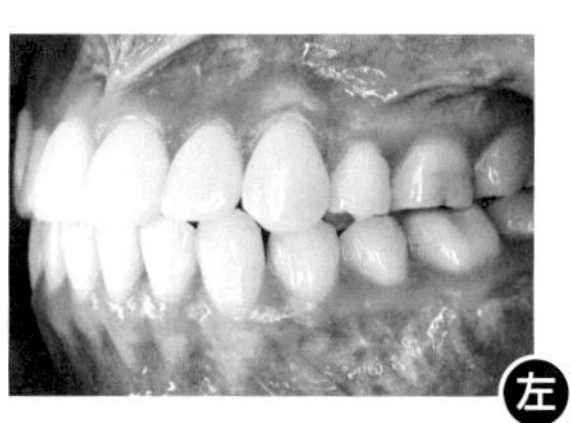

progress

**犬歯・前歯リトラクション**
Canine, Anterior Retraction

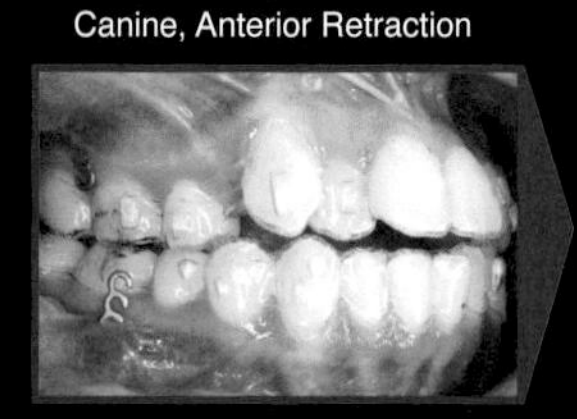

**前歯部トルクコントロール**
Torque Control

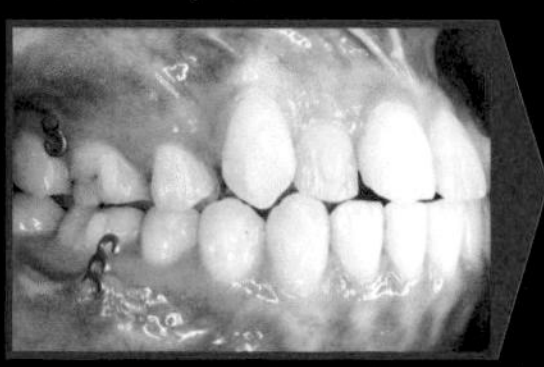

※トルクコントロール＝回転移動・調整

**最終時**
Final

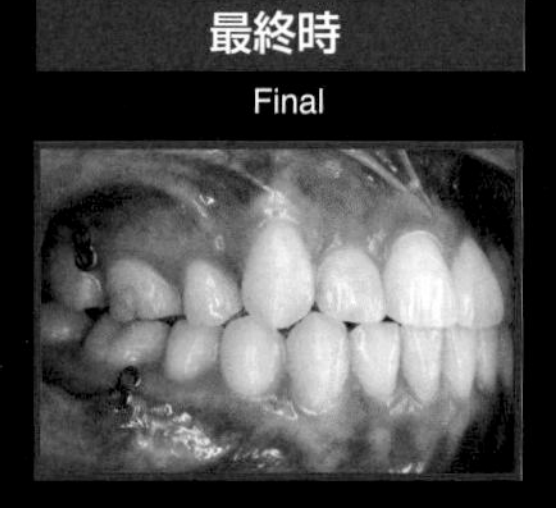

# おわりに

Epilogue

## インビザラインの歴史は始まっています

アライナー矯正治療の研究に邁進し、それなりの年月を経て参りました当クリニックですが、振り返って感じることが３つあります。

１つは、インビザラインの治療の症例がどんどん増えているということです。当クリニックのインビザライン単独での治療の症例数は、2019年に2,000例を超えました。それにより同年、インビザラインを提供する米国アライン・テクノロジー社より「ブラックダイアモンド」というステータスに認定されています。このように多くの方を治療させていただけるのは、インビザラインの治療・研究に長年注力してきた結果だろう、と思っております。

２つ目は、当クリニックが発表している論文と講演数についてです。恐らくどちらも日本で一番多いのではないかと思っています。論文はまず、患者さんの治療が終わって、それについて検証したものを文章（おもに英文）等にまとめます。それを医歯学専門の学術ジャーナルに提出しますが、論文の提出先が権威あるジャーナルであれば、査読者という専門家が論文をチェックして、掲載に問題がないと認められて初めて掲載されます。昔は、私も先人の論文をたくさん読んでインビザラインを勉強していました。そして現在は、ありがたいことに論文を書いて読んでいただく側となり、感慨もひとしおです。

３つ目は、当クリニックで治療させていただいている、患者さんとのコミュニケーションです。患者さんの治療を始めてから終えるまで、さらに保定期間を含めると、４年、５年、６年という風に、長い年月のお付き合いをさせていただくことになります。治療をはじめたときにはお子さんだった患者さんが、すっかり大きくなって社会人になったときや、ご結婚前に治療された方が、結婚されてお子さんを連れてきていただいたりするときなどには、患者さんの人生、歴史に寄り添わせていただいているように感じます。インビザラインの歴史はまだ始まったばかりと言えますが、患者さんたちの人生の節目に寄り添わせていただいていると、これから長い歴史が続いていくのだな、という風に感じております。

## ドクターやクリニックのクオリティが問われる時代に

インビザライン矯正治療のこれからについて、私が今感じていることをお話したいと思います。私たちのクリニックにいらっしゃる方は、以前は他所の大学病院や歯科クリニックで「インビザラインだけでは治らないので、ワイヤーを使ったちゃんとした治療をしてください」というようなことを言われた人が多かったものでした。しかし最近では、インビザラインの歯列矯正治療を行う大学病院やクリニックをいくつか回って比較検討して、最終的に私たちのクリニックを選んで来ていただいている患者さんがとても多くなっています。

2006年、07年くらいまでは、当クリニック以外に歯列矯正の相談に行った人全員が、歯の表側あるいは裏側にワイヤーをかける矯正治療のアプローチの話をされていました。そしてほとんど当クリニックだけがインビザラインの話をしていたということでした。

最近では、歯列矯正の専門クリニックのうち、インビザラインの治療の相談ができるクリニックを何軒か回ってから、当クリニックを選んでいただいている患者さんがとても多いことを、ありがたく感じています。つまり、以前に比べるとインビザラインでの歯列矯正治療をしている矯正歯科クリニックがとても増えてきている、ということです。

私は、他のクリニックもインビザラインの歯列矯正治療に取り組むところが増えていることは、すごく良いことだと思っています。

その理由は、インビザラインの認知度が高まるからです。インビザラインの利点（装置が見えないこと）や、怪しい治療法ではないという最低限のことは知られてきています。さらにこの先重要なことは、インビザラインによって、これまでより歯列矯正治療のクオリティは上がるのだということ、そしてそれはドクターのクオリティ、クリニックのクオリティによるものだ、ということを広く知っていただけるようになれば、ますますありがたいと思っています。

また患者さんがドクターやクリニックを選ぶ際に、どのクリニック、どのドクターの治療が、自分にとって最も良いインビザラインの治療をしてくれるのか、という観点で選ばれるようになってきていることも、とても良いことだと思っています。これまでは、インビザラインの治療ができる／できない、インビザラインの治療費が高い／安い、というポイントだけで選ばれていたものが、患者さんの目が厳しくなることによって、ドクターやクリニックの技術的なクオリティの高さが評価される機会が増えてきていると思います。それはすごく良いことだと思いますし、選んでいただけるように、さらに私たちも努力していきたいと考えております。

## インビザラインの治療は、患者さんの意欲も大切です

当クリニックに関していうと、インビザラインの治療において、不適切なもの、もしくはインビザラインではできない治療というものは、ほぼ無くなっています。患者さんの治療に対する前向きな意思、希望が歯の最適な移動に直結する矯正治療システムですので、歯列

矯正を希望される気持ちが強い人ほど向いている治療法だと思います。

お子さんの矯正治療に関しては、お子さんがまだそれほど矯正に関心がない、もしくは矯正したくない、と思っていながら、ご両親がぜひ、という形でご相談に来られるときがあります。そういうときに私は、最終的にはそのお子さんに「矯正したいですか？ がんばりたいですか？」と伺います。そして意思、意欲のレベルがまだ低めだと感じた場合には、ご両親に「少し待ったほうがよいかもしれません」とお話をしています。お子さんだけでなくもちろん大人の方も、やる気が高まったらぜひ私どものところに来ていただいて、一緒にがんばって参りたいと思っています。

## これからインビザライン矯正治療をやってみたいと思われる方へ

歯列矯正治療は、“最初の一歩”が大事です。つまり、やると決めることがとても重要です。私は２回歯列矯正治療をしているのですが、このことを痛感しています。

１回目は大学生のとき、２回目は40歳を超えてから治療を行いました。始める前は誰でも「矯正はメンドクサイな、このままで良いんじゃないか」とついつい思ってしまいます。しかし実際に治療を始めると、歯があっという間に動いていくのですぐに楽しくなりますし、自分のコンプレックスが治っていくのが目に見えてわかるのでワクワクします。治療をはじめたみなさんが口をそろえておっしゃるのは「もっと早くやれば良かった」ということです。

歯列矯正治療をやりたいと思った人の選択肢は、やるか、やらないか、０か１か、の２つです。つまり、変わりたいと思う自分を後押しするのか、しないのか、だと思うのです。私たちは少しでもご希望のある方に、判断材料はいくらでも喜んでご提供しますが、決断することは、患者さんご自身にしかできません。しかし、始めていただく勇気さえ持っていただければ、あとは私たちが責任をもって、全力でお手伝いいたします。一緒にがんばって、きれいな歯並びになって、今まで抱えていた悩みやコンプレックスを改善して、すばらしい笑顔になれるようにサポートさせていただきたいと思います。

こんな歯が治るのかな？ と、悩みを抱えている方は、ほんとうにたくさんいらっしゃいます。そんな方は、ぜひ一度矯正相談にお越しいただき、あるいはオンラインで、直接私とお話させてください。

どれがあなたにとって一番良い矯正治療法なのか、どういうアプローチがあるのか、ということを、患者さんによって具体的な治療法は違いますので、ぜひ直接お話をさせていただきたいと思っております。

## 世界の最先端の歯列矯正治療 インビザライン

私は 2020 年のアメリカ矯正歯科学会で、インビザラインの講演をさせていただく予定でしたが、新型コロナウイルスによるパンデミックで、学会は中止となりました。アトランタでの開催で、当学会で 2 回目の講演をさせていただく予定でした。

私が初めてアメリカの矯正歯科学会に参加するようになってから、今年で 12 年目になります。初めてのときは、アメリカ矯正歯科学会でインビザライン、アライナー（マウスピース）矯正の発表をする人は、4 日間のうち 1 人か 2 人くらいの枠（時間枠）しかなかったものでした。それがだんだん、インビザラインの講演をする先生が増えてきて、近年では１日１枠、数人以上はインビザラインの講演が予定されているほど、アライナーの講演がすごく増えてきています。

2018 年のアメリカの矯正歯科学会では、私が日本人として初めてインビザライン治療の講演をさせていただきました。そのときは抜歯の治療についての内容だったのですが、2 回目の今回は、オープンバイトの症例についてお話したいと思っておりました。

日本人がインビザラインの矯正治療の講演をアメリカの学会で行うのは大変珍しいことで、ありがたい機会を頂いているのですが、他の国、海外の矯正歯科学会でもインビザラインのトピックがだんだん増えてきています。私もアメリカやイタリアの矯正歯科学会をはじめ、さまざまな国で講演させていただく機会を得ています。インビザライン・システムは、患者さんにとっても、ドクターにとっても、世界的に認知度が上がっていると感じています。

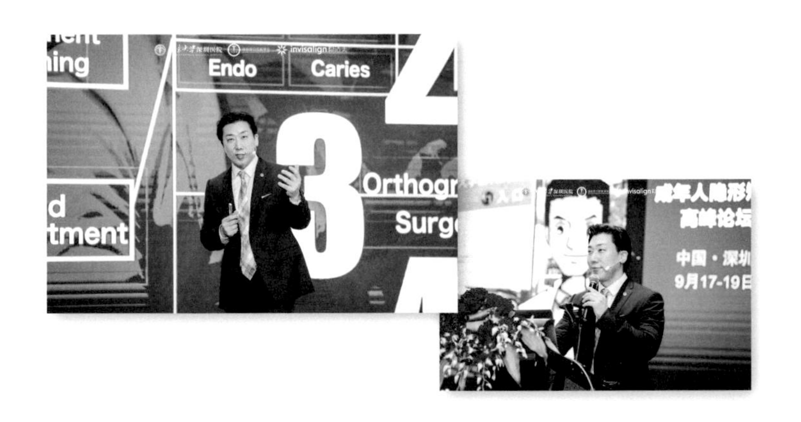


2020 年 6 月

医療法人社団 スマイルイノベーション矯正歯科

理事長 **尾島 賢治**

# Profile

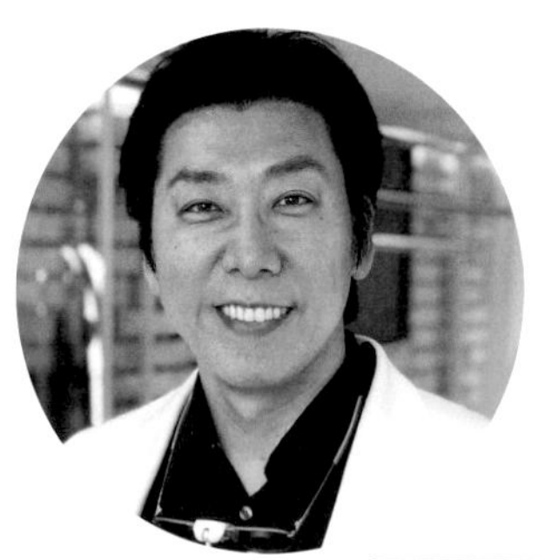

● 医療法人社団 スマイルイノベーション矯正歯科 理事長
● 本郷さくら矯正歯科 院長
● イタリア・トリノ大学矯正歯科 adjunct professor

## 尾島 賢治 Kenji Ojima

**【経歴】**

**1998年** 昭和大学歯学部卒業。
同年、昭和大学歯科病院矯正歯科入局。
同病院退局後、都内歯科医院の矯正歯科治療担当。

**2007年** 東京都文京区に本郷さくら矯正歯科開設。

**2014年** 医療法人社団スマイルイノベーション矯正歯科理事長に就任。
日本アライナー矯正歯科研究会を創設（現理事長）。
同年、イタリア矯正歯科学会において講演を行い、Best Oral Presentation Award を受賞する。

**2015年** スマイルイノベーション矯正歯科・新宿を開設。

**2017年** イタリア・トリノ大学矯正歯科 adjunct professor に就任。

**2018年** アメリカ矯正歯科学会ドクタープログラムにおいて、日本人で初めてのインビザライン・システムの講演を、約 1000 人の矯正歯科医師たちが参加した大会場にて行う。

**2019年** インビザライン矯正治療実績 2,000 症例(2019年12月)ブラックダイアモンド・プロバイダー、インビザライン公式クリニカルスピーカーに就任。
youtube にて、アライナー矯正歯科治療の最新の情報や海外講演、歯科医師向け勉強会から、一般向けのわかりやすい情報までを数多く配信中。

YouTube チャンネルでは役に立つインビザライン情報を配信中

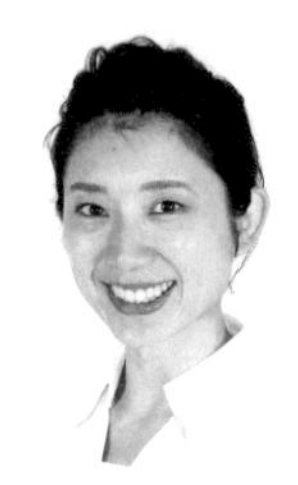

● 医療法人社団
スマイルイノベーション矯正歯科 理事
● 本郷さくら矯正歯科 副院長

## 檀 知里 Chisato Dan

## クリニックのご紹介

### ■医療法人社団 スマイルイノベーション矯正歯科

インビザライン矯正専門クリニックとしてリモート診療を積極的に導入し、都内だけではなく遠方からの患者様の受け入れも行っています

**☎0120-244-010**
**http://natural-whitening.com/**
インビザライン矯正に関する
ご相談・ご予約はこちらまで
お願いします

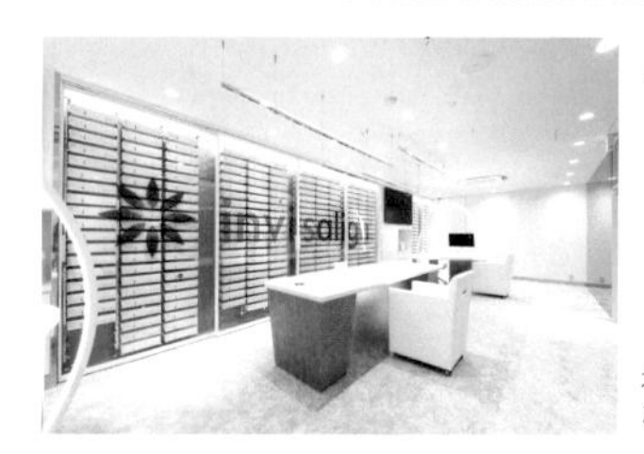

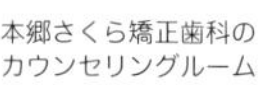

本郷さくら矯正歯科の
カウンセリングルーム

### ◀ 本郷さくら矯正歯科

〒 113-0033
東京都文京区本郷 2-39-5
片岡ビル 2・3F

新宿のクリニックは
テーマカラーのブルーが基調

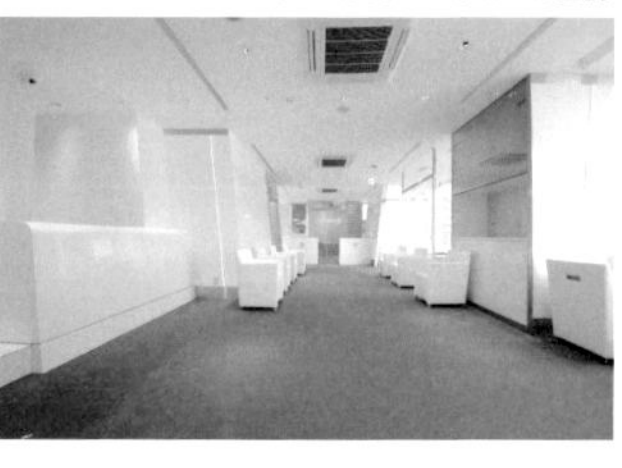

### スマイルイノベーション矯正歯科・新宿 ▶

〒 160-0023
東京都新宿区西新宿 1-3-17　新宿第一アオイビル 4F

リモート診療による
マウスピース型矯正歯科治療 インビザライン

2020年6月30日　初版発行

医療法人社団
監修者　スマイルイノベーション矯正歯科 理事長
尾島 賢治


発行所　丸善プラネット株式会社
〒101-0051　東京都千代田区神田神保町2-17
電話（03）3512-8516
http://planet.maruzen.co.jp/

発売所　丸善出版株式会社
〒101-0051　東京都千代田区神田神保町2-17
電話（03）3512-3256
https://www.maruzen-publishing.co.jp/

執筆協力／石井 悦子（日本医学ジャーナリスト協会会員）
編　　集／富樫 泰子
デザイン／小島 文代
イラスト／滝沢 葉子

印刷・製本／富士美術印刷株式会社

ISBN978-4-86345-460-6 C0047